これが私の薬剤師ライフ

6年制卒50人がキャリアを語る

日経ドラッグインフォメーション編

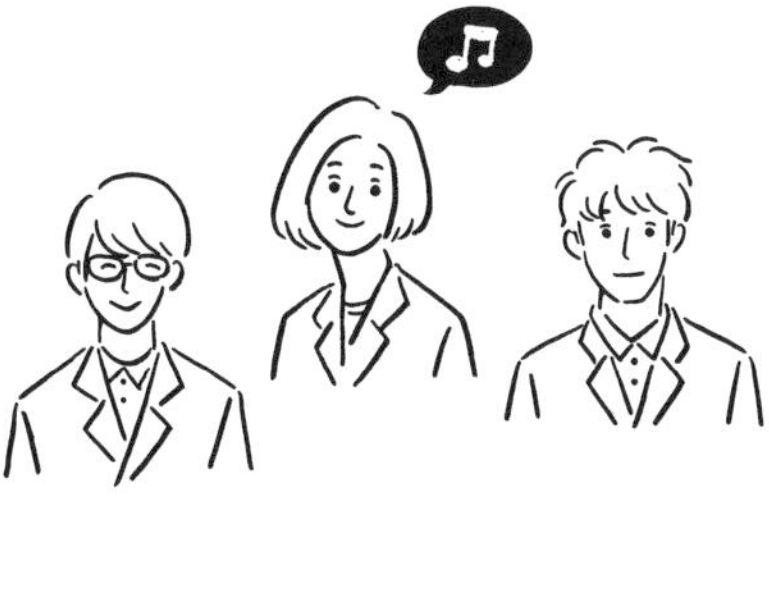

はじめに

　病院薬剤師が主役のテレビドラマ「アンサング・シンデレラ 病院薬剤師の処方箋」（フジテレビ系）の放送により、これまでになく薬剤師という職業が世間から注目されていると感じています。２０１２年に6年制薬科大学・薬学部の1期生が卒業してから早いもので10年がたちました。私もそのうちの一人なのですが、薬学部の同級生と久しぶりに話していると卒後のキャリアは十人十色であり、10年という時間の長さを感じさせます。

　ある日ふと、私が薬学生だった頃に卒後のキャリアについて悩んでいたことを思い出しました。当時は薬学部が4年制から6年制に変更されたばかり。就職の時期には身近に相談できる先輩はおらず、説明会やインターネットでも断片的な情報しか得られませんでした。先輩がいたとしても、薬剤師のキャリアは幅広く、必ずしも自分の考えるようなキャリアの人から話が聞けるとは限りません。また、キャリアデザインに当たって、どんな道があるかを認識しなければ、知らないうちにキャリアを狭めることになってしまいます。少なくとも私は、「いろんな人のキャリアについて、その人が何を考え、どんな判断をしてきたのか、掘り下げて話を聞いてみたかったなぁ」と思います。

　そんな思いと数々のご縁があって、日経ドラッグインフォメーション（日経ＤＩ）が運営する薬剤師求人専門メディア「日経ＤＩキャリア」にて、「これが私の薬剤師ライフ

〜6年制卒50人がキャリアを語る〜」というウェブ連載を企画するに至りました。タイトルにもあるように、6年制薬学部を卒業した50人もの執筆者が、自分のキャリアについて酸いも甘いもリアルに語っています。これらの連載をまとめ、この本ができました。

あの頃の私と同じようにキャリアに悩むあなたに、この本が役に立つことを願います。ロールモデルとなるような出会いがあれば何よりうれしいです。また、薬剤師を目指す中高生やその保護者の方々にも、リアルな「薬剤師ライフ」を感じていただければ幸いです。

本書籍の発刊に当たり、執筆者の皆様ならびに二人三脚で全面的にサポートしてくださった日経ＤＩ編集長の井田恭子様に心から感謝申し上げます。また、企画立ち上げにご尽力いただいた佐原加奈子様、エディターの高島三幸様、日経ＨＲの松崎彩様にも御礼申し上げます。そして、薬学部からの仲間で企画から一緒に走り続けてくれた伊藤雅隆と橋本貴広、本当にありがとう。

2022年4月

企画者を代表して
杉本 裕史

これが私の薬剤師ライフ　6年制卒50人がキャリアを語る　もくじ

※ DgS：ドラッグストア

Case 01

DgS → 薬局

ドラッグストアで経験積み、在宅を手掛ける薬局に転身

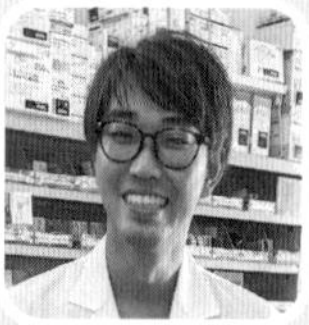

飯塚《いいつか》 将弘《まさひろ》 MTファルマ りんご薬局

- 2012年 東邦大学薬学部卒業後、総合小売大手のA社に入社。新潟県内の薬局B店に配属
- 2016〜17年 新潟県内の薬局C店、埼玉県内の薬局D店で管理薬剤師として勤務
- 2018年 栃木県内のドラッグストア型店舗に店長として赴任
- 2019〜20年 北関東エリア人事総務部の教育担当、茨城栃木群馬エリア調剤エリア担当として勤務
- 2020年10月 A社を退職し、株式会社MTファルマりんご薬局（栃木県日光市）に入社

私は、新卒で調剤併設型ドラッグストアを運営する総合小売大手のA社に入社しました。病院や薬局での薬剤師業務については、学生時代の実務実習である程度イメージできていましたが、調剤併設型ドラッグストアは未知の世界でした。就職活動する中で、より幅広い薬剤師業務に携われるのではないかと思ったことが志望の決め手となりました。

実際、調剤併設型のドラッグストアは、医療機関近隣のいわゆる〝門前薬局〞のような立地

にはないことが多いため、様々な医療機関の処方箋を応需する〝面薬局〟としての役割を自然と果たすことになります。１つの店舗で働くだけでも幅広い診療科の処方箋を目にする機会があり、知識・経験が積めます。また、新卒で最初に配属された新潟県内の薬局Ｂ店は、店舗の営業時間が長い上、１人で担当する時間も長かったことから、業務への対応スキルも高まりました。

数ある調剤併設型ドラッグストアの中から最終的にＡ社を就職先に選んだのは、ワークライフバランスを重視したからです。日々の残業が少ない上、年間休日も業界の平均以上あるといった勤務条件に魅力を感じました。

実は私は、ウェブデザインやグラフィックデザインが好きで、それらをテーマにブログを書いています。地道に続けていた結果、出版社の目にとまり、２０１９年には書籍「すぐに作れる ずっと使える Inkscapeのすべてが身につく本」を出版しました。本業と執筆の両立は大変でしたが、ワークライフバランスにこだわって就職先を決めたことは、正しい選択だったと自負しています。

●管理薬剤師として働きやすい職場づくりに奮闘

Ａ社では、様々なキャリアを経験しました。２０１６年に管理薬剤師となって赴任した新潟県内の薬局Ｃ店は応需処方箋数が１日20枚程度の小規模店舗だったのですが、私の異動後、１

カ月でスタッフが全て新人に入れ替わってしまう事態に見舞われました。調剤内規や社内手続きなど業務手順を全く知らない新人に教えつつ、自分の業務を回すという大変な状況に陥ったのです。

このままだと店舗の生産性は下がり、残業時間も長くなる一方だ――。そう感じた私は、新人でも一定の水準で仕事ができる環境づくりに専念することにしました。もともと、社内に業務手順書やマニュアルはありましたが、小規模店舗に合った内容でなかったため、店舗内での業務の流れと実際の作業手順をまとめたマニュアルを自ら作成したりしました。その結果、新人スタッフの誰一人も離職することなく、１カ月後には定時退社できるようになり、自身の残業時間も異動当初の70時間から10時間まで削減することができました。

●大規模な業務改善で、職場の残業時間を半減

こうした成果が社内でも認められ、本部スタッフの推薦で、２０１７年に応需処方箋数が１日１００枚程度の埼玉県内の薬局D店の薬局長に着任しました。

着任当初はスタッフの人数が多く、業務が円滑に回っている印象でしたが、私は職場の改善点を浮き彫りにするため、スタッフの働き方をよく観察し、時に私もまねることで業務手順に問題がないかを分析しました。すると、薬局内の動線が悪く、商品や在庫の整理整頓ができていないことが判明しました。本部から指摘されていた長時間残業も減らす狙いで、店舗の大規

模な〝改善〟に取り組みました。

　私は手始めに剤形別の棚配置プランを作成し、その後、スタッフの意見も採り入れながら、棚の配置を変更しました。整理整頓と動線を確保する一方、スタッフが動きやすいように空間や在庫補完スペースを確保しました。改善に反対するスタッフには、不具合が発生すれば、その都度、ベストな形を考えてマイナーチェンジすればいいなどと根気よく説明して納得してもらうよう心掛けました。

　その結果、大型医薬品の置き場が常時確保でき、ピッキングミスも減るなど、働きやすくなったと話すスタッフが大勢出てきました。さらにシフトの見直しや、パート薬剤師の勤務時間の調整なども行うことで、職場の残業時間は月20時間から10時間へと半減しました。スタッフが多いと時に不協和音が生じますが、うまく噛み合えば発揮される力は絶大です。スタッフの心情に配慮しつつも、より大きな結果を出すためチーム一丸となって取り組むことの重要性を学びました。

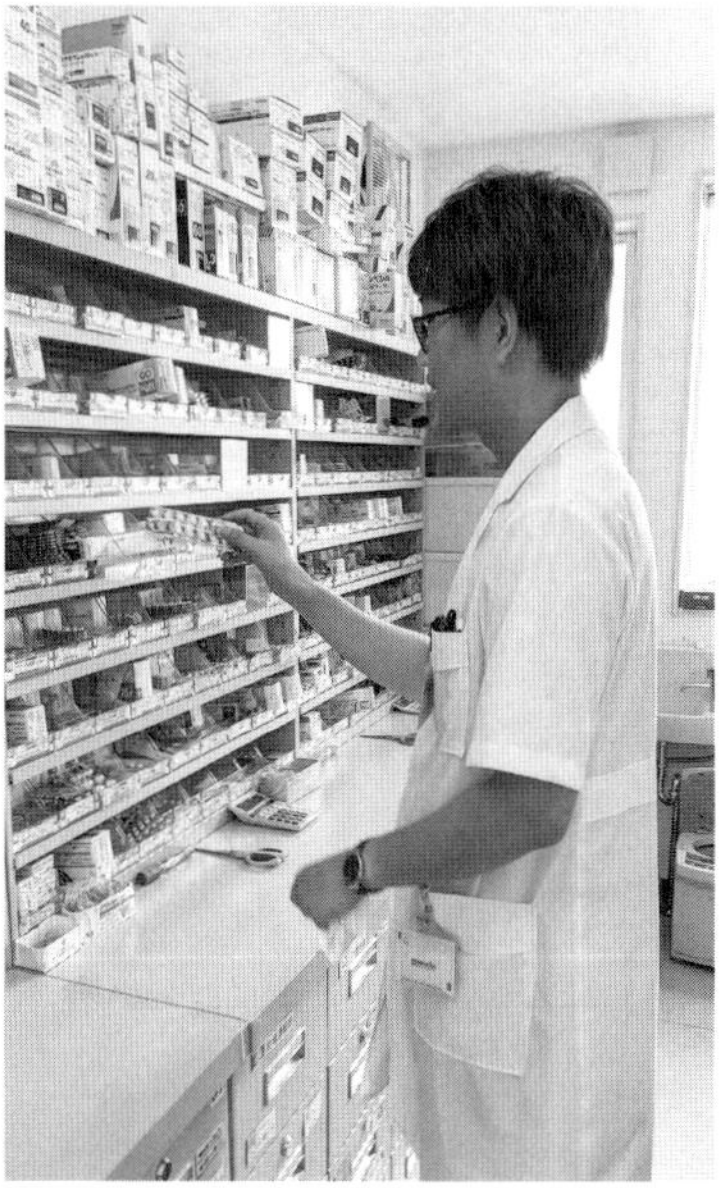

その後、社内公募に合格し、２０１８年、栃木県内にある食品から医薬品まで幅広く扱うドラッグストア型の店舗に店長として赴任しました。美と健康を強く打ち出した新業態の店舗で、売上や利益を伸ばすため、顧客がより多く足を運んでくれるような店舗独自の販促企画などを行いました。１年間でしたが、商いの基本が学べ、良い経験になりました。

在宅医療を志望し転職、看取りを支援

２０１９年には北関東エリアの人事総務部に異動し、新規店舗の現場教育や販促支援などの業務を行うようになりました。20年には茨城栃木群馬エリアの調剤エリア担当に異動し、調剤店舗の現場教育や営業数値管理、薬事届け出などの業務を行っていました。

しかし、本部スタッフに異動して以来、調剤現場から離れていたこと、今後増えていく在宅医療の経験がないことに危機感を覚えた私は、次第に転職を考えるようになりました。そうした中、地元で薬局を展開し地域の在宅医療を支えていること、経営者と直接やり取りができる事業規模であることなどに魅力を感じ、２０２０年10月にＭＴファルマに転職しました。大企業の福利厚生は正直捨てがたい部分もありましたが、今は転職してよかったと思っています。

現在は、りんご薬局の薬剤師として外来および在宅で薬学管理業務を担っています。地域の多職種とも連携しながら、在宅専門医から訪問の依頼を受け、個人宅を訪れ終末期の患者さんも担当しています。訪問看護師やケアマネジャーなどとやり取りしながら、看取りに向けてど

のような支援ができるかを検討します。

在宅の現場では、人の死、患者と家族の関係性、薬剤師としての関わり方など色々と考えさせられます。担当していた患者さんを看取った後、家族から「最後の時間を一緒に過ごせて良かった」と言ってもらえたときはとてもうれしかったです。患者さんを看取った後、残された家族が前向きに過ごしていけるよう、患者さんの苦痛を少しでも緩和し、家族との最後の時間を穏やかに過ごせるよう環境を整えるお手伝いができればと思っています。

ぶれない軸を見付けよう

私には、仕事をしていく上で大切にしていることが2つあります。

1つは「薬剤師としてはこうあるべきだ」といった一方的な固定観念を捨てることです。例えば、医療現場においては時に、「経営的な正義」と「医療的な正義」がぶつかり、うまく機能しなくなってしまうことがあります。そのとき私は、単に薬剤師としての専門性を振りかざすのではなく、双方の考えに理解を示しつつ最適な決断ができるよう考えて行動するようにしています。マネジメント業務を経験して、経営と医療の両立をどう図っていくかを考えられる薬剤師になりたいと思ったことも影響しているのかもしれません。

もう1つは、「価値あるものを、必要な人に適切に届けること」です。どんなに素晴らしい薬でも、その薬の情報が患者に正しく伝わらなければ、誤使用や医療事故につながり、信頼を失いかねません。人間関係も同様で、伝え方1つで相手の信頼を失う場合もあれば、的確な情報を提供することで強固な信頼関係を築くこともできます。これらの考えは、働く上での私の軸となっています。

　私は前職で様々なポジションを経験し、プライベートでは書籍の出版も経験しました。両立に苦しんだときもありましたが、公私とも前向きに挑戦してきたことで成長し、今の自分があると思っています。転職には勇気も要りますが、自分自身の価値観と向き合い、キャリアチェンジで何を得たいかを考えることがまず大切だと思います。

　どのような仕事がしたいのか、どのような仲間と仕事をしたいのか、どのような環境なら安心して働けるのか――などを具体的に考えることで、自分自身が大事にする軸が見えてきます。確固たる軸を持っていれば、転職活動も、転職後の環境変化にも柔軟に対応していけるのではないでしょうか。

（※内容は２０２１年09月07日時点）

病院

Case 02

病気の子どもと家族の笑顔のため小児薬物療法の専門性生かし日々チャレンジ

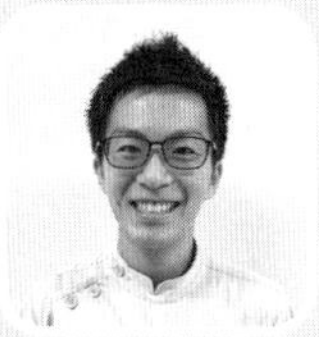

小川《おがわ》 隆弘《たかひろ》 北里大学病院薬剤部

- 2012年 北里大学薬学部卒業後、北里大学病院薬剤部に入職
- 2017年 北里大学東病院薬剤部へ異動
- 2018年 北里大学病院薬剤部へ異動（病棟薬剤課配属）。薬剤部主任へ昇任。小児薬物療法認定薬剤師の資格取得

北里大学薬学部を卒業し、母校の大学病院で薬剤師として働く私は、新生児集中治療室（ＮＩＣＵ）や小児集中治療室（ＰＩＣＵ）など様々な病棟に配属されながら、自分にとってのやりがいや役目は何なのかを模索し、常に悩みながらキャリアを積んできました。それは、就職活動の頃からそうでした。

病院薬剤師になりたいという漠然とした思いで、薬学部に入学しましたが、親族を含めた周囲は一般企業に勤務しており、就職活動の時期が近づくにつれ、皆と同じように企業に就職した方がいいのではと不安が募りました。病院薬剤師だけでなく製薬企業のＭＲ（医薬情報担当者）も視野に入れ、どこか釈然とせず悩みながら就職活動を続けていたのです。

そんな中で発生したのが、２０１１年３月11日の東日本大震災でした。テレビ画面に映る現実とは思えない状況にぼうぜんとし、被災者のためにできることはないかと模索しました。すると、当時薬局実習でお世話になった地域薬剤師会の先生から、被災地へ送る一般用医薬品の仕分け作業を手伝ってほしいと連絡がありました。すぐさま仕分け作業の現場に駆けつけました。

仕分け作業自体は、被災者や患者さんと直接触れ合う作業ではありません。しかし、作業後に今までに感じたことのない、明確な思いが表れました。「困っている方に直接関われる仕事がしたい」と思っている自分です。何かが吹っ切れたように、病院薬剤師一本に絞り、就職活動を再開。高度な薬物療法が提供できる環境で勉強しようと、大学病院や病床数の多い市中病院を中心に面接を受けました。そうして、第１志望の北里大学病院薬剤部に就職先が決まりました。

●早産児の投与量や投与方法で苦労した半年間

最初に配属された調剤課では、通常の調剤業務のほか、周術期に休薬が必要となる患者への薬剤指導、新人教育など、３年間、無我夢中で様々な経験を積みました。そして、次に配属された病棟薬剤課で、キャリアのターニングポイントを迎えることになります。

初めて担当した病棟は新生児や早産児の治療を行うＮＩＣＵ病棟であり、小児における薬物動態・投与量の考え方、ＴＤＭ（治療薬物モニタリング）に必要な知識・技能を中心に学びました。前任から学ぶ時間が十分になかったこともあって、ＮＩＣＵの医師や看護師には相当な負担をかけましたが、同じ医療者として共に新生児や早産児の薬物治療に臨むことができたのは、私のキャリアにおいてかけがえのない経験でした。

特に記憶に残っているのは、免疫抑制薬（シクロスポリン［商品名サンディミュン他］）を用いて疾患の根本治療の必要がある早産児を担当したときです。ＮＩＣＵ病棟では早産児が多く、未熟な臓器機能をサポートするために薬物療法を行うことが珍しくありません。疾患の根本治療ではなく、あくまで対症療法として実施するのです。

その早産児は生まれたときから重症で、すぐにシクロスポリンを使用しなければ命にかかわる状況でした。しかし同薬については早産児の薬物動態に関する情報がほとんどなく、使用方法について医師と協議を重ねました。小児は成長に伴って薬物動態パラメータが変化しますが、成長速度は児によっても異なるため、薬物動態パラメータを正確に予測することが困難です。小児の中でも特に早産児は薬物動態に関わるデータが少なく、投与量や投与方法について正確な判断を下すことが非常に難しい中、適正な血中濃度治療域についての情報を頼りに、頻回に血中濃度を測定し、適正な投与量の調整を繰り返しました。

そうして半年後、そのお子さんは回復され、無事にご家族と家に帰ることができ、ほっと胸をなで下ろしました。

「あのお薬がなかったら、今、この子は生きてはいられなかったですよね。対応してくださり、本当にありがとうございました」。退院前、服薬指導をしたご家族から、こんな言葉をいただきました。胸が熱くなり、これ以上ない喜びを感じました。

小児の適正な投与量設計には、成人患者さんにはない大変さがありますが、同時に、個々の児に合った設計ができる、つまり個別化医療に貢献できるという点で非常にやりがいを感じました。小児領域での適正な薬物療法についてさらに深く学びたいとの思いも芽生えました。

また、ちょうどその頃、小児系病棟を担当していた薬剤師が退職してしまったため、「小児薬物療法は自分が背負っていかなければ」との使命感も生まれました。それまではＮＩＣＵ病棟における薬物療法を中心に勉強していましたが、小児病棟やＰＩＣＵ病棟での薬物療法にも対応できるよう、小児領域全般の幅広い知識を身につけたいと思いから、小児薬物療法認定薬剤師の資格取得を目指すことを決め、２０１８年に無事取得できました。

●小児在宅医療への関わりを模索

その後も、小児薬物療法領域を専門とする薬剤師として、何か新しいことにチャレンジできないか模索してきました。そして現在は、小児在宅医療への薬剤師の関わりについて検討しています。

日本の新生児医療は世界トップレベルの治療成績と言われています。数十年前には救うことができなかった疾患の児も、今では治療し退院できるケースが増えています。一方で、ＮＩＣＵ病棟退院後、自宅で医療的ケアを必要とするお子さん（医療的ケア児）も増えています。重症の医療的ケア児の場合、在宅での人工呼吸器管理や痰の吸引、経管からの与薬、経腸栄養剤の投与、排泄処理など、夜中に頻繁に起きて対応する事項も多く、十分な睡眠が取れないご家族もいます。自宅において実施すべき医療的ケアが多く、ご家族の負担は計り知れません。そうした医療的ケア児のケア、またご家族の負担に対する支援については、どの地域もまだ不十分なのが現状のようです。

２０２１年6月、「医療的ケア児及びその家族に対する支援に関する法律」が国会で成立し、9月に施行されました。医療的ケア児の支援体制の構築について、従来は各自治体の「努力義務」とされていましたが、法制定に伴い今後は「責務」となります。今後、学校や保育園などでの支援体制が急速に進んでいくものと思われます。

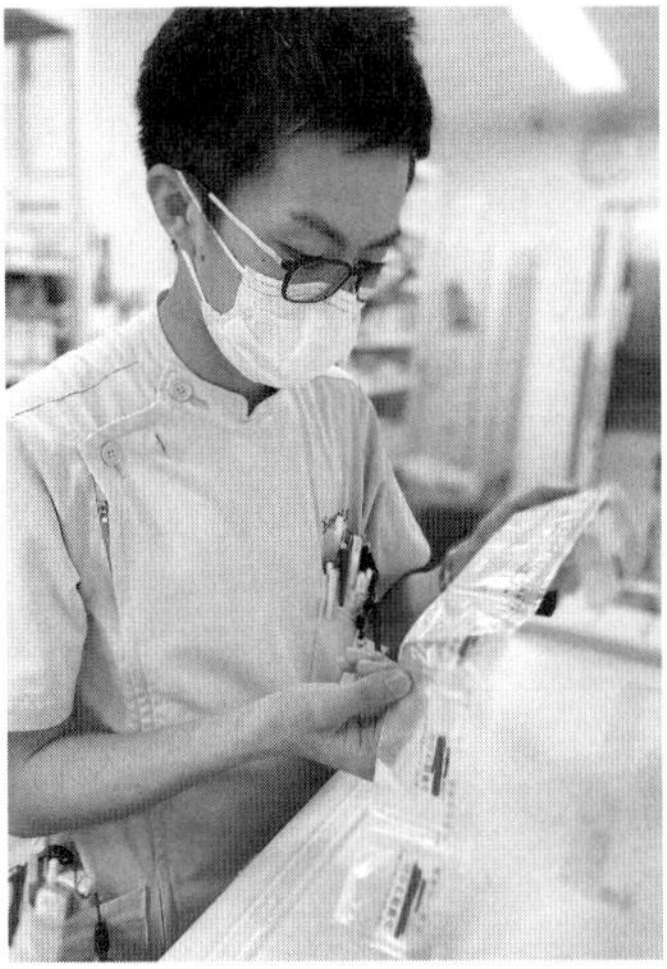

こうした環境変化の中で、薬剤師が果たす役割は非常に大きいと考えています。例えば、煩雑な内服薬管理においてご家族の負担を少しで

も軽減するため、与薬のタイミングを極力減らせるように医師と協議して内服時間を設定する、一包化可能な薬剤はひとまとめにして調剤するといった工夫が重要です。

また、病院薬剤師と薬局薬剤師の連携も重要だと考えています。処方薬を必要とする背景や調剤方法について病院薬剤師から薬局薬剤師へ情報提供したり、自宅での与薬に関する家族のニーズを薬局薬剤師から病院薬剤師へフィードバックする、といった具合です。患者情報を共有し合うことで、おのおのが対応可能な事項を少しずつ増やし、医療的ケア児とそのご家族のために貢献できればと考えています。

●「一生一期生」としてのプライドが原動力

私は、6年制薬学部の1期生として卒業しました。在学中は、「6年制薬剤師としてどうあるべきか」「『6年制になっても大して変わらなかった』と社会から評価されないか」などと将来への漠然とした不安を抱いていました。そんな不安を払拭してくれたのが、6年次に参加した、日本薬学会主催の「第1回全国学生ワークショップ」でした。6年制薬学教育に関する課題や未来の新しい薬剤師像について議論し合う場です。そこで鮮明に記憶に残った言葉があります。それは、我々は6年制薬学生の「一生一期生である」という言葉。ハッとしました。「薬学部を6年制にして良かった」と社会に評価してもらうためには、受動的に学び、働くのではなく、どれだけ能動的に活躍できるかにかかっているのだと気づかされたのです。

「一生一期生」が社会に進出してから、２０２１年で10年目になります。次々と世に出てくる6年制薬学生の後輩のためにも、「一生一期生」が活躍している姿を見せなければならない、また、既存の業務にとらわれず、新しい領域にも薬剤師業務を拡大していかなければならないと思っています。小児薬物療法領域における薬剤師業務というやりがいを見つけ、自分は何ができるかと考えながら、少しでも患者さんやそのご家族が心身ともに健康でいられるように、新しい扉を開いていきたいと思っています。

　働き方やキャリアを考える上で、「自分が一番やりたいことは何か」と考え続けることが重要だと思います。私の場合は、「病気を抱えた子どもたちやご家族の笑顔を見ること」です。そのための手段として、病院薬剤師として働いていますが、もしかすると今後途中で手段を変えるかもしれないし、「自分が一番やりたいこと」だって変わるかもしれません。そのたびに人生の選択肢に悩むのだろうとは思いますが、その時点でベストだと判断できる選択肢を選べればよいのではないかと思っています。

　現在の職場は、キャリアが長くなってきたこともあり、自分のやりたいことだけができる環境ではなくなってきています。しかしわずかな時間であっても、子どもたちやご家族の笑顔に触れることができれば、前に進んでいける。その瞬間のために薬剤師としてとしてできることは、これからも「一生一期生」という言葉を胸に、最大限取り組んでいくつもりです。

（※内容は２０２１年09月14日時点）

病院、大学院

患者の命を預かる急性期医療の現場で専門性を発揮

Case 03

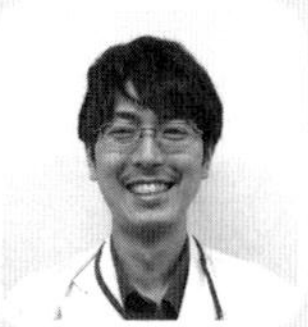

篠《しの》田《だ》康孝《やすたか》 大垣市民病院薬剤部

- ２０１２年 岐阜薬科大学薬学部卒業後、大垣市民病院（岐阜県大垣市）薬剤部に入職
- ２０１７年 博士（薬学）を取得
- ２０１８年 医療薬学指導薬剤師、感染制御専門薬剤師、抗菌化学療法認定薬剤師を取得
- ２０１９年 医薬品安全性専門薬剤師、医薬品安全性指導者を取得

現在、私は救急病棟で薬剤管理指導と病棟薬剤師業務を半日行い、もう半日は抗菌薬適正使用支援業務を行っています。

救急病棟には様々な疾患の患者が次々と入院し、状態が安定したら直ちに一般病棟へ退室するため、持参薬の把握や一般病棟へ退室する患者の引き継ぎ事項を記録することが重要な業務です。また、急性心不全、くも膜下出血、敗血症あるいは新型コロナウイルス感染症（ＣＯＶＩＤ-

19）など様々な疾患のガイドラインを参照しつつ、現在の薬物治療が標準的治療から大きく逸脱していないかを確認します。

併存疾患がある患者の場合、必ずしもその疾患に専門性のある医師が診療をするわけではないため、重点的に介入します。例えば、糖尿病や高血圧、関節リウマチ、悪性腫瘍などの疾患を有する患者については、過去の薬物治療を鑑みて中止した方がよい薬剤や代替薬などを主治医と検討するのも仕事です。

●NICUでの薬学実習で、急性期の病院薬剤師を志望

私が急性期病院の薬剤師を志望した理由は、患者の命を最前線で預かる医療現場で働きたかったからです。その思いを強くしたのが、薬学実習で新生児集中治療室（NICU）を見学したことでした。まだ片手ほどの大きさの患児に授業で学んだ薬が実際に投与されており、児の命をつないでいるその薬の力に圧倒され、薬の効果を最前線で感じたいと考えるようになりました。

研究成果を医療現場で役立てたいと思ったことも、病院薬剤師を志望した動機でした。

私は大学時代、配属された研究室において、大学病院との共同研究のメンバーに加わりました。研究テーマは、「感染制御専門薬剤師が主導する抗菌薬適正使用支援業務が臨床に与える影響」です。

当時、大学病院では、感染制御専門薬剤師が注射用抗菌薬使用患者全例をモニタリングして適切かを判断し、感染症専門医と連携して処方医に介入する業務を行っていました。これらは、今ではＰＡＦ（Prospective Audit and Feedback）業務として知られていますが、当時の日本では行っている病院が少なく、効果が十分に検証されていませんでした。私が携わった共同研究では、薬剤師によるＰＡＦが抗菌薬不適正使用率の減少、抗菌薬長期投与の抑制、薬剤耐性菌の減少、入院期間の短縮など、多くの成果が期待できると明らかにすることができ、臨床研究に対する手応えを感じました。

○職場の雰囲気も就職先選びの決め手に

就職活動では、病院選びに非常に悩みました。大学病院は先進的な取り組みを行っており、そこで活躍したい気持ちもありましたが、大学病院との共同研究で得た知識を市中の最前線で発揮したいという思いと、実習時の雰囲気を重視して、大垣市民病院に就職しました。市中病院の中でも研究活動が盛んであり、研究マインドが生かせそうな点も決め手になりました。

大垣市民病院に入職を決めた折、共同研究でお世話になった大学病院の先生から「君は県下で5本の指に入るほどの抗菌薬の知識を持っています。今後5年間、僕の耳にあなたの名前が聞こえてこなければサボっていると思いますから（笑）」と温かく送り出してくれたことは励みになりました。

入職後の数年間は院内の内規や業務手順を覚えるのに必死でした。ひと通りの業務が自信を持ってこなせるようになった後、徐々に病棟薬剤師、ＴＤＭ（治療薬物モニタリング）の業務などに従事するようになりました。また、薬剤部員から抗菌薬に関する相談を受けたり、バンコマイシンのＴＤＭ業務などを通じたりして、院内で抗菌薬に詳しい１人として次第に認知されるようになりました。

●抗菌薬適正使用支援プロジェクトの立ち上げに参画

その後、診療報酬における抗菌薬適正使用支援加算の新設や、国による「薬剤耐性（ＡＭＲ）アクションプラン」の発表などもあり、院内で抗菌薬適正使用の機運が高まりました。そして、これらの業務の拡充に際して私に白羽の矢が立ち、「抗菌薬適正使用支援プロジェクト」の実働メンバーの一員に加わりました。一部の広域スペクトル抗菌薬のモニタリングから徐々に業務規模が大きくなり、最終的には、注射用抗菌薬使用患者全例にＰＡＦを行うようになりました。当院は、抗菌薬適正使用支援業務に対して感染症専門医が常時関与している状態ではないため、薬剤師が幅広く介入できる点が特徴です。こうした大きなプロジェクトの立ち上げに関われたことは、私のキャリアにおいて財産となっています。

国内における抗菌薬適正使用支援業務の歴史はまだ浅く、実運用で難しい面もあります。例えば、抗菌薬の使用意図をカルテから読み解けない場合は処方医に尋ねますが、その際、コミュニケーションがうまく取れず叱られたこともあります。カルテにメモを書く介入もありますが、微妙なニュアンスが医師に伝わらず、反対意見をいただくこともありました。私は失敗を繰り返さないよう、感染症や抗菌薬治療の知識習得に励み、より適切な介入を目指してきました。こうした経験を積み重ねていく中で、感染制御専門薬剤師を目指すようになりました。

感染制御専門薬剤師資格の取得には、論文を執筆しなければなりません。日々の業務を行いながら論文を書くには、労力が必要です。そうした環境が整っている職場が少ない中、当院は薬学博士を持つ薬剤師が多く在籍し、研究発表や論文執筆をサポートする体制が整っていました。実際、執筆中には部内の有識者から声を掛けられることも多く、研究プロトコルや下書き原稿に有益なアドバイスを多くもらいました。職場のサポートもあって、論文を2報執筆し、２０１８年に感染制御専門薬剤師、抗菌化学療法認定薬剤師の資格を取得できました。

●日々研究マインドを忘れずに

私には、日々の業務の中で心掛けていることが2つあります。

1つは、薬学博士号の取得の際、教授や先輩から言われた「博士を目指すなら、研究を続けなさい」ということです。私は臨床現場においても研究者目線で考える「研究マインド」を忘れないようにしています。

もう1つが、周囲をサポートすることです。博士号の取得を目指していた時、先輩や後輩か

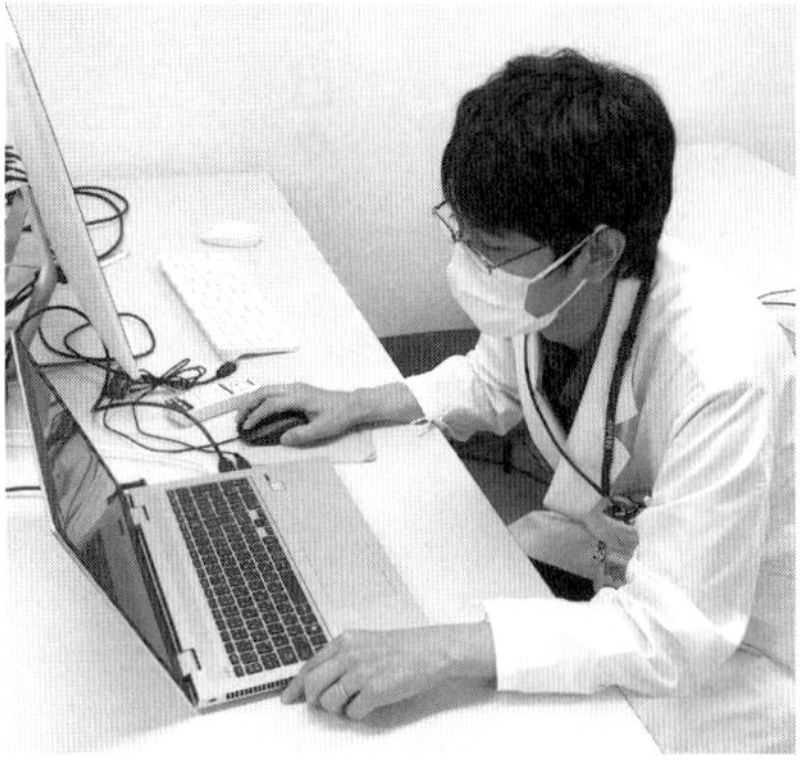

ら研究に関する相談を受けました。最初は自分のことで精いっぱいでしたが、あるとき、教授から「周りをサポートすることで、いつか自分もされる側になる」という言葉をかけられました。その日から私は、できる限り親身にサポートすることを心掛けました。サポートした先輩や後輩の努力が実を結ぶと、我が事のようにうれしく感じました。そして教授の言葉通り、周りをサポートすることで研究の輪も広がっていきましたし、今では先輩や後輩から、研究データの採取や論文の校正など多大なサポートを受けるようになっています。

●将来は薬学教育も関わりたい

当院には、専門資格を持つ薬剤師が多く在籍します。私以外に感染制御専門薬剤師と感染制御認定薬剤師がそれぞれ３人ずついます（２０２１年６月時点）。それもあって、私は感染という専門性に加えて、自分にしかない新たな強みを探していました。

日々の業務を行う中で、薬剤の安全性に関わる注意喚起を目にすることが増えました。例えば、インスリン製剤からＧＬＰ-１アナログ製剤への切り替えによる糖尿病性ケトアシドーシスの発現や、腎機能障害患者へのプラザキサ（一般名ダビガトランエテキシラートメタンスルホン酸塩）投与による出血でブルーレターが出たことなどは記憶に新しいです。これらは主に新薬使用時の注意喚起ですが、薬剤師なら容易に想定でき、回避し得る有害事象でしょう。

薬を不適切に使用すれば、患者を危険にさらし、薬に対する評価も下がってしまいます。私は「薬で患者を守ることも大事だが、それと同様に、患者を薬から守ることも重要」と考え、次なる強みを医薬品の適正使用と決め、２０１９年に医薬品安全性専門薬剤師などの資格を取得しました。

今後も病院薬剤師として医療現場で経験を積み、患者さんに還元できるように努めていきたいです。そして将来は、薬学教育に関わる仕事にも挑戦したいと思っています。現在、私にはようやくハイハイができるようになった幼い子どもがいます。子どもの成長を見ていると、不思議と自分も成長しなければと、身が引き締まります。与えられた仕事の一つひとつを重要な機会と捉え、精いっぱいこなすことが未来につながると信じて努力しています。

（※内容は２０２１年09月21日時点）

病院 ⇩ 企業

〝人として〟の薬剤師の可能性を広げるために病院薬剤師からスタートアップの社員に転身

Case 04

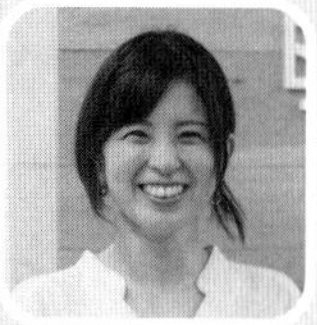

近藤《こんどう》 優美子《ゆみこ》 カケハシ カスタマーサクセス

- 2014年 東京大学薬学部薬学科を卒業後、都内の急性期病院に入職
- 2017年 医療系コンサルファームへ転職
- 2018年 医療系スタートアップ、株式会社カケハシ（東京都中央区）に入社。カスタマーサクセスを担当

「薬剤師って要らなくなるんじゃない？」。私が大学4年生のとき、〝薬剤師不要論〟が話題になりました。医療分野においてもIT化が注目され始めた時期で、テクノロジーの進化によって薬剤師という専門職も不要になるのではという話が耳に入ってきたのです。

当時の私は、実務実習も始まっておらず、それに対して意見や判断ができるほど、薬剤師という仕事をあまりよく分かっていませんでした。しかし、薬剤師が不要になるという考えは受け入れ難かったことを覚えています。

確かに薬剤師でなくてもできる業務はあるかもしれませんが、薬剤師資格を持った〝人〟にしかできない業務が必ずあるはず。テクノロジーは薬剤師という職業を排除するのではなく、むしろ薬剤師の社会的活躍を後押しするのではないかと考えました。そして、卒業後は自分自身がもっと薬剤師という職業を知り、薬剤師の可能性を広げる仕事をしてみたいと思うようになったのです。

●実習中に病院薬剤師のイメージが一転

薬剤師という職種に向き合うために、まず自らが薬剤師として臨床現場に立ちたいと考え、最初の就職先として病院で働くことを決めました。

臨床の中でも病院を選択した理由は、キャリアの選択肢の幅を広げられそうと思ったことと、学生時代の病院実習でお世話になった指導薬剤師の姿に感銘を受けたことがあります。それまで病院で働く薬剤師に対するイメージがなかったのですが、実習期間中、医師や看護師と議論し、てきぱきと薬に関する方針を提案している指導薬剤師の姿を目にしました。先輩の姿は患者に対する強い責任感と自信に満ちあふれており、とても頼もしく映りました。

新卒で勤めた病院は、都内にある病床数５００床超の三次救急病院でした。２年目になり病棟業務を担当するようになると、毎日入院患者さんと話すようになり、医師や看護師などと治療について議論することも増えました。また病棟業務以外でも、外来化学療法チームを兼務してがん患者さんへの服薬指導を行ったり、地域の薬局薬剤師や他職種との勉強会に参加したり、学会で発表したりと、多様な経験を積むことができました。

そうやって多くの患者さんや医療者と接する中、私は改めて薬剤師という仕事に魅せられました。単に薬の説明をするだけでなく、薬を軸として患者さんの生活背景を踏まえながらコミュニケーションを図り、どうやったら退院後も治療を続けられるかを考えて行動する。時には、患者さんから1時間以上も身の上話を聞くこともありましたが、その会話の中にヒントがあったり、会話から生まれる信頼関係が服薬アドヒアランス向上につながったりすることもありました。医師や看護師らからも「患者さんが服薬に不安があるので、薬剤師さんから話してほしい」と言われることもしばしばあり、とてもやりがいを感じる毎日でした。

●業界の課題と向き合うために臨床を離れることを決意

そんな私は、1分1秒でも多く患者さんと向き合う時間を確保したいと思う一方で、カルテを記入する〝カルテ残業〟に頭を悩ませていました。もちろん記録は重要ですが、患者さんのところに行けば行くほど記録業務の時間が長くなる。様々な作業やオペレーションを効率化すれば、薬剤師の価値をもっと発揮できるのにというジレンマを抱えていました。「対物業務は効率化して、対人業務に集中したい」。これはきっと自分だけではなく、多くの薬剤師が考えていることだろうと思っていました。

ただ、一病院の薬剤師では現状を動かすのは難しそうだとも感じていました。それに、今私が見ている課題は一病院の一部にすぎないとも思っていました。薬剤師業界を改善するためには、もっと広く業界を俯瞰《ふかん》して課題を捉える必要がある。そう考えた私は、病院薬剤師として3年勤めた後、臨床現場を離れることを決意しました。日々の仕事に非常にやりがいを感じていましたが、それ以上に挑戦してみたいという気持ちが強くなったのです。臨床経験しかない自分が臨床現場以外で通用するのかという不安はありましたが、やらずに後悔するよりは、やって後悔したい。それならば心を決めるのは早い方がいいというのが、私の持論でした。

●コンサルファームで臨床外の視点を育む

最初の転職は、医療系のコンサルファームでした。薬剤師業界に限らず、広くヘルスケアという枠組みで捉えた課題解決を事業としており、私自身は、自治体向けの地域包括ケアシステムの構築支援や、企業の医療ビジネス参入モデルの構築といった仕事を担当させてもらいました。

転職して、働き方や思考など何もかもが新鮮でした。病院に勤務していた頃は、その日その日に出会う患者さんを中心に業務を行っていたのに対し、コンサルファームでは数カ月のプロジェクト単位で物事が動きます。自治体や企業と事業ベースで議論するのは初めてでしたし、論理的思考力や情報処理能力など、臨床とはまた違ったスキルが求められました。毎日ついていくことに必死でしたが、今まで知らなかった世界を知ることは非常に楽しく、医療業界の様々な課題を臨床外の視点で見ることができたのはとても大きな学びでした。

そんな中で、もともとの願いだった「薬剤師業界の課題解決と可能性の拡大」について、より深く糸口を探るため、薬局経営者や患者の方々と定期的な勉強会を始めました。そこにゲストとして来てくれたのが、カケハシ中尾豊社長です。

●目指したい世界そのものの会社に出合う

勉強会当日、社長のプレゼンを聞いた私は感激しました。テクノロジーの力を使って、薬剤師業務を効率化し、対人業務の価値を向上させる。まさに、〝人として〟の薬剤師の価値を追求したいという私がやりたいことそのものを事業としていたのです。その後、中尾社長からお声がけいただき、私は二つ返事でカケハシへの転職を決めました。

2度目の転職だったこともあり、キャリアチェンジに対する不安はありませんでした。スタートアップかどうかは転職要素としては重要ではなかったものの、小さい組織ならではの課題解決のスピード感などは、私の性格にもとても合っていたようです。また、1つのことを突き詰めるより、マルチに自分の可能性を広げたい私にとってはぴったりの環境でした。

当社がターゲットとしているのは主に薬局業界であり、病院出身の自分としては改めて学ぶことも多くありましたが、薬剤師の価値向上に貢献するという意味では広く共通であり、私自身が今まで歩んできたキャリアも、多方面で生かすことができています。

薬局・薬剤師の業界は、２０１５年に厚生労働省が提唱した「患者のための薬局ビジョン」に続き、ピッキングおよび一包化した薬剤の数量確認などについて、一定の要件を満たせば非薬剤師の補助を認める、いわゆる「０４０２通知」の発出や、薬剤師による服薬期間中のフォローアップを義務付けた改正医薬品医療機器等法（薬機法）の施行などを経て、大きな変革を求められています。

そうした中で当社は、「日本の医療体験を、しなやかに。」というミッションの下、医療の受け手と担い手、双方の医療体験を改善すべく、様々なサービスを展開しています。薬局のＤＸ化を推進し、患者の満足度を上げ、薬局の働き方改革を支援する薬局体験アシスタント「Musubi」、薬局業務をデータとして可視化し改善につなげる「Musubi Insight」、患者と薬剤師を直接結ぶ「Pocket Musubi」。いずれも患者と薬剤師の医療体験向上を基軸として生み出されたものです。

私はその中でも、カスタマーサクセスチームに所属し、ユーザーの皆さんにより快適にサービスを使っていただけるよう、様々な情報を発信したり、ユーザーサイトの運営を行ったりしています。

臨床時代には想像がつかなかった働き方ですが、より自分がやりたいことに近づけている実感があります。

「テクノロジーをうまく活用しながら、より患者に寄り添う〝人として〟の薬剤師の価値を最大化したい」。学生の頃にぼんやりと抱いていたあの思いを現実のものとするべく、これからもこの業界で、薬剤師の皆さんと共に走り続けたいと思います。

●自分のやりたいことを問い続ければ行動につながる

「もし今日が自分の人生最後の日だとしたら、今日やる予定のことを私は本当にやりたいだろうか」――。米アップルの創業者であるスティーブ・ジョブズが大学の卒業祝賀スピーチで述べた有名な言葉で、私が好きな言葉の１つです。

キャリアチェンジは人生における大きな決断の１つでしょう。特に臨床を離れるかどうかということに、迷われる方も多くいるかと思います。結婚・出産・子育てといったライフスタイルの変化がキャリアに影響するかもしれませんし、それは人それぞれの考え方がありますし、私の考えを押し付ける気は全くありません。

ただ、「自分が本当にやりたいことは何か」と考え続けることは大事だと思っています。考え続けることで、「少し情報を収集してみようか」「人の話を聞いてみようか」など、おのずと行動につながっていくのではないでしょうか。

（※内容は２０２１年09月28日時点）

フリーランス ⇩ 起業

フリーランス、派遣、正社員を経験、起業し薬剤師のブランディングを支援

Case 05

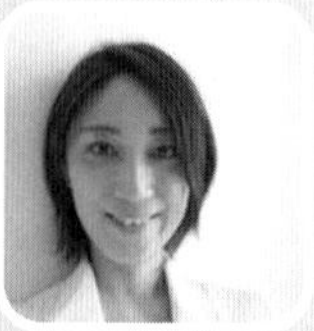

佐藤《さとう》 澄江《すみえ》 Bijinaz 代表取締役

- 2013年 日本薬科大学漢方薬学科卒業
- 2014年 フリーランスの薬剤師として経験を積む
- 2015年 派遣薬剤師として約20カ所の薬局を経験
- 2016年 薬局の在宅業務の新規立ち上げに正社員として従事
- 2018年 新規開局に携わる
- 2021年 Bijinaz（東京都豊島区）を設立

誰もが悩むように、私も薬学部6年生になったとき、進路に悩みました。といっても、病院か薬局かの二択。それ以外の道を知らなかったし、当時は知ろうともしませんでした。

病院実習を経験し、自分の可能性が広がり、様々な職種の人と連携してチームで仕事をする病院での仕事に憧れましたが、現実的には、2カ所から借りていた奨学金を返済する必要があっ

たため、収入を優先して薬局薬剤師の道を選びました。

ところが、薬剤師国家試験を甘く見ていた私は、あろうことか不合格に……。結局1年間、国家試験予備校へ通って猛勉強し、何とか合格を手にしました。

そしていよいよ社会人デビューという段階で、「やっぱり病院薬剤師として働きたい」との思いが私の中で再び膨らみ、就職先選びに悩むようになってしまいました。そんなとき、たまたま流れていたテレビドラマ「ドクターX～外科医・大門未知子～」(テレビ朝日系)を見ていて、ハッとしました。

「そうだ！フリーランスとして働く手がある」と。

フリーランスの薬剤師として病院勤務と薬局勤務を経験し、やりたいことと満足する収入の両方をかなえようと思った私は、「思い立ったら即行動」と、実習でお世話になった病院に自分を売り込み、週2回、病院で働かせてもらえることになりました。同時に、かつてアルバイトでお世話になった薬局にも交渉して働かせてもらえることに。こうして、晴れて「フリーランス薬剤師」の道をスタートさせたのです。

病院と薬局を行き来する生活を半年間ほど続けた頃、点と点がつながるように、自分なりの強みが生まれたことに気が付きました。

例えば、病院で働くと、患者さんが病院薬剤師からどのような指導を受けるのか、どのような薬剤を投与し、医師や看護師、栄養士からどのような指導やアドバイスを受けるのかなどを学ぶことできます。すると、薬局で退院直後の患者さんの処方箋を応需した際、患者さんが話す入院中の様子が容易に把握でき、的確なアドバイスが行いやすくなります。病院勤務での経験が、来局する患者さんの不安を少しでも軽減できたように思いました。

●メリットが分からなかった「派遣」にも挑戦

そんなある日、知り合いから「派遣薬剤師として働いてみないか」というお話をいただきました。当初、派遣で働くメリットはよく分かりませんでしたが、好奇心が旺盛な私は、とりあえず新しい働き方にチャレンジすることにしました。

派遣初日、10時に薬局に出勤した私は、10時10分には既に投薬していました。最初は驚きましたが、即戦力として現場にすぐに適応しなければならない派遣薬剤師という働き方は、決して嫌ではなく、逆に私はやりがいと面白さを感じました。病院勤務にこだわらなくても、自分が能動的に動き、派遣として様々な場所で働けば、いくらでも知識を広げられるし、新しい学びも得られるのだと気付いたのです。

薬剤師2年目に突入し、「様々な処方箋に触れたい」「自分の知識を増やしたい」「経験を積みたい」という気持ちが日に日に強くなっていた私は、病院と派遣薬剤師のシフトがかぶっていたこともあり、思い切って病院を辞め、派遣薬剤師の道1本に絞ることにしました。

その後は、毎日が目まぐるしく過ぎていき、気が付けば20カ所以上の派遣先の薬局で働いていました。そこで感じたのは、薬局で働く薬剤師やスタッフが、一様に不安を抱いているということでした。

私の主な派遣先は、M&A（合併・買収）直後、あるいはその移行期間中の薬局ばかりでした。ある瞬間から別の会社に経営母体が変わり、当然ながら上層部や管理薬剤師も変わるので、現場の人たちが不安になるのは当然です。また、長年一般企業で会社員として働いていた薬剤師がセカンドキャリアとして薬局薬剤師に転身したような、現場経験の少ない60代近くの薬剤師も多く在籍していて、チームとしてうまく機能していないことも問題だと感じました。そして、スタッフの不安の一因はコミュニケーション不足であると感じた私は、勤務中、現場で働く薬剤師やスタッフとにかく話すように心掛けました。

●正社員として在宅業務立ち上げを経験

薬剤師になって3年目、在宅医療に力を入れている薬局に派遣されました。在宅には学生の頃から関心がありましたが、実際に経験してみると、イメージと全く異なりました。

バイタルサインを取ったり、医師に同行し投薬をサポートしたり——といった業務を想像していましたが、そんな甘いものではなく、現実には外来業務の合間を縫って1日5～10件の患者宅を訪問しなければならず、とにかく時間との闘いでした。

在宅業務をうまくこなしていくためには、医師や看護師の他、介護士やヘルパーさん、ご家族とのコミュニケーションが欠かせず、薬局経営の観点からは新規利用者の開拓も必要です。臨機応変に対応する力が求められると同時に、在宅に対するやりがいや魅力を感じました。

　そして在宅医療をもっと知りたいと思っていた矢先、知り合いの薬局から声を掛けていただき、その薬局に正社員として入社して在宅部門の立ち上げに携わることになりました。

　外来調剤メインだった薬局で在宅業務をスタートする場合、スタッフの協力が非常に大切になります。1件訪問するのに30分、初回であれば1時間くらいかかりますが、その間、外来業務を担うスタッフが減るため、スタッフ同士の連携が欠かせません。私は職場のコミュニケーションを強化することに努め、１００人規模の施設在宅を担えるまでになりました。施設長や看護師長など施設のスタッフの方々とも密に連絡を取り合い、連携できました。

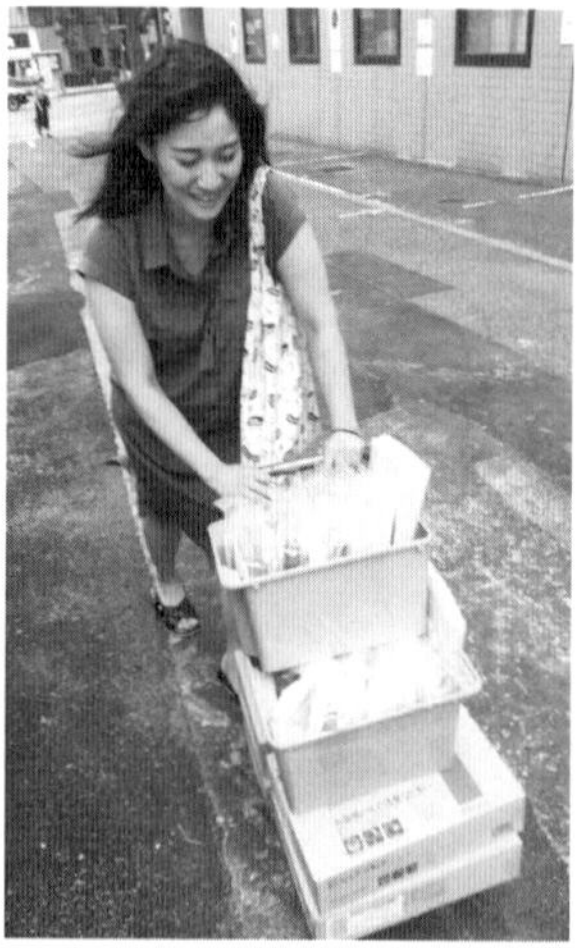

　そうした中、今度は「薬局の新規開設に関わらないか」との話が私に来ました。またしても「とりあえずチャレンジ！」と思い、ゼロからの開局に携わることになりました。

　新規開局は、既存の薬局のリニューアルとは全く違います。ゼロから立ち上げる経験はもちろん初めてで、分からないことだらけ。店舗の前を掃除しながら、道行く人に声をかけてチラシを配ったり、その町の居酒屋に足を運んで店の存在を知ってもらったり、町内会に入れてもらったり、薬局がその町に根付くようにするためならどんなことでも必死にやりました。そうした泥臭く地道な努力が実って、無事オープンにこぎ着け、町の人々から利用していただけるようになりました。貴重な経験になったと思います。

薬剤師の発信力をサポートする会社を起業

これまでフリーランス、派遣、正社員として働いたことで、私自身の薬剤師としてのキャリアの幅が広がったように思います。また、私には「セラピードッグがいつも居る環境をつくりたい」という夢があります。10代の頃、通院中に出会った犬との触れ合いが、病気のつらさを忘れさせてくれた経験から、アニマルセラピーなどに興味を持つようになりました。来局した患者さんが犬に癒やされる時間が持てるような、そんな環境をいつの日か作れたたらいいなと思うようになり、さらに最近では、動植物を含めた自然環境の保護にも関わりたいという夢もあります。薬剤師としてのキャリアに、こうした自分の関心事をプラスしていくことで、「薬剤師・佐藤澄江」というオリジナルブランドを築いていけるものと思っています。そしてSNS（交流サイト）などを活用して自ら発信していくことが、これからの時代、自分らしく働くために重要になっていくと私は考えています。

そこで私は、薬剤師がSNSを使って発信していくことを支援する会社を2021年に起業しました。医療・介護の方々がＳＮＳをもっと活用し発信できるようになれば、患者さん・利用者さんの服薬やリハビリの手助けにつながり、生活の質を高めることができるのではないでしょうか。自身の強みや個性を持った薬剤師が主体的に発信していくことが、服薬指導やコミュニケーションに役立つと信じています。

これから就職する薬学部の学生さんや、キャリアに悩んでいる薬剤師の方にアドバイスできることがあるとすれば、「薬剤師」という国家資格はあくまで、自分が成し遂げたいことを実現するための手段であるということです。働く場所が病院だろうが薬局だろうが、大切なのは薬剤師として自分らしくどう働くか、もっといえば自身のブランディングをどう構築するかだと思います。

まずは、「自分が本当にやりたいことをやる」「それをやるためにはどうしたらいいか」などと考え、悩み、色々な人に相談すること。そしてとにかくアクションを起こすことが大切だと思います。私自身も「思い立ったら即行動」で、道なき道を進んできましたが、そうすると、他の薬剤師にはない自分の価値が生まれます。それは働き続ける上で、自分自身をきっと助けてくれると思います。

（※内容は２０２１年10月05日時点）

薬局

産後の時短勤務に葛藤しながら得られたやりがい

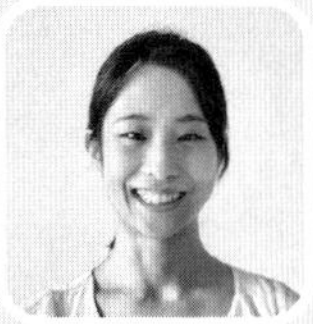

大《おお》屋《や》 麻《ま》衣《い》 アイン薬局 池尻店

- ２０１２年 明治薬科大学薬学部卒業後、アイングループの株式会社あさひ調剤（東京都渋谷区）に入社し、アイン薬局ふじみ野店（埼玉県富士見市）に配属
- ２０１５年 はなまる薬局新座店（埼玉県新座市）に異動、アイン薬局池尻店（東京都世田谷区）に管理薬剤師として異動
- ２０１７年 長男出産。産休・育休を取得後に時短勤務で職場復帰
- ２０１９年 次男出産。産休・育休を取得
- ２０２０年 時短勤務で職場に復帰

「○○君（息子の名前）が熱を出したので、お迎えをお願いします」という保育園からの電話に、「朝は熱もなく元気だったのになあ……」とがっくり肩を落とす――。そんな日々に奮闘している私は2歳と4歳の2人の息子の母親であり、アイン薬局の薬剤師として8時半から17時までの時短勤務をしています。転職経験はありませんが、振り返ると薬剤師として幅広い業務を経験

し、出産というライフステージの大きな変化によって働き方を変えていきました。

２０１２年に大学を卒業した私は、実習先だったアイングループのあさひ調剤に就職しました。実習中に、正社員やパート、薬剤師や医療事務など役割や年齢に関係なく、意見交換をしながら業務改善につなげている社内の雰囲気にひかれました。また、大手の調剤薬局なので自分のライフステージに合わせた勤務形態が選べると思ったことも選んだ理由でした。

配属されたアイン薬局ふじみ野店はもちろん、その後の異動などを通じて、多くの患者さんと接した経験から、様々な処方やコミュニケーションの重要性について学んだだけでなく、幅広い業務から薬剤師としての土台を築き、社会においての役割に気付くことができました。

現在、アイングループでは国が定める「健康サポート薬局」を１００店舗以上運営しています。かかりつけ薬剤師・薬局の機能に加え、ＯＴＣ薬や健康食品、介護、食事・栄養に関わることまで気軽に相談できる薬局として、一定の基準をクリアし都道府県知事に届け出た薬局が標榜できる制度です。私自身は、この制度がまだ存在していない頃から、地域への啓発活動に注力する先輩薬剤師の背中を見ながら、「予防医療の取り組みを、薬局の薬剤師はもっと積極的に取り組んでいかなければいけない」と強く感じていました。例えば、社会人1年目には乳がんの早期発見や早期診断、早期治療の啓発運動であるピンクリボン活動の市民講座イベントを開催し、主に宣伝担当として、来局した患者さんに声をかけながらイベントのチラシを配りました。

また、社会人２年目には、指導薬剤師だった先輩が異動になり、母校のコース別実習の学生指導を私が担当することになりました。先輩の指導法を引き継ぎつつ、「学生時代の自分だったらどういうことを教わりたいのかな」と意識しながら指導に当たりました。学生に課せられる研究テーマを一緒に考え、アンケート内容を検討しましたが、実際に患者さんに回答いただいたアンケート内容に基づき作成した論文を読ませてもらったときには、学生と一緒に私も達成感を得たことを覚えています。

●健康サポート薬局機能の発揮に向け奔走

こうして薬剤師として少しずつ経験を積みながら、プライベートでは27歳で結婚。それを機に新居から近い薬局に異動願を出して、アイン薬局池尻店で管理薬剤師として働くことに。そして、在宅医療の経験が少なかったことからさらに多くの経験を重ねたいと思っていたときに、学生の在宅訪問実習を指導する機会に恵まれました。訪問する患者さんの処方について事前に考えてもらい、訪問先で確認すべき点を話し合い、一緒に訪問して実際に患者さんにヒアリングしながら「お薬カレンダー」に薬にセットする——といった指導を行いました。在宅の患者さんや学生の立場に立って実習の準備をするのはワクワクし、学びも多い経験でした。

また、健康サポート薬局制度がスタートした２０１６年には、健康サポート薬局を目指すためのプロジェクトが社内に発足し、私もメンバーの一員に加わりました。そして、健康サポート薬局の機能の1つである地域イベントの開催に関して、「熱中症対策講座～手作り経口補水液を作ろう!～」という企画を立案。作成した企画書を基に、プロジェクトメンバーからの意見や協力を得ながらブラッシュアップを重ねて作り上げたものが複数の薬局で実施できたことは、感慨深いものがありました。準備の負担が少なく、どの店舗でも取り組めるイベント企画のパッケージ化は、今後も挑戦してみたい仕事の1つになりました。

イベント企画と並行し、担当エリアにおける健康サポート薬局の届け出の準備も進めていきました。届け出には前述の地域イベントの開催などさまざまな取り組みが必要であり、各店舗の負担もおのずと大きくなります。「そもそも健康サポート薬局って何?」「かかりつけ薬剤師とは何か」とゼロベースで考え、疑問点や課題を一つひとつ解決していくために各店舗と何度も連絡を取り合い、時には店舗に足を運んで直接話をして寄り添いながら健康サポート機能を発揮できるように努めました。その結果、1年で自分の担当エリアから、3つの薬局が健康サポート薬局を標榜することができました。

●時短勤務でも働きやすい環境を作りたい

こうして学びの多い経験を積む一方、自分がこれから出産して、ワーキングマザーとしてどう働くのかと考えるようになりました。周囲を見渡すと、時短勤務の「ママさん薬剤師」は多くいましたが、さらに働きやすくやりがいを感じる環境を作りたいと考えました。

そこで、私はかかりつけ薬剤師の取り組みを患者さんに積極的にアプローチし、地域ケア会議や多職種合同の勉強会などに参加して地域と顔の見える関係づくりに取り組みました。すると少しずつ実を結び、薬剤師の訪問が必要な患者さんを紹介してもらえたり、当薬局をかかりつけ薬局にしてくださる患者さんや、私をかかりつけ薬剤師に選んでくださる方も増え、その数は２００人を超えるほどに。応需する処方箋の枚数や在宅患者さんが増え、当初３人だった薬剤師が、現在では５人が勤務する店舗にまで規模が拡大しました。

こうして忙しくも充実した日々を送っていましたが、異動してから約1年で妊娠しました。妊娠する前は、「子どもは2人以上欲しい」「産後は時短勤務で働きたい」と漠然と思っていましたが、入社後、さまざまな業務に関わり、仕事の楽しさややりがいを知った私は、「もっと仕事を頑張りたい」という気持ちが大きくなっていました。「妊娠前と同じように何かの役職に就いて働くことは、当分できなくなるだろうな」と思うと複雑な心境で葛藤することもあり、気持ちの切り替えがなかなかうまくできませんでした。産休に入るまでの間は、「私にできることをとにかく精いっぱい頑張ろう」と前向きに意識しながら業務に取り組んでいたことを思い出します。

そうして産休に入って、長男を無事に出産。「保活」を早めに始めていたので、産後約半年で保育園への入園が決まり、職場復帰を果たしました。でもやはり、子育てと仕事との両立は甘いものではなく、冒頭のエピソードのように、毎月のように子どもが発熱し、保育園からお迎え要請の電話がかかってきました。自分ではどうしようもできないことにがっくり肩を落としながら、即座に上司に報告し、当日の業務予定と人員について確認。その後、夫に連絡してどちらが子どもを保育園に迎えに行くかを決めます。翌日以降の勤務は家庭内と職場内で予定を調整したり、病児保育を利用したりしながら勤務しました。

文字通りバタバタの日々でしたが、翌年には2人目を妊娠。このときには「今度はゆっくり子どもと向き合う時間が欲しい」と心境が変わり、丸1年間の産休と育休を取得しました。

●2度目の職場復帰で得られた新たなやりがい

2度目の職場復帰を果たしたときは、スタッフの入れ替わりや、高齢者施設の在宅処方箋の応需開始もあり、最初は変化についていくのに精いっぱいでした。長い休みをもらい申し訳ないという気持ちもありましたが、「おかえり、待っていたよ」という産休前に担当していた患者さんの温かい声に救われることもありました。今は高齢者や小児の居宅在宅訪問を担当し、高齢者施設の往診同行も月2回担当しています。

往診医と施設看護師との処方カンファレンス時には処方提案や減薬の提案をすることもあります。例えば、施設入居時に1日に7回服薬していた患者さんには、入居後の検査値の

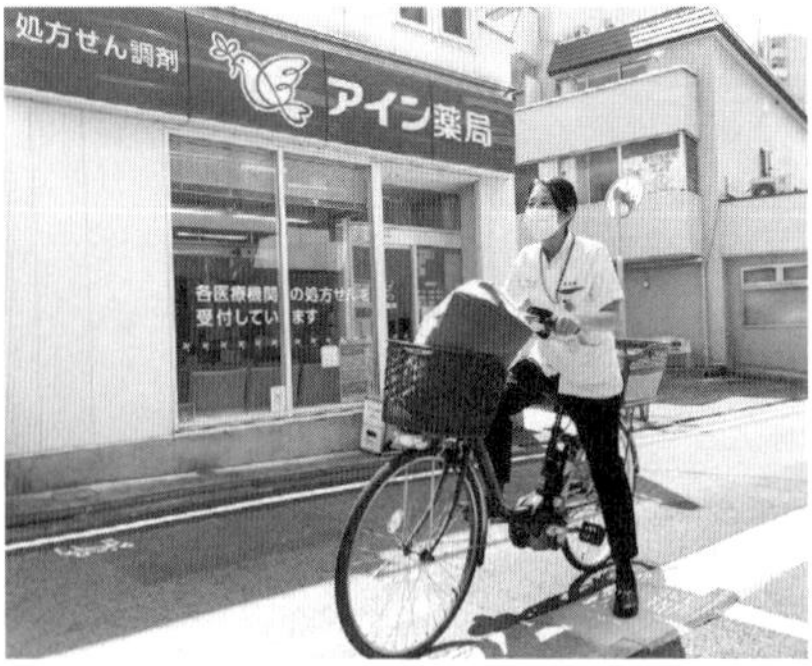

変動や、体調変化の様子を鑑みて往診医に減薬を提案し、服薬回数を１日４回に減らすことができました。往診医や施設看護師からの質問や意見に対し、薬剤師としての意見をしっかり回答し、処方について一緒に考えた結果、患者さんにとって良い方向に結びつくことに新たなやりがいを感じています。また、かかりつけの患者さんから、ご自身の子どもの症状について相談を受けることも増え、自身の子育て経験から服薬指導の幅も広がったように感じることもあれば、逆に患者さんから先輩ママとして育児について教わることもあり、今まで以上に来局者との距離が縮まったと感じることもあります。

　読者の方々の中にも、子育てと仕事の両立といったライフステージの変化で働き方を悩んでいる方がいると思います。私自身が実感していることは、どんなライフステージになろうとも、物事を前向きに捉え、悔いのないようにそのときそのときにできることを精いっぱいやれば、自分らしく働き続けることができるということです。そこには、家族や薬局のスタッフなど周囲のサポートが欠かせず、周りへの感謝の気持ちが今まで以上に大きくなりました。

　もう少し子どもが大きくなって再びフルタイムで働けるようになったら、私がしてもらったように、スタッフのそれぞれのライフスタイルの変化に柔軟に対応し、サポートしながら皆が働きやすい環境を作っていければと思っています。

（※内容は２０２１年10月12日時点）

大学院
⇩
企業

研究開発職を志し、試薬開発で医療に貢献

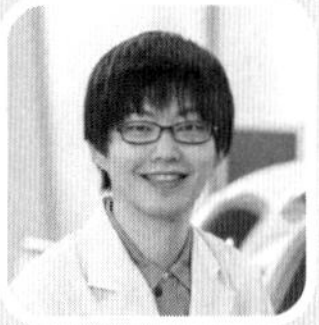

橋本《はしもと》 祐一郎《ゆういちろう》 ＬＳＩメディエンス生産技術部生産技術第1グループ2チーム

- ２０１２年　武蔵野大学薬学部卒業
- ２０１６年　東北大学大学院医学系研究科医科学専攻で博士号を取得後、株式会社ＬＳＩメディエンス（東京都千代田区）に入社。研究開発部試薬開発第1グループに所属
- ２０１８年　生産技術部生産技術第1グループ2チームに異動

Case 07

私は２０１６年に大学院で博士号を取得した後、就職活動を経てＬＳＩメディエンスに入社しました。最初の2年間は研究開発部で血液検査用の汎用自動分析機器に搭載する免疫試薬の開発を担当しました。２０１８年に試薬の製造工程を管理する生産技術部に異動し、現在は測定機器（ＰＡＴＨＦＡＳＴ）に用いる試薬の製造移管・改良に取り組んでいます。

研究開発と生産技術では仕事の内容は大きく異なるものの、いずれも自分が行った活動の成

果によって医療や社会に貢献できるため、大きなやりがいを感じています。

●学生時代は研究に没頭し、博士号を取得

大学薬学部を卒業後、医学の博士課程に進学した私は、大学院では酸化コレステロールと肺の老化について研究し、マウスを用いた動物実験や、ヒトの免疫組織化学染色、フローサイトメトリー、ＰＣＲ、ウェスタンブロットなどの技術を学びました。患者の同意を得て手術室に入って患者から採取した細胞を播種して培養する、初代培養などの研究をしたことも得難い経験でした。

大学院時代は国内で開かれた学会のミニシンポジウムや、国際学会のポスターディスカッションなどで研究発表もしました。発表後には座長や他の発表者と研究知識をより深める議論の場に参加したことも貴重な経験でした。当時、切磋琢磨《せっさたくま》した仲間とは社会人になった今も交流が続いており、面白い論文を見付けたら紹介し合ったりしています。

就職活動では、研究開発職を強く志望していました。研究の醍醐味は何と言っても、困難にぶつかりながらも試行錯誤して、未解明な事象に対して自分なりに１つの答えを導き出せること。世界中の誰も知らないことを自らの手で解明することに大学院生の頃から魅力を感じていました。

大学時代に父方の祖母を肺がん、母方の祖母を慢性閉塞性肺疾患（ＣＯＰＤ）と誤嚥性肺炎の

合併で亡くしたことも、進路に影響を与えたように思います。大学院では肺がんとＣＯＰＤ、喘息の血中・誘発喀痰から新しいバイオマーカーの探索や機能解析を研究しました。

研究で肺がんやＣＯＰＤ、その合併症である糖尿病や動脈硬化症、肺炎に対する理解を深めるにつれ、病気の予防や早期診断、予後予測因子の重要性を実感しました。現代の医療技術でも診断や治療が満足にできない病気がまだまだあることも痛感し、研究職としてそれを解決したいと思いました。

現在勤務しているＬＳＩメディエンスは、肺がんの遺伝子変異検査やインフルエンザウイルスの迅速検査、肺疾患の増悪マーカーとして知られる凝固線溶系因子などの提供を通じて、病気の予防や次世代医療、さらにはヘルスケア全般の課題解決に取り組んでいる企業です。

この会社を知ったのはスポーツファーマシスト資格を持つ大学院時代の友人薬剤師を通じてです。ドーピング検査なども手がけていることを知り、医療に限らず幅広い分野で活躍している点に興味を持ちました。体外診断薬や検査に携わる仕事をしたいと考えて入社しました。

●設計した試薬が病院から高評価

最初に配属された研究開発部では、血液検査用の汎用自動分析機器に搭載する免疫試薬の開発を担当しました。具体的には、抗体の特異性や親和性等の性質を評価して候補抗体を選定し、抗体を微小粒子に結合させる方法を検討したり、検体の希釈液の組成検討を行う等の測定手法を確立したりすることです。

他社製品と比較して自社試薬の優位性は何か、他社より優れた試薬を開発するにはどうすればいいか、病院や患者さんが求めているニーズなどを検討して研究開発に明け暮れました。この仕事でやりがいを感じたのは、自分が設計した試薬が病院や検査センターで実際に使用され、その後、営業部経由で「試薬の評価が高い」という話を聞いたときでした。

「やっていてよかった」「今後もこの仕事を続けたい」と気持ちが熱くなりました。

一方で、失敗もありました。品質トラブルに対応していた際、原因究明を繰り返しても判明せず、結果的に出荷が遅れてしまったのです。その後、原因が判明し、何とか出荷にたどり着けた際は安堵したことを今でも覚えています。出荷が遅れると、病院や患者さんに迷惑がかかる。それ以来、自分が行っている仕事の先に誰が待っているかを意識して仕事に臨むよう心掛けています。

現在所属する生産技術部のミッションは、製造工程を見直して生産性の向上や効率的な製造移管などを行うことです。生産ライン全体を俯《ふ》瞰《かん》しつつ、それぞれの生産工程や設備、作業手順などを改良します。それを果たすためには、製品の立ち上げ開発から量産化に至るまでの幅広いプロセスの業務知識が求められます。

私が今取り組んでいる仕事は、測定機器（PATHFAST）に用いる試薬の製造移管や改良です。今の仕事は製造部や品質管理部、薬事部などの広範囲な部署と連携し、部署の垣根を越えてコミュニケーションを活発にしながら製品作りに関われるので、とてもダイナミックでやりがいを感じています。

加えて、様々な分野のエキスパートから疾患や測定方法の基礎知識から製造方法の効率化や検査データの活用法に至るまで多角的な視点でアドバイスをもらえるので、日々新しい発見があることも魅力的です。

●企業で働く薬剤師ができる社会貢献を

今の仕事では広範囲な知識が求められることもあり、最新の学術論文から、市場のトレンド、競合他社の動向などの情報収集に努め、知識を常にアップデートすることを心掛けています。

今後の目標は、危険物取扱者等の業務に関わる資格取得や、臨床検体の取り扱い方法や有機化学や製剤学、物理学、病態学、GMP（医薬品の製造管

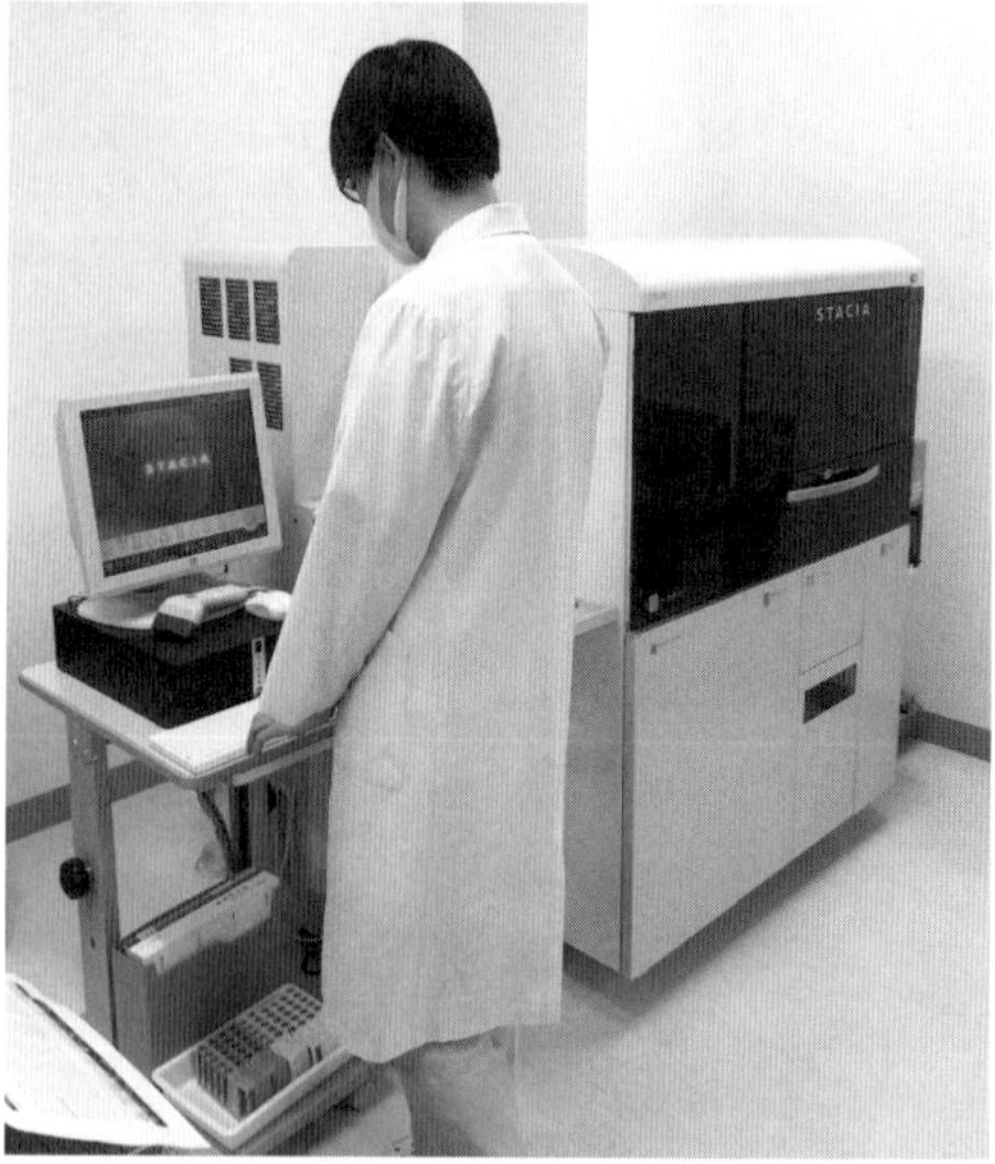

理及び品質管理の基準）などの薬事関連法規の幅広い知識を習得し、薬学や医学、薬剤師としての知見をさらに育むことです。会社が安全、品質、コンプライアンスを重視していることもあり、私自身もより一層、ビジネスプロセス全体を俯瞰《ふかん》して業務を遂行することが当面の課題です。

企業で働く薬剤師ができる社会貢献は何かを常に考えながらキャリアを磨いていきたいです。

（※内容は２０２１年10月19日時点）

病院、大学院

臨床視点に根差した研究で将来の医療に貢献したい

Case 08

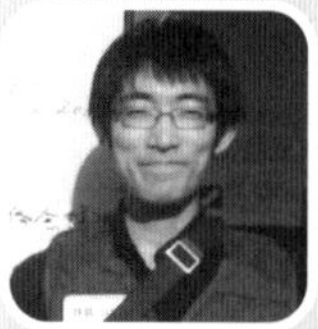

志《し》田《だ》拓顕《ひろあき》　浜松医科大学医学部附属病院薬剤部

- ２０１３年　東京大学薬学部薬学科卒業後、浜松医科大学医学部附属病院に入職
- ２０１４年　浜松医科大学大学院医学系研究科に進学
- ２０１９年　博士（医学）を取得
- 資格　医療薬学専門薬剤師、日病薬病院薬学認定薬剤師、日病薬認定指導薬剤師、日本ＤＭＡＴ隊員

私は薬学部卒業後、浜松医科大学医学部附属病院に入職し、病院薬剤師として集中治療室などで働いています。また、災害派遣医療チーム（ＤＭＡＴ）隊員の資格を取得して、２０１６年に発生した熊本地震などに当院のチームの一員として出動しました。その傍ら、浜松医科大学大学院に進学して社会人大学院生として勤務時間外に研究を行い、博士号を取得しました。入職以降、このような臨床と研究との二足のわらじを履く生活を送って今に至ります。

そもそも、薬学部に入った当初は、臨床への志向はあまり強くありませんでした。当時は自分の進路について、4年制を選択して大学院に入り、ゆくゆくは研究職を目指せたらいいなということを漠然と考えていました。

そんな私が就職先として病院を選んだ理由は、研究室での経験が大きく影響しています。敗血症モデル動物を用いた研究をしていたのですが、臨床を知らなかったので、現場で何が本当に問題とされているのかが分からない。教授から「そのモデル動物は実際の患者の病態を反映していますか」と問われると何とも答えられない。今振り返れば勉強不足や努力不足も大いにあったのだと思いますが、そういったモヤモヤを抱えて過ごすうちに、そんな自分が医療や薬をテーマに研究していて良いのだろうか、まずは臨床を自分の目で見て現場の課題を肌で感じなければならないのではないか、と思うようになりました。

同じころ、臨床に従事しながら研究を行っている医療従事者が多くいることを知りました。進路を考えるときには漠然と臨床か研究かを二者択一のような視点で捉えていたのですが、これらを両立できる道もあるのだと知り、それこそが自分のやりたいことではないかと考えました。

浜松医科大学の薬剤部は博士号取得者や社会人大学院生が多く在籍し、薬剤師全員が研究費獲得のための研究計画書を書くなど研究のアクティビティも高く、自分の望む働き方ができると思い、入職を決めました。

●自ら手を挙げ災害医療チームの一員に

入職後は、薬剤部の方針もあって、早期から幅広い業務を経験できました。調剤室や製剤室でのセントラル業務、病棟業務はもちろん、チーム医療やＴＤＭ（治療薬物モニタリング）、治験薬管理業務などにも取り組んできました。

中でも特に力を入れているのが災害医療です。私は出身が岩手県なのですが、学生の頃地元を襲った東日本大震災に対する思いもあり、入職１年目のときに希望して災害医療に関わることとなりました。病院内の訓練などで経験を積んだ後、翌年には日本ＤＭＡＴの資格を取得しました。熊本地震や２０２１年に静岡県熱海市で起きた土石流災害などに出動したほか、コロナ禍においては新型コロナウイルス感染症のクラスター対応支援などにも従事しました。

ＤＭＡＴでは「『それはＤＭＡＴの仕事ではない』と言ってはならない」と教わります。当初の役割や得意な領域にこだわらず、困り事があるならば被災者のために働こう、という意味です。私自身、過去の災害活動では薬剤師として出動したものの、実際には後方支援を担当し、調剤などの業務には従事しませんでした。それが現場のニーズだったからです。同じように、日々の業務でも所属や職種にとらわれ過ぎず、「それは私の仕事ではない」と安易に言わないことを心掛けています。

●社会人大学院生となり、博士号を取得

臨床業務の一方で、当院に入職したもう1つの目的である研究に取り組むべく、入職の翌年に大学院に進学して医薬品の分析や薬物動態に関する研究をスタートさせました。これまでとは全く異なる研究テーマでしたが、学部学生時代に身に付けた研究に関する基本的な考え方は、テーマが変わってもとても役に立ちました。社会人大学院生のため、フルタイムで働いた後や休日に研究を行うので大変でしたが、臨床と研究がつながって理解が相互に深まる感覚は楽しくもありました。

臨床に携わりながら研究を行うことの姿勢を自分に教えてくれたエピソードがあります。病棟業務の一環でカンファレンスに参加したときのことです。入院中の患者の治療について議論しているときに、医師が「興味深い症例なので、データを追加取得して症例報告しよう」とか「類似の経過をたどった患者のデータをまとめて発表しよう」といったことを話す場面をよく目にしました。目の前の患者の診療と、研究としての情報発信を同時に考えているのだと感じ、私もこのように臨床と研究をシームレスにつなげて働きたいと思いました。

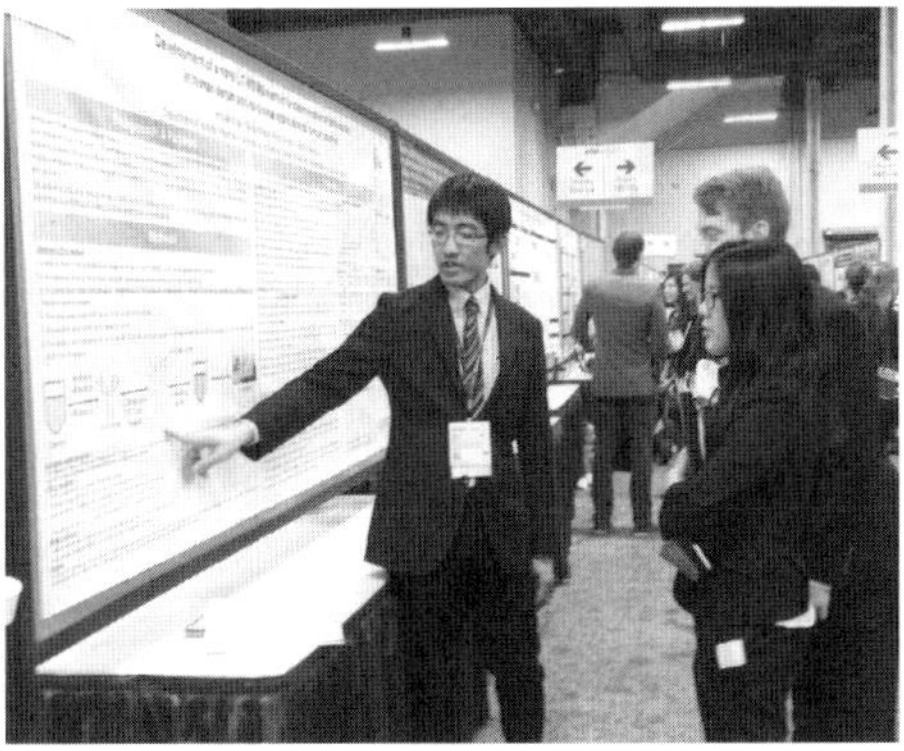

研究内容を国際学会で発表する機会にも恵まれました。海外の薬剤師と英語で研究についてディスカッションできただけでなく、国ごとに異なる薬剤師の環境や職能も知ることができて刺激的でした。その後、研究成果を英語論文として発表し、博士号を取得することができました。

一連の研究活動を通して、専門知識の習得はもちろん、実践的な研究ノウハウを体得することができました。現在は大学院のテーマを発展させた研究に取り組む一方で、臨床現場で感じた疑問から思いついた新しいテーマにも取り組んでいます。

コロナ禍以前は、薬剤部の恒例行事として初夏に「研究リトリート」を開催していました。浜名湖畔のホテルに宿泊して研究発表会を行い、親睦を深めると共に新入職員に薬剤部の研究活動について知ってもらうことが目的です。その場で「そもそも、なぜ研究するのか？」という題目で話したことがあります。研究の楽しさや魅力を紹介する中で、「ＥＢＭは『Evidence Based Medicine』であるとともに『Evidence Built by Myself』だ」という話をしました。文法的にはだいぶ怪しい造語ですが、他人が作ったエビデンスの活用にとどまらず、自ら医療に資する知見を創出することも医療に携わる者の使命だと伝えたかったのです。

○薬剤師の仕事をもっとクリエイティブに

私は、薬剤師の仕事がもっとクリエイティブなものになればいいと思っています。私はこれまで、それを研究という形で追求してきました。臨床現場では分からないことや不思議なことに日々直面します。単に自分の知識不足が原因のことも多いでしょうが、中には誰も答えを知らないような問題もあるでしょう。小さなことでもいいから、臨床業務の傍らでそういった問題を解決しようと取り組むことは、とても有意義で、そしてワクワクすることです。

　日々の業務で釈然としないことがあって、でもそのまま何となく放ったらかしにしている方は、一度突き詰めて調べてみると、研究の格好のタネが見つかるかもしれません。多くの薬剤師が研究に取り組み、エビデンスを使うだけではなく「作る」という意味でのＥＢＭにも興味を持っていただけるとうれしく思います。

（※内容は２０２１年10月26日時点）

起業、薬局、市議

起業から市議会議員に至る〝異色〟のキャリア

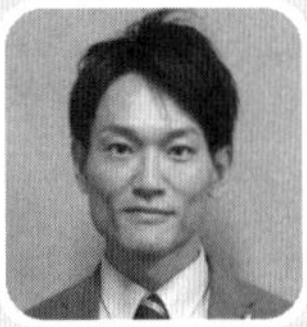

葛生《くずう》 孝浩《たかひろ》 成田市議会議員、たかしん薬局

- ２０１２年 東邦大学薬学部卒業後、ウェブサービス事業を起業。その後、複数の調剤薬局やドラッグストアなどで勤務
- ２０１５年 株式会社ＳＴコーポレーション（千葉県旭市、当時）に入社し、たかしん薬局（同）に勤務
- ２０１９年 成田市議会議員選挙に初当選。薬局で働きながら市議会議員として活動

Case 09

薬学部を卒業して病院や薬局の薬剤師になるキャリアが多い中、私は〝異色〟のキャリアを歩んできました。現在は、大学卒業後に起業したウェブサービス業を続けながら、たかしん薬局で薬剤師として働き、千葉県成田市の市議会議員も務めています。大学時代にあれほど薬剤師になりたくなかった私が人の縁や薬剤師の資格に助けられて、様々なことに挑戦しています。

●起業を経て、地元の市議会議員を目指す

私は第１志望が医学部だったこともあり、大学卒業後は就職して調剤薬局の薬剤師になる気はありませんでした。そのため高校時代の同級生２人と一緒にウェブサービス会社を起業するために、大学６年生の夏から独学でプログラミングを勉強しました。就職活動も最低限行って調剤薬局１社から内定をもらいましたが、最終的には辞退し、起業の道を選びました。

卒業と同時に起業したものの、収入が少なかったため、並行して調剤薬局でアルバイトをしました。１週間のうち３日間は薬局でアルバイトをし、３日間はプログラミングをするというハードな日々を送っていました。当時の収入は、就職した同期の薬剤師と比べて少なかったですが、己の力で収益を上げるなど起業の大変さを体験できたことはキャリアの礎になっています。また、薬剤師資格があることで生活の収入を得やすい点には、安心感を覚えました。

仲間と立ち上げた事業は１人が抜け、私が結婚を決めたことなども重なって１年足らずで解散しました。その後は、ウェブサービス業を細々と続けながら、週４日間、日中は糖尿病クリニックの門前薬局、夜はドラッグストアでアルバイトしていましたが、子どもができて１年がたった頃、今の生活を続けることに疑問を感じました。

その頃、ふと関心を持った仕事が市議会議員でした。私は生まれて以来、地元である千葉県成田市を離れたことがなく地域への愛着も強かったため、子どもが大きくなったときにもっと住みやすい街になっていてほしいと考え、市議会議員選挙への出馬を決意しました。

しかし、出馬を決めたものの、既に投票日の3カ月前。その後、これまで培った経験を生かして選挙用ホームページを立ち上げるなど準備を終えたのが投票日の約1カ月前でした。そこからは週3日、駅に立って演説するなど選挙活動を行いましたが、費用をかけないことをモットーとしていたため、広報紙や選挙カーを使わずに挑みました。その結果、認知が広がらず、定数30人のところ得票数は31番目でした。30番目の当選者とわずか38票差で惜敗したため、できることをやり切らなかったことを強く後悔しました。

●選挙経験が目に留まり調剤薬局に就職

選挙が終了して1カ月後、家族を養うため就職活動をしました。落選して落ち込んでいた私が立ち直る大きな力になったのが家族の存在です。その後、選挙に出た経験が社長の目に留まり、派遣薬剤師として採用されたのが、現在も勤めるたかしん薬局です。その後、すぐに正社員として採用されました。

入社して半年後に3店目がオープンし、そこへの異動が決まりました。着任した店舗は在宅事業への参入を検討していたため、私は近隣の訪問看護ステーションで研修を受けました。そこで訪問看護師に同伴し、患者のケアの様子を間近で見られたことは、その後のキャリアに大いに役立っています。

研修終了後は、管理薬剤師として在宅事業の立ち上げに関わるかたわら、ワークライフバランスを意識した社内制度の策定や運営業務などにも取り組みました。様々な仕事に挑戦する中で薬剤師の仕事のやりがいに気付き、卒後6年にしてようやく、薬剤師が「なりたくない職業」から「誇りの持てる職業」に変わりました。

●リベンジで当選し成田市議会議員に

31歳を迎える直前、選挙準備に専念すべく、薬剤師の現場業務から一旦離れることにしました。当時、たかしん薬局は7店舗を運営し、従業員数は60人程度にまで増え、私は実務のナンバー2として経営方針の策定や全店舗を管理する立場になっていました。4年前の入社時から選挙に出る意志は伝えていましたが、そのことに理解を示してくれる会社にめぐりあえたことが何より幸せだったと思います。

育児休暇の取得と重なったこともあり、在宅でできる労務管理や届け出書類の作成などの業務を担うことで、ある程度の収入を得ながら選挙に臨めたため、気持ちに余裕を持って選挙活動ができました。

前回の反省や後悔を生かし、広報紙の制作や選挙カーの活用などできることは全て行って得票数を増やし、２０１９年に行われた成田市議会選挙で定数30人のところ26番目で当選できました。市議会議員の活動は、公人として人前で演説する緊張感など、これまでにない新鮮な経験が多くあり充実しています。

議員の任期は４年で、２０２１年４月に折り返しを迎えました。この２年間は様々なことが起きました。２０１９年９月には大型台風の影響によって千葉県内で大規模停電が起こり、多くの場所で１週間に及ぶ停電生活を余儀なくされるなど災害対応の重要性を実感しました。２０２０年３月以降は新型コロナウイルス感染症対策に追われるなど、平時ではない状況が続き、議会運営の真価が問われています。

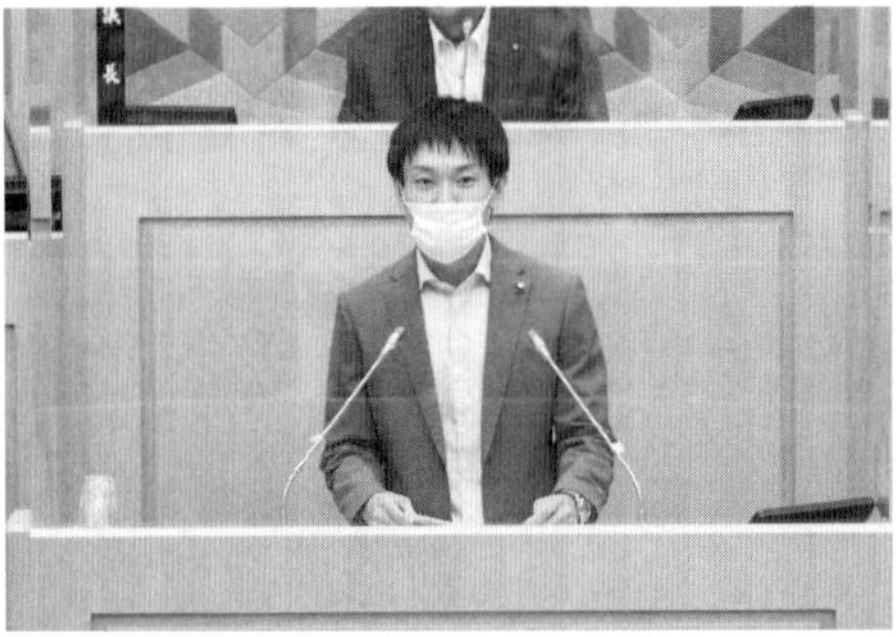

そんな中、私は薬剤師としての識見を生かした活動を心掛けています。直近では、コロナ禍で健康意識が高まる時機を捉えて、地元の薬剤師会と協力して日ごろから健康相談できる体制づくりを提案するなど、健康寿命延伸の取り組み推進を働き掛けています。市議会には年齢が20代～70代、様々な背景や価値観を持った議員がおり、それぞれの視点で議論することで、より良い問題解決ができるよう日々切《せっ》磋《さ》琢《たく》磨《ま》しています。

毎週日曜には調剤薬局で勤務し、現場の肌感覚を忘れないように心掛けています。在宅業務に従事することはさすがに難しいものの、そこから得られる知識や人のつながりを議員活動に生かし、先日も医療的ケア児の支援について働き掛けを行いました。一方、職歴として最も長いウェブサービス業も継続しています。積極的に営業しないものの、日々の活動で得た人脈などを活用して仕事を得るようにしています。

自分の可能性を閉ざさず様々なことに挑戦を

議会運営で法律や条例に触れる機会が多いため、法律への関心が高まり、司法試験を受験するため、2021年5月には司法試験予備試験を受験しました。結果は不合格でしたが、同様の展開は過去に再三経験しており、「挑戦しないと後悔する」が信条なので、来年の合格に向けて勉強を続けているところです。

人生のゴールをどこに置くかは自分自身で決める必要があります。議員になって法律に関わらなければ司法試験を受けようとも思わなかったですし、選挙に落ちて今の薬局に入らなければ薬局薬剤師としての仕事を続けていなかったかもしれません。そもそも大学卒業後に普通に就職していたら、生きる大変さを実感することもなく受け身の人生を送っていたと思います。

日本でも起業や副業が身近になり、少しずつですが挑戦しやすい社会になっています。6年制の薬学部の卒業生は「薬剤師の国家資格」という大きな武器を手に入れることができます。薬学についてしっかり学んで資格を取得し、その上で、視野を広く持って様々なことに挑戦することが、自分自身の将来の可能性を閉ざさないためにも大切なのではないかと考えています。

（※内容は2021年11月02日時点）

大学院 → 病院

Case 10

大学院での痛みの研究を経て、念願の緩和ケアチームで働く

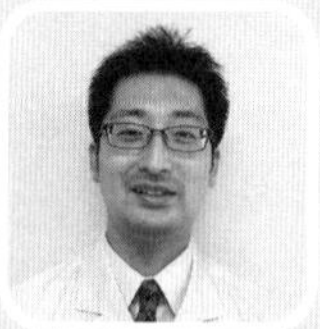

宮沢《みやざわ》 祐太《ゆうた》
東京慈恵会医科大学附属病院薬剤部

- ２０１２年　慶應義塾大学薬学部薬学科卒業後、東京慈恵会医科大学大学院医学研究科医学系専攻博士課程入学
- ２０１６年　同大大学院を単位取得後に退学。東京慈恵会医科大学附属病院薬剤部に入職
- ２０１９年　東京慈恵会医科大学大学院で博士（医学）号を取得

私は大学卒業後、日中は病院薬剤師として働きながら、夜や休日は大学院の研究室で論文を執筆する日々を送り、２０１９年３月に博士号を取得しました。現在は大学生のときから憧れていた緩和ケアチームの一員として、痛みに苦しむ患者さんの治療に従事しています。

薬学部に入学した２００６年は、ちょうど６年制がスタートした年です。慶應義塾大学薬学部には薬剤師の国家資格を取得する６年制の薬学科と、研究者を目指す４年制の薬科学科があ

り、入学後、どちらに進むか、コース選択の必要性に迫られました。高校生のときから研究者を志望していましたが、薬剤師資格を取得したい気持ちも強く、6年制を選択しました。授業は臨床実習が多く、研究の授業は相対的に少なかったです。

●研究者の道を捨てきれず、大学院に進学

6年制に進んだものの、研究者への道を捨てきれずにいた私は、大学5年のとき、東京慈恵会医科大学医学部の加藤総夫教授の特別講義を選択授業で聴講しました。痛みは不快な感覚を伴いますが、そのメカニズムは不明な点が多く残されています。加藤先生はストレスや不安、恐怖などに関連する扁桃体という脳部位に注目し、痛みが慢性化する過程でどのような変化が扁桃体に生じるのか講義の中で様々な実験データを紹介してくださいました。私はちょうど同じ時期に病院実習で緩和ケアチームに同行する機会があり、オピオイドなどの様々な鎮痛薬を投与しても、痛みに苦しんでいる患者さんの姿を目の当たりにしていました。私は先生の研究テーマに感銘を受け、卒業後は同大学の博士課程に進学することにしました。

研究室の先生方の熱心な指導もあり、大学院在学中に十分なデータを集めることができました。一方で、得られたデータを論理的に説明したり、図表を作成したりする力が不足しており、論文執筆が思うようにはかどりませんでした。

博士号を取得するには論文を学術雑誌に投稿し、同じ分野の研究者による査読を経て受理さ

れる必要があります。受理されなければ、必要な単位を取得していても大学院単位取得退学の扱いになります。私は大学院4年次に論文が投稿できておらず、研究を続けるか、臨床の道に進むか悩んでいました。

研究室の教授に今後の進路について相談する中で、東京慈恵会医科大学附属病院の薬剤部に欠員があることが分かり、病院薬剤師であれば研究経験を生かしつつ、臨床の現場にも貢献できると思い応募しました。面接で博士課程在籍中に保険薬局でアルバイトをしていたことも評価されて採用されました。入職後、日中は薬剤師として働き、夜は論文を執筆するハードな日々が続きましたが、２０１９年3月に念願の博士号を取得できました。

●周辺薬局と連携し、在宅緩和医療を推進したい

現在は院内の緩和ケアチームの一員として働いていますが、当院には緩和ケア病棟がなく、主たる診療科で治療を継続しながら、緩和ケア診療部が併診する体制です。当院で看取るケースもあるものの、患者の多くは在宅での治療を希望しており、自宅で緩和ケアを受けられる仕組みや体制の構築が急務となっています。

例えば、メサドン塩酸塩（商品名メサペイン）という難治性の癌性疼痛に使用する薬剤がありますが、海外の使用においてＱＴ延長症候群、心室頻拍や呼吸抑制などが表れ、死亡する例が報告されています。そのため国内ではｅラーニングを受講して登録された医師・薬局でしか取り

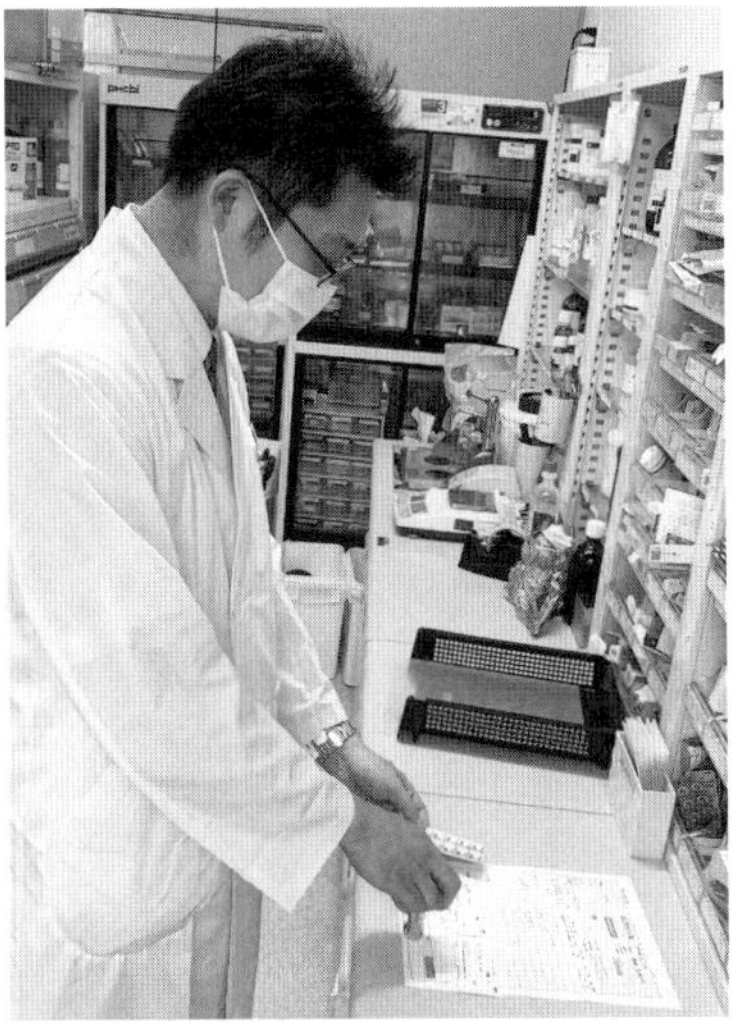

扱えず、患者の居住地域によっては処方可能な医療機関や調剤可能な薬局がないケースもあり、在宅で緩和ケアを行う大きな障害となっています。

患者が在宅で適切な緩和ケアを受けられるようにするためには、病院薬剤師と周辺薬局との連携が必要ですが、薬局薬剤師と病院薬剤師のつながりが薄いことが課題であると感じています。当院も病院間の連携はある程度行っているものの、周辺薬局との連携はこれからです。私は今後、連携のファーストステップとして、Ｚｏｏｍなどのオンライン対話ツールを活用した勉強会を開催する予定です。

病院薬剤師と比べて、薬局薬剤師がアクセスできる情報には限りがあります。当院では２０１９年から院外処方箋に臨床検査値を表示するなど病院と薬局との間の〝情報格差〟を縮められるように努めています。処方箋を応需する薬局は検査値に応じた服薬指導が実施できるようになっただけではなく、医師の処方意図も把握できるようになりました。検査値の表示開始から2年が経過した今、薬局の活用実態を調査し、表示項目の見直しも進めています。

●急速な変化に対応できるスキルを磨く

今後、ロボットやＩＣＴ、人工知能の普及に伴い、薬剤師の業務は対物から対人へのシフトが加速すると考えています。実際、当院においても全自動ＰＴＰシート払い出し装置、散薬調剤ロボット、抗がん薬混合調製ロボットが２０２０年に導入され、午前のみ常駐していた病棟薬剤師の業務時間が午後にも拡充されました。

また、新型コロナウイルス感染症の患者を診療する病棟にｉＰａｄが導入され、病棟薬剤師がリモートで患者指導を実施しています。一部の薬局でもオンライン服薬指導や調剤医薬品の配送などが開始されています。これまで、こうした変化は10年単位の期間を要していましたが、新型コロナ対応が呼び水となり、数年の間に急速にシフトすると予想しています。

急速な変化に対応できずに生き残れない病院や薬局が出てくる中、薬剤師がこれからキャリアチェンジや転職活動を検討していく上で、変化を見据えて自身の経験を生かしつつ、新しい時代に対応できるようなスキルやキャリアを磨いていく必要があるのだろうと感じています。

（※内容は２０２１年11月09日時点）

DgS

「管理職」と「街のかかりつけ薬剤師」の両輪で日々奮闘

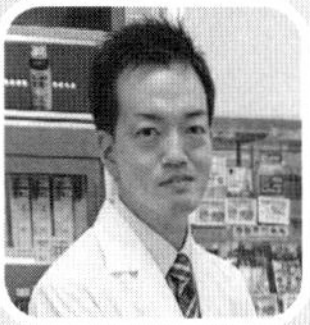

皆川《みながわ》 貴明《たかあき》 調剤薬局マツモトキヨシ千城台ショッピングセンター店薬局長・店長

- ２０１３年 東邦大学薬学部卒業後、株式会社マツモトキヨシ（千葉県松戸市）に入社。２０１６年までにＯＴＣ薬店舗、調剤併設店、調剤専門店など４店舗を経験
- ２０１６年 調剤併設店舗であるフルルガーデン八千代店（千葉県八千代市）の管理薬剤師に着任
- ２０１９年 調剤併設店舗である柏店（千葉県柏市）の薬局長に着任
- ２０１９年 調剤専門店の千城台ショッピングセンター店（千葉市若葉区）の薬局長

Case 11

薬学部5年生の頃、本格的に就職活動を開始した私は、未病の領域の仕事に携わりたいと考えていました。病気の一歩手前の状態で生活習慣を見直し、健康食品などを用いれば、病気の発症や痛みの悪化などを防ぐことができると考え、そうしたセルフメディケーションをサポートできる仕事がしたいと思っていました。

そこで注目したのが、ＯＴＣ薬や健康食品などを幅広く取り扱うドラッグストア業界でした。

日常的に多くの人々と接することができるドラッグストアで働く薬剤師は、健康相談を気軽にしやすい身近な医療従事者だと思います。薬剤師としての知識を幅広く生かし、多くの人の予防医療に携われると考えました。

幸い数社から内定を頂き、悩んだ末に選んだのが、マツモトキヨシです。説明会の雰囲気が明るく、きっと働く職場も楽しく、やりがいがあるのではないかと思ったことと、家の近所にマツモトキヨシがあり、子どもの頃から慣れ親しんでいたことが入社に至った主な理由でした。

●薬局長ライセンス試験に合格し、管理職に挑戦

２０１３年に晴れて入社した私は、ドラッグストアの店舗や、調剤併設型の店舗、調剤薬局がメインの店舗など、様々なスタイルの4店舗で経験を積みました。そして入社から3年半を経て、調剤併設店舗であるフルルガーデン八千代店で管理薬剤師に着任しました。管理薬剤師業務は、初めての経験だらけで失敗もありましたが、不明点は上司であるエリアマネージャーや、関連部署に相談しながら何とか乗り切って管理薬剤師としての経験を積みました。

その後、社内試験である薬局長ライセンス取得試験に合格し、柏店の薬局長に昇進しました。薬局長と管理薬剤師との違いは、管理薬剤師は医薬品医療機器等法（薬機法）などの各種法令遵守や医薬品管理が主な責務なのに対し、薬局長は店舗の売り上げや利益などの数値管理や、部下の指導育成・管理監督などが主な責務になることです。

薬局長と管理薬剤師は兼任するケースが当社では一般的です。薬局長に昇進したことで、どうすればお客様や患者さんに喜んでいただき、足を運んでいただき売り上げにつなげるかという経営面の取り組みや、部下たちが仕事を円滑に遂行でき、残業のない職場にするための人材活用面での改善に挑戦する日々が始まりました。

そして柏店の着任から半年後、現在在籍する千城台ショッピングセンター店に異動し、同店の薬局長として勤務しています。店舗の数値管理・従業員の管理監督業務はもちろん、近隣クリニックの医師との情報交換、同一エリア内の店舗への応援なども積極的に実施しています。

○トレーシングレポートを積極活用

現在、日常業務の中で薬局長として力を入れていることの1つが、トレーシングレポートの活用です。トレーシングレポートは、処方医と患者さんのギャップを薬剤師が埋め、良い医療を提供するためのツールとしてとても大切であると認識しています。

例えば、朝食後に服用する薬が5剤、夕食後に服用する薬が1剤の患者さんから「どうしても夜の薬はたまに飲み忘れることがある。朝一緒に飲めると飲み忘れないのにね」と服薬指導時にお話がありました。

そこで夕食後の薬を調べてみると、添付文書上必ずしも夕食後に服用しなければいけない薬ではなかったので、トレーシングレポートに「夕食後の薬は飲み忘れることがあるそうです。

患者さんの服薬コンプライアンス向上のために夕食後の薬を朝食後に用法変更してはいかがでしょうか」と処方医に提案。次回の処方から用法変更する旨をご返答頂きました。

そんな私もトレーシングレポートの制度ができた当初は何を医師に伝えればいいのか、どう伝えればいいのか分からず苦戦しました。伝えた情報が処方医にとってそこまで重要ではないと判断された場合は、次回の処方箋発行時に反映されないこともありました。トレーシングレポートは処方医に直接情報提供する文書なので、疑義照会同様に簡潔で分かりやすく、医師に何をしてもらいたいのか明確にして提案することが重要だと学びました。

また、トレーシングレポートをきっかけに、患者さんは薬のことで気になることがあっても処方医にうまく伝えられていないことがしばしばあるということや、処方医には言いにくいけれど、薬剤師には相談しやすいということも多々あると感じました。

●「皆川に相談したい！」と思ってもらえる存在に

私が考える〝街のかかりつけ薬剤師〟とは、薬を渡すだけではなく、気軽に健康相談もできる存在です。未病に対して最適な提案をするためには、生活背景などもヒアリングしなければならないので、信頼関係が重要だと考えています。

私自身、処方箋を持参して来局した患者さんに薬を渡すときは、単に薬の説明をするだけではなく、健康診断の結果や血液検査の数値なども尋ね、その数値や結果から未病に該当するものを探るようにしています。

例えば、血圧が少し高めであれば、「血圧、少し高くなってきましたか」などと声を掛けると、「実は、家系や家族もそうなんだよね」と血圧を気にしている患者さんほど答えてくれます。そこで、まずは食事療法を伝え、次に「健康食品や栄養機能食品をとりましょう」と勧め、症状が悪化している場合には受診勧奨なども行います。ドラッグストアは、調剤専門の薬局よりもさらに一歩踏み込んだ提案や対応が行える職場であると実感しています。

そうした関わりによって信頼関係が生まれ、今では自分自身のことだけでなく、家族の症状についても私に相談してくれるようになった患者さんも多くいます。

初めて管理薬剤師を任された店舗でのこと。16歳の娘さんの体調を心配するお母さんが来局し、私が相談を受けました。症状に対して、「市販薬だとこうした商品があります。これは～」「この薬でも治らなければ、病院の受診をお勧めいたします」などとできるだけ分かりやすく伝え、質問や不明点にも丁寧に答えました。すると、その日以降、そのお母さんが「家族の体調や

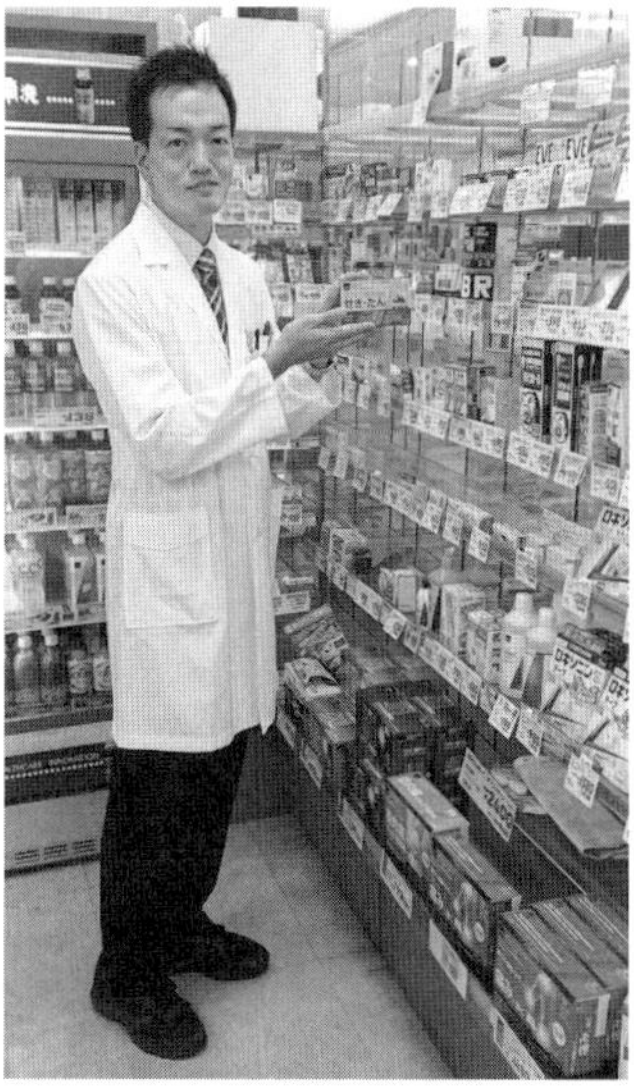

薬のことは、まず皆川さんに聞きたい」と言って、相談のあるごとに来局してくださるようになったのです。

別店舗への異動が決まった最終出勤日には、そのお母さんや他の患者さんも来局してくださり、お礼の言葉や花束をいただきました。翌日以降、「皆川さんはもういないのか」と言って惜しんでくれた方もいたそうで、それを聞いてとてもうれしく思いました。この仕事にやりがいを感じ、「私は〝街のかかりつけ薬剤師〟になれていたのだなぁ」と胸がいっぱいになったことが、今でも忘れられません。

管理職の仕事はやりがいもあり、もちろん忙しいですが、初心を忘れず多くの人との信頼関係を構築し、「薬のことは皆川に相談したい！」と思ってもらえる〝街のかかりつけ薬剤師〟を目指してこれからも精進していきたいと考えています。

●半年間の育児休業取得へ

今年９月に妻が２人目の子どもを出産し、現在私は６カ月間の育児休業中です。当社では近年、育児休業を取得する男性社員が増えつつあります。

私が育児休業を取得しようと思った理由は２つあります。１つは、妻をサポートしたいという思いからです。１人目の子どもが産まれたときは育児の大変さを理解しておらず、「育児のことは妻に任せて夫は仕事を頑張るべきだ」などと思い、育児休業を取得しませんでした。

しかし、産後数カ月間の妻の育児負担がとても大きく、心身共に疲れ切った姿を見てもっと私が育児・家事に関わらなければいけないと強く感じました。実際、休日に私一人で育児をすると他の家事まで手が回らず、育児の大変さを痛感しました。さらに2人目となると、育児や家事が1人目のときよりもずっと大変になると先輩薬剤師から聞き、今回はしっかりと妻をサポートしたいと思い、育児休業の取得を決意しました。

2つ目の理由は、家族と長い時間を一緒に過ごしたいためです。仕事をしていると家族と過ごす休日がとても短く感じ、一緒にいる時間をもっと増やしたいと以前から思っていました。2人目の出産を機に、家族にとって大事な時期を少しでも長く共有し、家族の絆を深める機会にしたいと思いました。

男性の私が育児休業を取得することに不安はありましたが、上司に相談したところ快諾してくれ、すぐに引き継ぎの人員調整などを検討してもらえたことで安心できました。今回の育児休業は今後のキャリアや働き方を考える上で良い経験になると思っています。育児休業から職場に復帰したら、子育てを通じた苦労や生活などを同僚や後輩と共有し、育児の経験を生かした接客ができる社員として働きたいと思います。

（※内容は2021年11月16日時点）

MR
⇩
薬局

Case 12

MRから転職し、在宅専門薬局のビジネスモデル確立に奮闘中

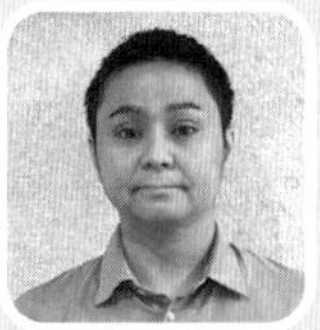

坪《つぼ》田《た》 留《る》央《う》依《い》　バンブー薬局事業部 事業部長

- ２０１２年　北里大学薬学部卒業
- ２０１２年　外資系製薬企業に入社（ＭＲ職）
- ２０１６年　株式会社バンブー（神奈川県横須賀市）に入社
- ２０１７年　一般社団法人薬局支援協会理事に就任

私のメインの役職は、薬局事業、介護事業などを手掛けるバンブーの薬局事業部長です。施設訪問をしない個人宅特化型の在宅専門薬局で薬剤師をしながら、４店舗ある薬局全体のマネジメントを行っています。「何でも挑戦してみる」「自分で仕事を作る」という社風の影響を受け、自分の働き方も自分で決めています。偉そうに見えるかもしれませんが、優秀なスタッフたちに支えてもらいながら、日々課題に向かい合って汗をかいているのが現状です（笑）。様々

なご縁に恵まれて充実した毎日を送っていますが、薬学生のときはキャリアのことなど全く考えていませんでした。

●MRとしての就職を決心させてくれた恩師の言葉

「価値観が変わりゆく世の中で、豊富な知見が自分の身を助ける。若いうちに色々な経験ができる場所に身を置き、自分に投資しなさい。就職はゴールではない、将来の選択肢が広くなるような選択を視野に入れなさい」――。就職活動に際し、自分が何をやりたいのかが分からず進路に迷っていたとき、私を突き動かしたのは、実務実習でお世話になった恩師である薬局薬剤師の先生のこの言葉でした。

　当時の私は、担当エリアを自分で考えて攻略していく能動的な仕事にひかれたことや、６年間フルで借りた奨学金の返済もあり、努力次第で給料が上がる製薬会社のＭＲ（医薬情報担当者）を希望していました。一方で、薬剤師として臨床現場で働かずに本当にそれでいいのかとも迷いました。そんなとき、前述の恩師の言葉で就職した先のキャリアも意識することができ、経験を増やそうと一歩を踏み出すことができました。さらに、自主的に動くこと、自分の選択に責任を持つこと、成長のために時間を投資することも意識するようになりました。

　実際にＭＲを経験して良かったと思うことはたくさんありますが、社会で結果を出すための仕事のやり方やマナーをたたき込まれたことは財産になりました。

「仕事を円滑に進めるには」「相手に合意してもらうには」「相手の心に響く伝え方とは」「相手が本音を話しやすい聴き役になるには」「失礼のない身なりは」「一目置かれるためのマナーは」――など、先輩からたくさん指導を受け、何度もつまずきながらも学んでいきました。車上荒らしの被害で会社貸与のパソコンを紛失するという、あわや懲戒解雇かという苦い思い出もありましたが、くしくもこうした大きな失敗から、役割による責任の重みや、チームとして仕事をする上での重要なことに気付くこともできました。

●視野が広がったからこそ転職を考えた

一方で、ＭＲ業務に打ち込むほど視野が広がり、ＭＲを続ける意義に疑問も抱くようになりました。社会保障の中の医療業界の仕組みやお金の流れ、権力関係など、医療システムの全貌が見えてきて、「自分は何がしたいのだろう」「もっと世の中に役立ち、やりがいがある仕事があるのではないか」と立ち止まって考えてしまったのです。

そのような中で、学生実習のときからつながりのあった当社社長の竹中孝行から、「一緒に面白いことをしようよ！」と誘いがありました。当時、出産を控えていたにもかかわらず応援してくれた妻の後押しもあって、思い切って転職することに決めました。

転職後は社長の計らいで、薬剤師として幅広く業務に携わるだけでなく、色々なことを経験させてもらいました。例えば、使用する患者がいない、あるいは使用期限が迫っている医薬品

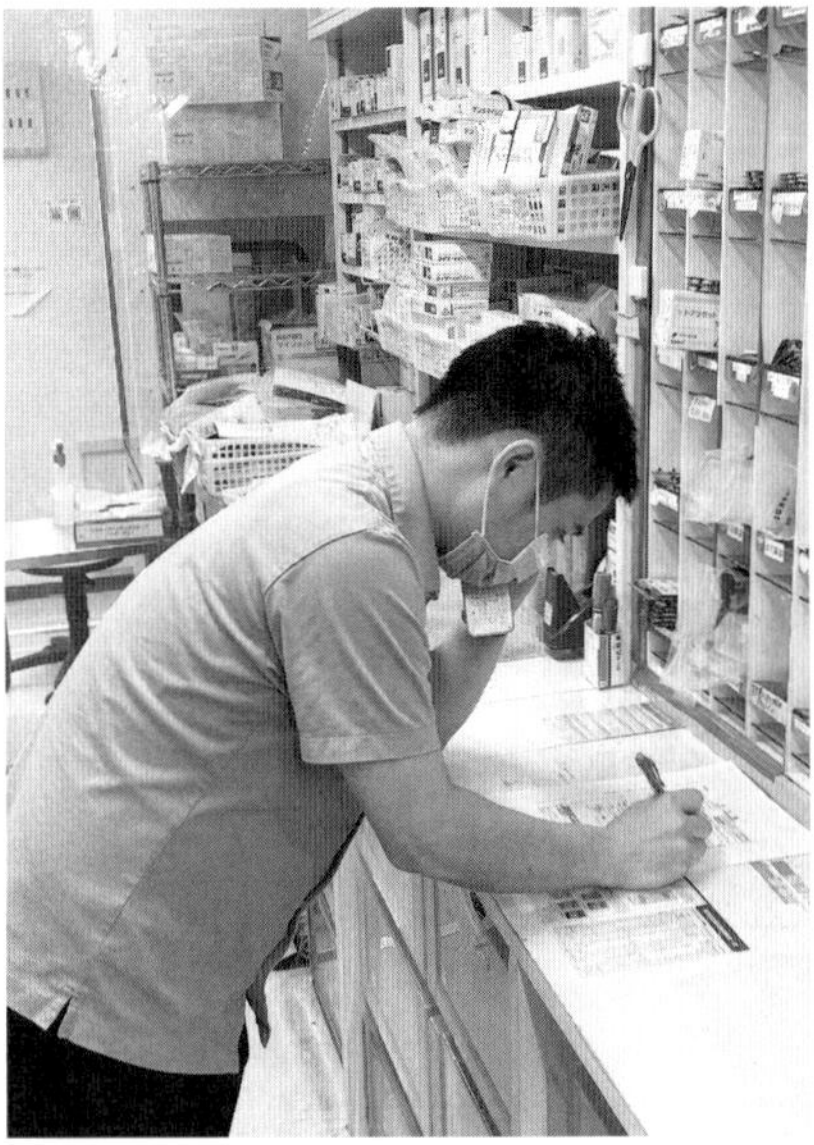

（デッドストック）を、薬局間で売買して有効活用するためのシステム開発をエンジニアと協業して行い、その後の営業・運営にも携わりました。また、薬局での物販に関心のある企業とタイアップし、どのような属性の顧客にどのような商品が刺さるのか、来局者属性ごとにどういったニーズがあるのか検討するなど、薬局でのテストマーケティングに関わったりもしました。

　前述の「自分でやりたいことをやる」「仕事は自分で作っていく」社風でチャレンジ精神が養われ、恩師の教え通りに違う場所に身を置いたことで様々な経験ができています。大学生のときに取得したＦＰ（ファイナンシャルプランナー）や相続診断士の資格も現場で生き、訪問業務の合間に会議や資料作りといった薬局事業部長としての業務に取り組むなど、自分で仕事を組み立てて取り組んでいくスタイルは、ＭＲ時代の経験が役立っています。やはり恩師の言葉通り、キャリアを築く上で幅広い経験は大切だと実感しています。

●在宅専門薬局を地域のインフラに

保険調剤薬局は調剤報酬が決まっている秀逸なビジネスモデルです。でも、それではつまらないと思い、本当に自分が必要だと思うことをビジネスとして確立させたいと意気込んで、開設に自ら携わったのが、冒頭で紹介した個人宅特化型の在宅専門薬局です。思いが先行してしまい、何度も閉局の危機がありましたが、何とか乗り越えて4年続けることできました。経営的にはまだまだ課題は多く常に頭を悩ませていますが、やりがいがあることは確かです。

在宅医療に携わる薬剤師は、訪問の際に患者・家族、他職種の関係者とコミュニケーションを取り、服用状況や副作用の確認だけでなく生活状況や患者の思いなど細かくヒアリングします。それを基に医療介護職にフィードバックし、用法や用量の調節や処方変更などの提案や生活環境の改善を行い、患者が自宅で本人らしい生活を送るために尽力します。

患者・家族、他職種の関係者との距離が近いので、皆さんから感謝されることが多くやりがいを感じています。患者や家族から「人生の幕引きにあなたがいてよかった」、他職種から「また連携をお願いしたい」と言われたときのうれしさは格別で、多くの薬剤師に体験してほしいと思っています。

一方で、患者や関係者との距離が近いということは、常に行動を見られているということでもあります。薬局の中で患者と接しているのとは異なり、いい意味でも悪い意味でも周囲から評価されやすい環境にあり、私自身は在宅のこうした部分に魅力を感じています。採算度外視で個人宅特化型の在宅薬局を開設したため、経営面で大変な思いをしたこともありますが、多くの方の人生の最期に関わらせていただき、その方の大事にする価値観や家族との関係などに触れ、緩和医療以外にも多くの学びがあります。

やりたいことはまだまだたくさんあります。在宅専門薬局の運営を安定させるのはもちろん、在宅専門薬局を地域のインフラとしてもっと機能させ、地域の中の病院薬剤部のような存在になれるよう精進していきたいです。薬剤師としては緩和医療にさらに精通し、認定資格の取得も視野に入れながら、ＦＰや相続診断士の知識も併せて、終末期の方の人生の幕引きをお手伝いできるようになりたいと思います。

（※内容は２０２１年11月30日時点）

病院、大学院

医療の最前線で「科学力」を持った薬剤師を目指して

Case 13

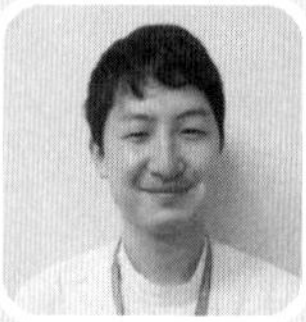

内田《うちだ》 淳《あつし》 山梨大学医学部附属病院薬剤部

- 2012年 静岡県立大学薬学部薬学科卒業後、山梨大学医学部附属病院薬剤部に入職
- 2013年 山梨大学大学院医工農学総合教育部4年博士課程生体制御学専攻に進学
- 2014年 静岡県立大学薬学部薬剤学分野客員共同研究員に着任（兼務）
- 保有資格 小児薬物療法認定薬剤師、日本DMAT隊員、日本集団災害医学会MCLSプロバイダー、認定実務実習指導薬剤師、日本病院薬剤師会病院薬学認定薬剤師

私は現在、山梨大学医学部附属病院薬剤部で、医師や看護師などの医療スタッフと共にチーム医療に携わると共に、災害医療への参画や、製剤研究などを行っています。病院薬剤師と研究者の両立は簡単ではありませんが、臨床現場から研究ニーズを発掘し、研究成果を臨床現場に還元することにやりがいを感じ、日々研鑽《けんさん》を続けています。

●臨床と研究の両立を求め大学病院に就職

私が薬剤師を志したきっかけは、亡き祖父が病に倒れたことです。危篤に陥り、集中治療室（ＩＣＵ）で治療を受けている祖父の姿を目の当たりにして「薬剤師になって医療に携わりたい」「新薬を開発して患者を救いたい」と思い、静岡県立大学薬学部に入学しました。

大学時代、特に興味を持った学問が薬剤学でした。4年生のときに薬物動態学分野研究室（現薬剤学分野研究室）に配属され、固体分散体製剤技術や粉末自己乳化型製剤技術による難溶性化合物の溶解性改善に関する製剤研究に携わり、研究に対する考え方や知識などを学びました。また、5年生のときに受けた実務実習では、特に病院実務実習において、薬剤師が医師や看護師などと協働して治療に参画し貢献している姿を見て、やりがいを強く感じました。

就職活動では、薬剤師としての道と研究者としての道のどちらを選ぶか非常に悩みましたが、研究と臨床が両立できる大学病院で働くというキャリアの選択肢があることを知り、山梨大学医学部附属病院薬剤部に入職しました。

●患者さんに信頼される薬剤師となるために――

入職後、まずは基盤業務である調剤業務、高カロリー輸液調製業務、ＴＤＭ（治療薬物モニタリング）業務などに携わり、約半年後に病棟での薬剤師業務に携わることになりました。初めて担当した病棟には主に耳鼻咽喉科の患者さんが入院しており、手術や化学療法、放射線療法などを受けるに当たっての服薬指導や、化学療法などを施行中のモニタリングなどを行いました。患者さんの病室を訪れ、初めて服薬指導を行ったときは緊張で汗が止まらず、患者さんに心配されたことを今でも覚えています。

病棟業務にも慣れてきた薬剤師2年目には、こんな出来事もありました。

化学療法のモニタリングを行うため、ある患者さんの病室を訪れると、患者さんから開口一番、「帰れ！」と怒号が飛んできたのです。驚いて、「どうしたのですか」と尋ねると、「お前らは病気を作り出すのか」と言われました。患者さんの訴えを改めて聞くと、「化学療法の副作用がつらく、生死をさまようくらい苦しかった」とのこと。そして最後に泣きながらボソッと「眠れないんだよ……。抗がん剤でこんなになっちゃったし、薬は怖い」と本音を打ち明けてくれました。思わず私もベッドサイドで涙し、「何とかしてあげたい」と思い、患者さんの不眠症状に合った薬剤を医師と共に選択。服薬指導を行うため再び病室を訪れました。

「薬は嫌だ、怖い」とかたくなに言う患者さんに対して、「大丈夫です。私たちを信じてください。明朝また来ますので、そのときに遠慮なく何でも言ってください」と伝え、納得した患者さんはその日の夜、薬を服用してくれました。翌朝訪室すると、穏やかな表情で「……眠れた」と患者さん。その言葉を聞いた私は、病室から出た後、小さくガッツポーズをしていました。その後、その患者さんは「薬のことはあいつに任せているから」と他のスタッフに話すなど、私を頼ってくれるようになり、薬剤師として患者さんから信頼されることのうれしさを感じることができました。

そして入職5年目にはＩＣＵに異動し、救急・集中治療に携わることになりました。ＩＣＵには心肺停止蘇生後や多臓器不全、敗血症性ショック、急性心筋梗塞、大手術を受けた患者さんなど重症者が多く入室しています。異動当初は、一般病棟と異なる緊迫感ある雰囲気にのまれそうになりつつも、患者さんが服用している多種多様な薬剤の相互作用や投与ルートでの配合変化を考えたり、多臓器不全患者への薬剤投与量を検討したりするなど、ＩＣＵでの業務に奔走しました。

患者さんの急変もしばしばあります。ですが、異動当初の私は、医師や看護師などの医療スタッフが迅速かつ的確に対応する中、何をしていいか分からず、その場に立っていることしかできませんでした。このことをきっかけに、「急変に対応できるようになりたい」「患者さんを救いたい」と強く思うようになった私は、米国心臓協会の一次救命処置、二次救命処置、小児二次救命処置のコースを受講し、技術や知識を習得しました。

その後、致死性の不整脈を引き起こしている患者さんに

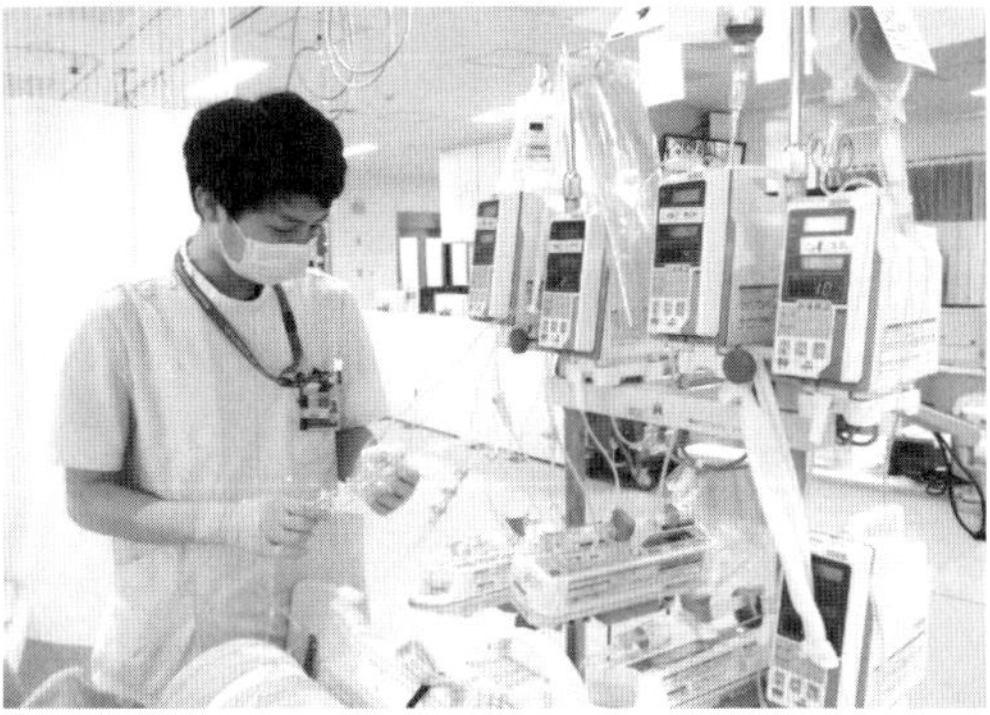

遭遇したときには、医師や看護師と共に対応し、胸骨圧迫や急変時に使用する薬剤の調製・投与量の設定などを行い、その患者さんは一命を取り留めました。医師や看護師から「一緒に対応してくれて本当に助かったよ」「頼りになります」と声を掛けられ、チームの一員として役割を果たせたことに充実感を覚えました。

２０１６年４月の熊本地震の発生直後には、当院に災害救護班出動要請があり、災害医療に興味があった私は自ら志願し、医師や看護師、事務職員と共に出動しました。

家屋の倒壊や落石などの惨状を目の当たりにしながら、担当地域である熊本県南阿蘇村の災害対策本部に到着し、災害救護活動に従事しました。現地での主な活動は、管轄地域の避難所の状況把握や環境衛生の整備、地域の保健師への活動移管などでした。薬剤師である私は、事務職員と共にロジスティック業務を行いつつ、インスリンの保管方法などの薬剤関連の問い合わせに対応しました。

この経験を通じて、災害医療のやりがいを実感した私は、災害時に派遣される災害派遣医療チーム（ＤＭＡＴ）隊員養成研修に参加し、２０１７年にＤＭＡＴ隊員の資格を取得。実働経験はまだありませんが、大規模災害時に出動を求められたら迅速かつ適切に対応できるよう災害訓練などに参加し、平時から研鑽を積んでいます。

●現場ニーズから生まれた製剤研究

病棟で業務をしていると、他の医療スタッフから薬剤に関連する相談を受けることがあります。ある日、看護師から抗がん薬であるダカルバジン（DTIC）の投与ルートを遮光する理由について尋ねられ、私は光分解で産生された物質により血管痛を生じることがあると言われている旨を説明しました。するとその看護師は続けて、「遮光ルートを作るのはとても時間がかかる上、遮光カバーをかけると投与ルートの閉塞などのトラブルも発見しにくくなる。遮光しないで済むいい方法はないか」と質問してきました。

私はそれを聞いて、学生時代の研究室生活を思い出しました。学生時代に所属していた薬物動態学分野研究室では製剤開発に加え、光毒性ツールの開発や光照射による薬物の分解メカニズムについても研究していたため、看護師のリクエストに対して製剤学的アプローチで解決できるかもしれないと考えたのです。そして、学生時代の指導教官であった尾上誠良氏（現静岡県立大学薬学部薬剤学分野教授）に相談し、問題解決のアイデアをいただくと共に、共同研究として協力していただけることになりました。

ダカルバジンの光分解のメカニズムについて解明するため、光感受性・光反応性評価を行い、同薬の光分解に活性酸素種が関与していることが明らかとなりました。そこで、その活性酸素種を抑制する物質を添加し、ダカルバジンの光分解産物の産生への影響について評価した結果、顕著な抑制を認めました。この知見を論文投稿、国内外の学会にて学術発表し、現場で働く薬剤師から海外の研究者まで幅広く関心を持ってもらえました。直ちに臨床応用することは難しいものの、こうした臨床現場のニーズを解決するための研究は、患者に対する最適な薬物療法の提供に貢献できるものと考えます。

近年、病院薬剤師の業務拡大が進み、薬剤師が病棟に常駐し、医師や看護師などと協働して治療に参画する機会が増えつつあります。その中で薬剤師は、「薬のスペシャリスト」として信頼され、最適で安全な薬物療法の提供に貢献しています。その医療現場の最前線に立つことで、患者さんの生命への責任の重さをより実感すると共に、やりがいを強く感じています。

日常業務が多忙になり、研究との両立が難しくなっているのも現状ですが、医療現場のニーズを発見してそれを解決し、治療に還元できるのは、病院薬剤師であると強く思います。医療従事者の１人として患者の救命に貢献すると共に、臨床的着眼点および指向性と、臨床的ニーズを解決するための基礎研究をベースとした論理的思考とを融合できる「科学力」を持った薬剤師となれるように、日々精進していきたいと思います。

（※内容は２０２１年12月７日時点）

病院 ⇩ 薬局、ウェブエンジニア

薬局薬剤師として働きつつ ウェブ業界に挑戦

Case 14

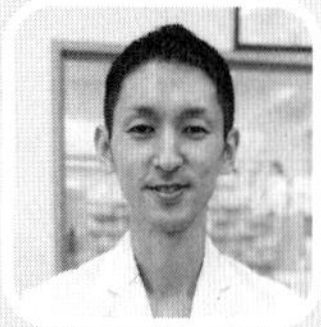

須貝《すがい》 壮衆《まさとも》　麻布十番調剤薬局薬剤師

- ２０１２年　星薬科大学薬学部卒業後、東京女子医科大学附属 八千代医療センターに入職
- ２０１６年　株式会社コンフィード（東京都港区）に転職し、麻布十番調剤薬局（同）に勤務
- ２０２１年　ウェブ業界で起業

現在私は、「薬局薬剤師」と「ウェブマーケター・プログラマー」という2足わらじを履いて働いています。全くの畑違いの分野に思えるかもしれませんが、ウェブやＩＴにはもともと興味があり、薬局のシステムやＥＣ（電子商取引）立ち上げなどを行ってきました。このような働き方に挑戦できているのも、薬剤師としてのキャリアのベースがあるからで、病院での勤務経験、薬局立ち上げの経験があるからこそだと思っています。

●緩和医療への関心から病院へ就職

私はもともと医師志望だったこともあり、薬学生の頃は、「まずは病院で働きたい」と漠然と考えていました。病院であれば、医師と近いところで働けるし、理想に近いと思ったからです。実際、５年生のときの病院での実務実習は「勉強してきたことが誰かのためになる」という実感が持て、毎日充実していました。

一方で、臨床現場以外の選択肢も検討したいと思い、学生時代には製薬会社のＭＲ（医薬情報担当者）のインターンなどにも参加し、ＭＲの就活も行っていました。ですが、その最中に東日本大震災が発生し、就職活動が止まってしまったのです。これが、「もし、やらなかったら死ぬときに後悔することは何か」と立ち止まって考える機会になり、改めて病院薬剤師という選択肢が自分の中で譲れないものとなりました。

さらに、６年生前期に緩和医療の授業を受け、同分野に興味を持ったことが、最終的に就職先選びの決め手となりました。痛みや鎮痛薬による副作用を薬剤師が評価し、処方提案するという話を聞き、薬剤師が積極的に治療に関われる緩和医療に携わりたいと考えるようになったのです。その後は、薬剤師がメンバーとして加わっている緩和ケアチームがある病院を中心に就職活動を行い、最終的には、病院見学で薬剤部長のビジョンに憧れ、「尊敬する人や憧れを持てる人がいること」を重視して志望病院を決め、入職しました。

緩和ケアチームの一員として

病院薬剤師時代は、1年目は調剤や混注業務、2年目から病棟に上がりました。現場に入ってからは、「今まで勉強してきたことがいよいよ現実に役立つ段階に来た」と毎日ワクワクしながら勤務していました。実際、前日に勉強したことを、翌日、すぐに活用する場面に出くわす、なんてことが頻繁にあり、充実していました。

そして薬剤師2年目に、念願だった緩和ケアチームに加えてもらいました。私が就職した当時、東京女子医科大学附属八千代医療センターは開設6年目の新しい病院で、新卒を育成するための決まったルートが用意されたいたわけではありませんでした。そのような中で、学生時代からの目標だった緩和医療に携わりたいと考えた私は、折に触れて先輩や上司に自身の希望をアピールしました。

組織の中でキャリアの希望をかなえるためには、目の前の仕事に全力で取り組んで結果を出し、信頼を築く以外に方法はありません。私は、上司や先輩から振られた仕事は全てこなす他に、毎朝1時間の勉強を欠かさずに行っていました。中途採用とは異なり、「前の職場で経験があるのでやらせてください」とは言えません。新卒で活躍できる場は限られており、「懸命にやっている」「努力できる」姿を見せるしかありませんでした。特別目立つようにやっていたわけではありませんでしたが、薬剤部近くの休憩室で毎朝勉強していたため、少しずつ認知されるようになりました。その甲斐があってか、先輩や部長から信頼を得て、緩和ケアチームの一員となることができました。

緩和ケアチームでは、がん患者の痛みの評価や化学療法による副作用評価、それを踏まえた処方提案などを行いました。さらに並行して、在宅医療に移る患者の退院支援も行っていました。いわゆる薬薬連携です。退院して自宅に帰ったときに、病院での投薬が問題なく継続できるように地域の薬局と密に連携を図りながらサポートしました。

私が勤務していた当時、薬剤部の通常業務と緩和ケアチームの業務は特に分けられてはおらず、私は、通常業務の合間を縫ってチームの業務を行っていました。緩和ケアチームの活動の中で印象深かった業務の１つが、医療用麻薬の初回導入時の患者説明です。麻薬に対して良い印象を持っている患者は少なく、その必要性について医師から説明を受けていても、大半の人は「危なそう」「不安」「怖い」などと感じています。患者・家族のそうした不安な気持ちに寄り添いながらそれらの誤解を１つ１つ丁寧に解き、しっかりと納得した上で使ってもらえるよう努めました。

緩和ケアの目的の大半は「最期を苦しみなく迎えられるか」「残された時間をいかに家族との良い時間にできるか」です。痛みは患者の主観的な訴えであり、その程度を評価するのも患者自身です。医療者はそれを踏まえて、「ああしたい」「こうしたい」という患者の希望が最大限かなえられるように支援します。まさに患者中心の医療の実践であり、私はそうした緩和ケアにとてもやりがいを感じていました。

その一方で、違った貢献にも興味を引かれるようになりました。医療はマイナスの状態をゼロの状態に持っていく仕事ですが、ゼロの状態からさらにプラスの状態に持っていくような仕事に関心が向くようになったのです。そして病院薬剤師として慌ただしく働く中で、再び「人生で大切にしたいことは何か」と自問自答するようになりました。緩和ケアチームの活動に携わる中で、「死ぬときに後悔したくない。もっと世の中に出て貢献したい」と考えるようになったのです。ちょうどその頃、大学時代の友人が起業して薬局を立ち上げることになり、私はそこに参画することに決め、病院を退職しました。

●薬局開設支援、そしてウェブエンジニアとして――

友人が開設した薬局に、私は管理薬剤師として入りました。まっさらな状態からの立ち上げだったため、調剤内規の整備や薬剤の管理業務などを行いました。また、会社自体も立ち上げたばかりだったため、就業規則を作成したり、採用面接したり、契約書にも一緒に目を通したりしました。その中で薬局のウェブサイトからの集客施策としてホームページの作成やＳＮＳ（交流サイト）の運用を始めました。この経験がその後のウェブエンジニアとしての活動の原点となりました。

病院薬剤師から薬局薬剤師への転職でしたが、両者は似て非なるものだと感じました。病院では自分の専門領域を中心に深く関わり、勉強することが求められましたが、薬局では広く浅く総合的に評価・判断できることが必要でした。患者さんの治療への本気度合いや時間的余裕も病院と薬局では違うので、こちらの伝え方や対応の仕方も病院とは違ったものが求められました。また、病院では保険の知識など使うことはありませんでしたが、薬局では保険はもちろん、各種公費医療制度のことまで知っている必要があり、転職直後にかなり勉強し直しました。ただ、病院であっても薬局であっても同じ薬剤師ですので、患者さんに寄り添い、薬物治療を支援することには変わりありません。

現在は、薬局薬剤師として勤務しながら、自社薬局のホームページやECサイト、広告運用などを担当しています。その一方、空いた時間を使って、他社の広告運用や集客のサポート業務なども手掛けています。

薬剤師という資格をどう使うかは自由であり、私自身は、やりたいことをやるための〝保険〟のようなものだと今は捉えています。ただ、私自身は病院、薬局での勤務経験が今のキャリアのベースとなっているため、薬学生には、まずは医療職として病院などの臨床現場に就職する

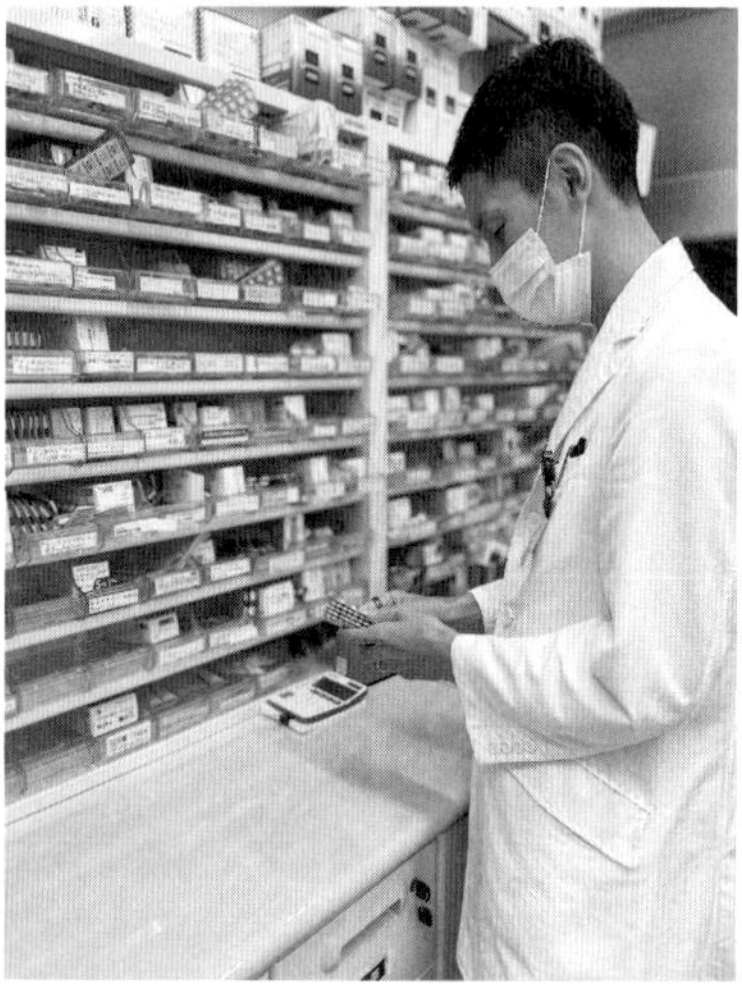

ことを強く勧めています。もちろん、薬剤師資格を生かせる場は臨床現場に限りませんが、医療機関で生死に直結する臨床経験を積むことは今後の人生に必ず役立つと考えるからです。

病院は生と死が混在する特殊な空間です。あるフロアには、死を目前としながら点滴につながれている患者さんがいて、違うフロアでは「おめでとう」と新しい命の誕生を祝っている――。そんな場所で働いていれば、否が応でも死と向き合い、自分の人生を俯瞰《ふかん》して考える瞬間が訪れ、自分の人生を今一度考えさせられます。

私は今、薬剤師とは別でウェブ業界の仕事に挑戦しています。これも、病院薬剤師時代に自分の人生を考えたことがきっかけです。ウェブ業界の仕事も「クライアントの願いを形にする」という点では緩和医療チームで経験してきたこととベースは同じであり、薬剤師の仕事と同等のやりがいを感じています。変化の激しい時代であり、5年先のこともよく分かりませんが、新しいことに挑戦しながら今を楽しみたいと思います。

（※内容は2021年11月23日時点）

病院

Case 15

精神科急性期病院で学んだ、患者の心の内を引き出す重要性

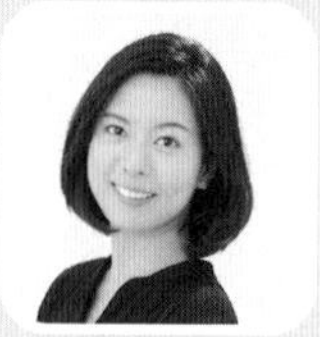

細川《ほそかわ》 琴実《ことみ》　長谷川病院薬剤部

●2019年　星薬科大学薬学部薬学科卒業後、長谷川病院（東京都三鷹市）に入職。同年8月、精神科クリニックの門前薬局に副業として勤務

●2021年　日本カラーアートセラピー協会色彩芸術心理療法士資格を取得

「年齢階級別の上位3位の死因には、自殺が占める割合が大きく、その原因に精神疾患が関与している頻度が高い」

大学生だった私は、当時授業で学んだこの厚生労働省の人口動態統計の結果に衝撃を受けました。年齢階級別で、15〜39歳の死因の1位が自殺。10〜14歳、40〜49歳の死因の2位にも自殺がランクイン。ここまで精神疾患が自殺に起因しているとは。しかも、精神疾患を有する総

患者数は右肩上がりで、2013年には5大疾病の1つに位置付けられました。また、超高齢社会に突入した日本では、認知症患者も急増しています。認知症は精神科領域に含まれる疾患であり、この領域が案外身近なものだということにも気付きました。

衝撃的な事実から興味が湧き、もっと深い知識を身に付けたいと思ったことがきっかけとなって、私は今、精神科急性期病院の薬剤師として働いています。

●単科精神科病院を中心に多くの病院を見学

とはいうものの、大学6年生のときは卒業試験や国家試験の勉強の傍ら、どこで何の仕事をしたいのか非常に迷いました。精神科領域で働くことが、自分にとって本当にベストなのか分からなかったのです。でもせっかくなら興味がある領域を勉強したい。そして専門知識を身に付けてみようと、単科精神科病院を中心に多数の病院に見学を申し込みました。

病院見学を繰り返す中で確認したのは、急性期病院であること、薬剤部内の採用医薬品数の多さ、新規医薬品の採用頻度、入院患者の年代や疾患割合、専門薬剤師の取得を目指せる環境かどうか、医師の人数、働いているスタッフの雰囲気の良さ、残業の有無や有給休暇の取りやすさなどです。

入院患者の年代や疾病割合、医師の数をチェックしたのは、仕事の可能性が広がる専門薬剤師の取得を目指すなら、バリエーション豊富な症例を経験できる病院の方がいいと考えたから。

加えて、医師の数が多いほど、同じ疾患でも治療方針や処方意図の違いも学べそうだと思いました。

しかし何より優先したのは、多くの若年層の精神疾患を学ぶことでした。そうした症例が多いのではと考えた急性期病棟のある病院に絞って就職活動を進めました。

●勤務先は、精神疾患の学びの宝庫

そうして入職を決めたのが、東京都三鷹市にある長谷川病院です。精神科、心療内科、内科、歯科を診療科目とした病床数590床の精神科急性期病院であり、13病棟の中の3ユニットはスーパー救急病棟、1ユニットずつ急性期病棟、認知症病棟、アルコール依存症治療病棟、内科病棟となっています。

現在私は、女性専用のスーパー救急病棟を担当しています。病棟内には、摂食障害や人格障害、気分障害、発達障害や軽度知的障害、統合失調症や認知症など様々な疾患かつ、幅広い年齢層の患者さんが入院しています。

病棟での業務は、服薬指導や副作用の発現の確認・処方変更の提案、担当病棟の心理教室や摂食障害の患者さんを対象とした心理教室、病棟ユニットへの参加など。こうした多岐にわたる業務内容は、精神疾患を多角的な面から学ぶことができます。

コロナ禍の感染対策もその1つです。私は病院内の感染予防対策委員会に見習いとして参加していますが、精神科病院では一般病院とは異なる感染対策を講じる必要があります。アルコール依存症患者さんや幻聴や妄想がある患者さん、自殺企図のある患者さんが誤飲しないように、病棟内には消毒液の類は置かないこと。症状を訴えられず体調不良の閾値が高い患者さんがいるので水面下で感染が広がっている可能性を忘れないこと。患者さんの精神状態によってはマスクの着用が難しいケースがあること。閉鎖病棟は窓を開けて換気をすることが難しいこと――などです。

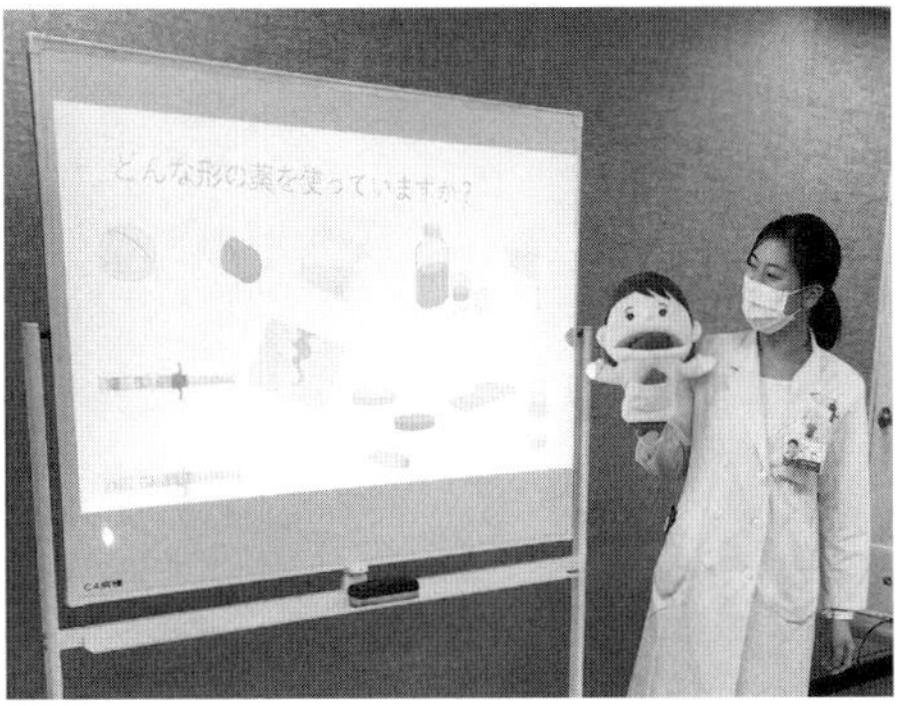

社会性を育む目的で患者さんはホールに集まって食事を取りますが、その際、感染予防のために黙って食事をすることが難しい患者さんもいます。このように感染対策1つをとってみても、働くまで知らなかったことが本当にたくさんあり、そうしたことを頭に入れて対策を考えることが重要になります。

担当病棟の入院患者さんを対象にした心理教室では、月1回、薬に関する様々なテーマの話をしています。「睡眠薬や抗不安薬について」「頓服の使い方」「剤型の違い」「オーバードーズ（過量服薬）について」などです。

教室は、患者さんからの質疑応答を交えて進めます。摂食障害患者さんが対象の心理教室では、「下剤と利尿薬の乱用」「経口栄養剤について」「極端なやせに薬がどのように影響するか」「精神科や内科の薬の役割」などをお伝えしています。

心掛けているのは、退院後の服薬継続を少しでも促すためにどうすればいいかを考えること。いくら知識を提供しても患者さんの行動変容につながらなければ、教室を開催する意味がありません。クイズ形式で服薬の重要性を訴求するなど、まずは興味を持ってもらって、楽しく一緒に考えていくような工夫を心掛けています。

●服薬指導で悩み、カラーアートセラピストの資格を取得

こうして臨床経験を積む中で、私は患者さんにより効果的にアプローチする方法を模索するようになりました。例えば、服薬指導では、患者さんの言語表出能力や病識の有無、認知機能の状況で指導の仕方が変わってきます。言語表現が難しい患者さんほど、こちらが一方的に指導するのではなく、傾聴の姿勢が非常に大切だと気付きました。

傾聴を意識して服薬指導を繰り返すうちに、もっと患者さんから信頼を得て、かつ自分の指導が患者さんにきちんと届いて行動変容につなげてもらいたいと思うようになりました。どうすればいいのかと悩んで出した答えが、カウンセリング技法の1つである「色彩芸術療法士」の資格取得でした。

色彩芸術療法士とは、別名カラーアートセラピストと言います。色彩療法（カラーセラピー）

と芸術療法（アートセラピー）を組み合わせた1つの療法として、心理学的なアプローチから心の健康促進を行う心理カウンセラーです。

幼い頃、家にあった色彩関連の図鑑を眺めるほど、もともと色に興味があったこともありますが、心の内を言葉ではうまく表現できない方や子ども、高齢者などに、色やアートで心の内を表現してもらうことでメンタルケアにつながればと、社会人2年目に資格を取得しました。病棟で薬剤師としてカラーアートセラピーを行うことはありませんが、この資格を取るために勉強した基本的な傾聴の技法などが、服薬指導に役立っていると感じています。

●「薬、ちゃんと飲んでいるよ！」が何よりもうれしい

精神科領域に身を投じることは、私にとって挑戦でした。他の疾患と異なり、疾病の重症度や治療効果が血液検査データや画像解析結果に反映されるものではなく、患者さんに及ぼす薬物療法や心理療法等の影響が漠然としており、難しい領域だからです。だからこそ、実際に患者さんのもとを訪れて話を伺い、様子を観察することがとても重要だとも学びました。

病棟には、発達障害から認知症まで様々な患者さんがいますが、多くの患者さんは社会復帰を目指して入院しています。そんな患者さんが退院し、外来通院の際に、「薬、ちゃんと飲んでいるよ！」と元気そうな姿で声を掛けてくださったときほどうれしいことはなく、さらに学びを深めたいという気持ちにもなります。

現在は精神科専門薬剤師の資格取得を目指し、症例集めと学会発表、論文執筆に力を入れています。また、病院薬剤師として患者さんと接することで最新の知識をアップデートしつつ、一方で、副業として調剤薬局での業務経験も並行して積んでいます。1つのキャリアに固執せず、今は様々なことに挑戦していきたいと思っています。そしていつかは、精神科領域の薬学教育にも関わりたいという新たな目標も生まれました。

（※内容は2021年12月14日時点）

企業、大学院 → 企業

化粧品の研究開発を通じて人々を笑顔に

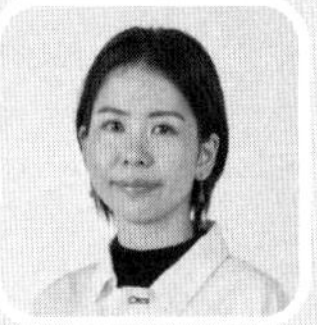

藤井《ふじい》 美佳《みか》
資生堂 みらい開発研究所、明治薬科大学客員研究員
●2014年 明治薬科大学薬学部卒業後、化粧品OEMメーカーに入社
●2019年 明治薬科大学大学院で博士号取得。株式会社資生堂（東京都中央区）に入社

私が企業の研究職を志望したきっかけは大学の卒業研究でした。薬学部４年生のとき、大学の製剤・物理化学研究室に配属され、「化粧品製剤への応用を目指したベシクルの開発」「医薬品外用剤の物性評価」に関する研究を担当しました。幸運にも毎年学会発表する機会に恵まれ、日々努力した結果が目に見える成果となって表れることにやりがいを感じたことが、研究職というキャリアを考える１つのきっかけとなりました。

就職活動時、臨床現場に進むか迷った時期もありましたが、担当教授の「あなたの研究を通

Case 16

して、人の役に立つ製品を生み出せば、薬剤師として働く以上に多くの人々に貢献できる」という言葉が後押しとなり、研究職の道に進む覚悟を決めました。

就職活動では、大学時代の研究が生かせる化粧品会社や外用薬を扱う製薬会社を中心にエントリーしましたが、実際の就職活動は大変苦戦しました。リーマン・ショックや東日本大震災の影響が長引き、新卒採用人数を絞っていたこともありますが、自分自身にも課題が多くありました。

6年制薬学部では実務実習など他学部にはない貴重な経験ができる一方、修士卒の学生と比較すると卒業研究に費やせる時間が短くなります。また、企業の研究職を目指している同期も少なかったため就職活動に関する情報量も足りませんでした。こうした理由で苦戦したものの、化粧品のOEM製造を手掛けるメーカーから内定をもらうことができました。

●基礎研究に従事し大学との共同研究を実施

入社後、私は基礎研究～応用研究部門に配属され、大学との共同研究を担当することになりました。基礎研究の成果は必ずしも製品にそのまま活用できる技術ではないため、研究成果を実際の製品に生かせる技術にまで落とし込むことを目指しました。

研究を進めていく上では、社内の研究設備だけでは不十分であったため、共同研究先の大学と会社を週の半分ずつ行き来し、効率的に業務を行う体制を築きました。と同時に、大学への出向頻度が増えると自分が行っている業務が社内で見えにくくなるため、業務内容やその進捗に関するコミュニケーションを意識的に取るようにしました。特に、製品に応用する上で連携が必要な部署とは早い段階で情報共有し、製品化に向けた課題に早期に対応するよう心掛けました。努力が実り、共同研究から得た研究成果を製品に採用してもらえ、特許出願、展示会での技術発表を行えたことは、研究者としての充実感につながりました。

就職活動のときから研究歴の浅さが弱みだと感じていた私は、共同研究を通じて博士号の取得を目指すことにしました。共同研究を行う上で、研究生として大学に籍を置くことになったため、そのチャンスを活用して休日に大学へ出向し、博士号取得に向けた実験を進めました。

所属していた研究室には、私以外にも博士号取得を目指す社会人が他企業から多く訪れていました。もともと研究職として勤務している知人が少なかったこともあり、博士号取得という同じ目標を持った人々と交流できたことは、モチベーションを維持する上でも大変貴重な経験でした。大学の先生方の相談やサポートなどを得ながら、論文投稿

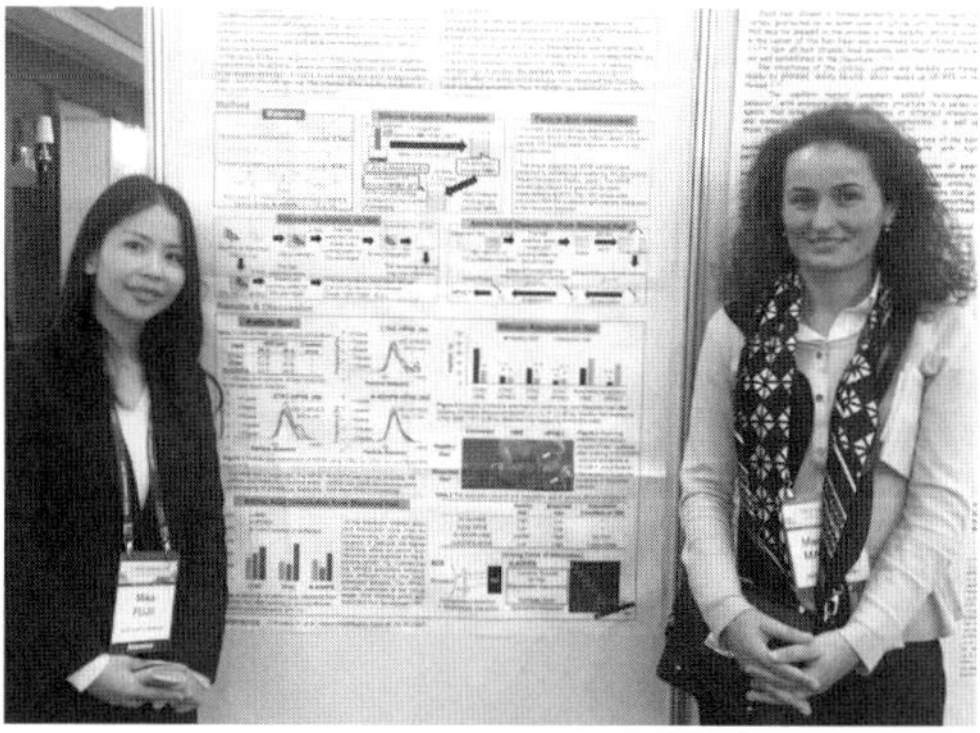

や国内外での学会発表などを行い、２０１９年11月に博士号を取得できました。

博士号取得は自分自身の努力もさることながら、それ以上に周囲の理解やサポートがなければ達成できませんでした。私は現在も明治薬科大学に客員研究員として所属しています。研究者としてさらなるステップアップを図ると共に、研究者を目指す学生さんをサポートできればと思っています。

●自社商品を開発できる企業に転職

こうして企業の研究者としてのキャリアを歩み始めた私は、社会人４年目ごろから転職を考えるようになりました。ＯＥＭメーカーとして化粧品会社からの委託で化粧品の処方開発や製造を担うB to B（Business to Business）企業ではなく、自社で商品を企画開発し、消費者に販売するB to C（Business to Consumer）企業で研究開発したいと感じたことがきっかけです。共同研究を通じて研究者として成長できている実感もあったため、より大きな会社で挑戦したいという希望もありました。

そこで、博士号取得のめどが立った２０１９年に決断し、資生堂に転職しました。現在は、これまで培った経験を生かして、化粧品の有効成分を肌に効果的に届ける技術の開発を担当しており、より機能性の高い製品の発売に向けて日々奮闘しています。

転職活動を通じて、共同研究や博士号取得に向けて取り組んだこれまでの研究によって自身の強みとなる研究領域が定まっていることに改めて気付き、成長を感じることができました。また、転職して新しい環境・メンバーと働き始めたことで、自分自身の新たな課題や目標がクリアになり、視野も広がっています。

仕事の話から少し離れますが、プライベートでは２０１７年に結婚しました。転職と博士号取得は共に、結婚後のチャレンジでした。結婚前は、自身のキャリアは自分の責任で決断できましたが、結婚後は家族の問題として２人で決めなければなりません。転職活動や博士号取得に向けて専念する時間が増えると、家事にかける時間がどうしても減り、家族に迷惑をかけてしまいましたが、キャリアアップに理解を示し、サポートしてくれた夫には大変感謝しています。家事については、夫との役割分担と、できる範囲でオートメーション化してこなしてきました。

世界中で使ってもらえる製品開発を

研究職全体で見ると、まだまだ男性の割合が高い職種ですが、化粧品業界は女性研究者の割合が比較的高く、資生堂でも、結婚や子育てをしながらキャリアを重ねている女性社員が多くいます。実際、私の上司であるマネージャーも「ママさん研究者」で、限られた時間で効率的に働く姿に大変刺激を受けています。

私は、企業の研究職としてキャリアを重ねる中で、「博士号を取得する」「共同研究で出た成果をビジネスにつなげる」という目標を意識して設定して取り組んできました。具体的な目標を立てることでやるべきことの道筋が見え、辛いときも諦めずに継続できたように思います。また、それらの目標を達成する時期をイメージしながら進めていたことも、タイミングが重要となる転職活動には効果的であったと感じます。

現在の目標は、世界中の人々に使ってもらえる製品を発売すること。資生堂だからこそできる研究を通して、使ってくださる人々を幸せに、笑顔にできる製品を世に出したいと強く思っています。

6年制薬学部卒業後のキャリアは幅広く、私の周囲にも臨床や非臨床にかかわらず、活躍している薬剤師が多くいます。私は企業の研究職として、人々を幸せにする技術を創るというキャリアを選択しました。

そんな私がキャリアを選ぶ際に大切にしていたポイントが、「自分自身がワクワクするか」「少しでも多くの人々に役立つか」という点です。誰も予想できなかった新型コロナウイルスの感染が世界中で拡大し、人々の生活が大きく変わったように、今後も周囲の環境変化に伴って新たなキャリアを選択する機会があるかもしれません。その際にもこの2点を念頭に、柔軟にキャリアを選択していきたいと思っています。

（※内容は２０２１年12月21日時点）

薬局、診療所 ⇩ 開局

薬局、クリニックで在宅医療に従事し薬局を開設

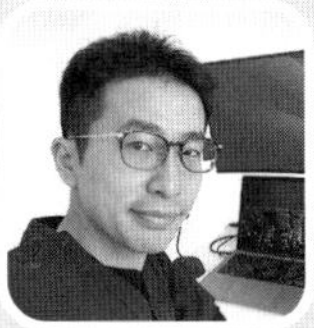

山口《やまぐち》 竜太《りょうた》 ヘルスギルド・あおい薬局代表取締役

- 2016年　神戸学院大学薬学部卒業後、ファルメディコ（大阪市北区）に入社し、ハザマ薬局に勤務
- 2020年　在宅クリニック（大阪府寝屋川市）に転職
- 2021年　株式会社ヘルスギルド・あおい薬局（神戸市兵庫区）を開局

私は神戸学院大学薬学部を2016年に卒業後、大阪のハザマ薬局で在宅医療に従事。その後、大阪にある在宅クリニックで診療所薬剤師を経験した後、神戸で自身の薬局を立ち上げました。幅広いキャリアを経験しているわけではありませんが、人生の岐路に立ったとき、その都度自身の進む方向を真剣に考えてきました。何を考えて選択してきたのか、私の経験や思いを紹介したいと思います。

Case 17

○在宅医療の現場の「リアル」を知る

新卒で入社したハザマ薬局は、在宅医療に熱い薬局でした。医療は生まれたときから死ぬまで、人生のあらゆる場面に携われる仕事ですが、この会社に就職を決めたのは、在宅医療に興味があったからです。私の死生観に「死にざまは生きざま」という考えがあり、人々の最期を支えたい、死にざまをお手伝いさせていただき「良い生きざまだった」と感じてもらいたいとの思いがありました。

医療の現場に出た私は、薬剤師として大学で学んだ薬学の知識を活用することを意識していました。薬を手渡すだけでなく、渡した薬が人の身体の中でどう働くのかを考え、それが患者にとって利益になっているかを追求したいと考えたからです。しかしその一方で、実際の在宅医療の現場は非常に生活感にあふれ、人々の思いがとても色濃く、私は理想と現実のはざまでとても苦悩しました。

例えばある患者さんは、私が訪問すると「悔しい」と言って泣き始めました。90代の女性で、降圧薬を服用していました。彼女は老人ホームに入居しており、介護を受けていましたが、そのことが本意ではなかったようでした。

「住み慣れた家がありそこで暮らしたい、まだ暮らせるんだ、家族に無理やり施設に入れられた」とおっしゃいます。実際には軽度の認知症があり、独居は可能かもしれないが不安はある状態でした。家族としては、安全な施設で看てもらいたいという気持ちだったのでしょう。

しかしながら、本人はそれを老人ホームに「押し込められた」と感じ、悔しいと涙を流します。

薬剤師としてその方のもとを訪れたとき、「私にできることはあるのか」と非常に悩みました。「不安を取り除くための薬剤を医師に提案しようか」「いや、それが解決策になるのか」「この方の望む最期とは」などと思考を巡らせ、最終的に「私にできることは真摯《しんし》に向き合い、言葉を受け止めることだ」と考えました。服用中の降圧薬の効果、副作用の確認はもちろんのこと、この患者さんを支えるためにできることを私なりに全力でやりました。

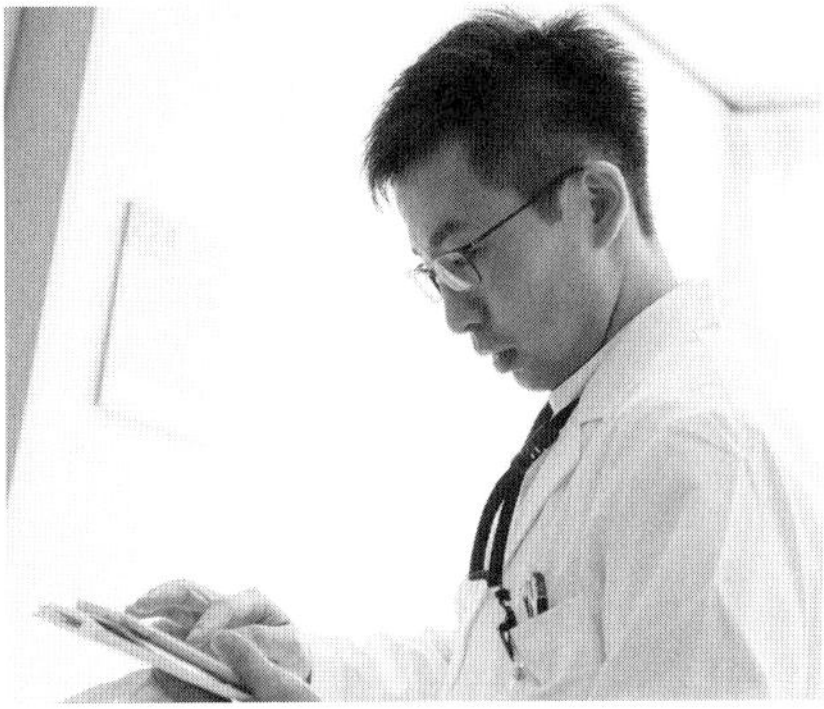

この問題はひょんなことで解決に至りました。同じ老人ホームに彼女よりも少し年上の女性が入居されました。その方と非常に気が合ったようで友達になり、いつしか笑顔が絶えない方になっていました。
この経験で、在宅は本当に「リアルな生活の場」だと感じました。薬剤師として医療の側面からこの方を支えようとしていましたが、「友達」という全く別のところで問題が解決されることがある。これが在宅医療の現場なんだと、強く実感しました。

●クリニック薬剤師という働き方

薬局での在宅経験を経て、在宅専門のクリニックに転職しました。転職した理由は幾つかありますが、1つは、多職種で患者を支えるということに興味を持ったからです。在宅医療に関わる中で、前述の女性のように、薬剤師としてできること以外でその人の問題が解決される場面を何度も目にし、多くの職種や人が関わることで解決できる問題があるのではないかと考えました。

クリニックでは薬局での勤務経験を踏まえ、診薬連携を深めるために薬局へ積極的に情報提供したり、反対に、薬局からの情報を医師に伝えるようにしていました。医師の訪問にもなるべく同行し、医師に対して処方提案など薬剤関連のサポートも行いました。私自身が先陣を切って患者とコミュニケーションを取る機会は少なかったですが、クリニックに薬剤師がいることで、診薬連携がスムーズになり、より良い医療が患者に届けられる実感を持ちながら業務に携わることができました。

●転職で様々な景色を見て、起業を決意

薬剤師の専門性を追求しながら、在宅のリアルを感じた薬局での経験。多職種連携の本質を考え業務に取り組んだクリニックでの経験。私にとってどちらもとても良い経験でした。

ただ、1つ引っ掛かっていることがありました。それは「自分が本当に目指したい医療とは何か」

ということです。お世話になった薬局やクリニックでの働き方や経験は非常に良いものでしたが、100%思い通りのことができていたかと言えば、必ずしもそうではありませんでした。自分が理想とする医療をもっと追求するなら、その道を自分で作るしかない――。そう考えた私は2021年6月、小さいながらも薬局を自ら開設しました。

　開局は事業継承にて行いました。「自分の目指す医療をカタチにするには、箱（薬局）が必要だ」と考えていた矢先、SNS（交流サイト）でたまたま、薬局のもらい手を探している経営者を見付けたのです。早速その方に連絡し、どのような薬局なのか尋ねたところ、処方箋を面で応需しており、昔から顔なじみの患者さんが多く訪れる、こぢんまりとした地域密着の薬局でした。「ここでなら、私の目指す医療を形にできるかもしれない」と感じた私は、開局の手続きなどよく分からないまま「私に薬局をください」と伝えました。開局に不安はなかったかと聞かれれば、もちろんありました。継承が決まったときは楽しい気分でいっぱいでしたが、「私の薬局」としてスタートする日が近づくに連れ、徐々に不安が大きくなりました。正直、夜も眠れず、食事も喉を通らず、足も震えていました。それでも手探りで開局準備を行い、開局当日を迎えました。

　継承による開局のため、その薬局には前日まで患者さんが普通に来局していました。それでも開局当日は、「今日になって急に1人も患者さんが来なくなったらどうしよう」と不安にかられました。しかしいざ開けてみると、患者さんが1人2人と来局し、「今日から変わったんやね。これからよろしく」と声を掛けてくれました。

初日で不慣れな中、「すみません、少々お待ちくださいね」と言いながらバタバタしている私に、「ええよ、ええよ。先生、ゆっくりやって」と言ってくださる患者さんばかりでした。前日から止まらなかった手足の震えが、患者さんの対応をしていると、いつしか治まっていました。「まずは1日を終えた。明日もまた患者さんは来てくれるだろうか。不安は続くけれど、明日も頑張ろう」と思えた初日でした。

開局して間もないため、今でもバタバタしていますが、ここから私の目指す医療に向かっていきます。

私の理想は「妥協しない医療」です。私たち医療従事者の仕事は、そのほとんどが法律で決められています。何をしないといけないか、患者さんに何を説明しないといけないか。その内容から金額まで決められています。社会保障制度であり、それ自体は仕方のないことですが、その弊害として、決められた仕事以外は「できない」「やろうとしない」側面があります。

例えば、重たい栄養剤を処方された高齢の女性に対して、栄養剤を配達してあげたいと思った場合、どうでしょうか。その女性が要介護認定を受けている在宅患者さんなら、居宅療養管理指導を算定して届けますが、要介護状態ではない場合、費用は徴収できません。「運んであげたい」と思っても、たくさんの業務があり、他の患者さんも待っています。こうした無償サービスを快く思わないスタッフの目も気になります。つまり、暗黙のうちに「できない」という空気感が現場に漂うわけです。

確かに、何でもかんでも無償でやる必要はないと思います。ですが、重たい栄養剤を抱えて帰宅する高齢女性の背中に向かって「お大事に」と声を掛けるより前に、手助けできる方法を考えたい。これが、私が妥協したくないと思っている点です。私は、「人を健康に、ひいては笑顔にしたい」と思って起業しました。まだまだこれからですが、より良い医療をこの薬局から探し、やり遂げたいと思っています。

私はこれまで2つの職場を経験しましたが、いずれも良い経験になりました。薬局もクリニックもそれぞれにしか見えない景色がありました。例えば、薬局にいたときは「薬局は薬を渡すだけじゃない」という思いが強かったですが、クリニックにいると「薬を適切に渡してくれる薬局がありがたい」と思うようになり、薬局に対して全く違う印象をそれぞれで抱きました。月並みではありますが、職場、立場を変えることは、視点を変え、考えを変えるきっかけになります。そして「自分が目指す医療」がより具体的になっていくのを私自身は感じました。

可能な限り多くの視点を経験するのは、自身のやりがいを見つけるのにとても有意義なことです。キャリアで悩んでいる薬剤師は多いと思いますが、きっかけがあれば、今とは違う、新たな環境に身を置くことは良いことだと思います。

（※内容は2022年1月11日時点）

企業、薬局 ⇩ 起業

メディカルライターとして起業、臨床の枠にとらわれず人々に健康を届ける

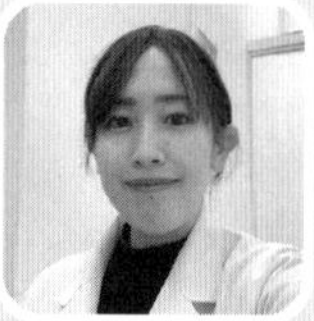

加藤《かとう》 真奈《まな》 メディカルライター

- ２０１２年 名城大学薬学部薬学科卒業後、製薬会社に入社
- ２０１４年 製薬会社のＤＩ（医薬品情報）代行業務を担う会社に入社
- ２０１５年 大手調剤薬局チェーンに入社
- ２０１６年 派遣薬剤師として10社以上の調剤薬局で勤務
- ２０１８年 派遣薬剤師を続けながら、メディカルライターとして起業

Case 18

今から3年前、私はドキドキしながら開業届を税務署へ提出しました。私の今の職種は「薬剤師 兼 メディカルライター」。大変だった薬剤師の国家試験を無事に終えて大学を卒業してから約10年がたちましたが、卒業時に思い描いていたのと大きく異なるキャリアに自分でも驚いています。

もともとは製薬会社の研究職に就きたくて薬学部に入学しました。薬剤師免許を取得したも

のの、大学生だった当時は臨床現場で働く薬剤師になる気はありませんでした。そんな私ですが、新卒で入社した製薬会社で働くうちに臨床に興味を持ち、派遣薬剤師として多くの薬局で働いた結果、今では薬剤師免許を持っていて良かったと心から思っています。

現在は週に2、3日は薬局薬剤師として働きながら、他の日は地方に出張したり、ライターとして在宅勤務をしたりするなど複数の仕事を掛け持ちしています。私がこのような特殊な働き方を確立できたのも薬剤師として培ってきた経験に加えて、周りの方とのご縁、そして、薬剤師という職種の枠を超えて挑戦を続けてきた結果だと思います。患者さんに対して様々な角度から「健康」を届けることのできる今の働き方にやりがいを感じています。

●製薬会社を経て派遣薬剤師に転身

新卒で入社した製薬会社で最初に配属されたのは、生産現場でした。薬の品質改善の研究や、工場で働くスタッフに指導して薬を安定的に供給する仕事をしていました。テキパキと働くスタッフや、クリーンで先進的な工場で薬が次々と製造される現場を管理する仕事は新鮮でした。一方、1つのミスで大きなトラブルが生じると、臨床現場に多大な迷惑をかけることにつながるため、常にピリピリとした緊張感もありました。

私が臨床現場に興味を持ったのは、製薬会社のＤＩ（医薬品情報）業務の代行を始め、お客様対応を経験した頃でした。

ＤＩ業務とは、現場にいる医師や看護師などからの薬の問い合わせに回答する仕事です。しかし実際に担当してみると、現場経験が乏しいため、電話の内容から、医療従事者が本当に聞きたいことが理解できず、もどかしさを感じました。そこで患者さんと対面でやり取りできる臨床現場をゼロから勉強する気持ちで、中途採用者の研修が充実していると評判だった大手調剤薬局チェーンに転職しました。そこで患者情報のヒアリング、薬歴管理、服薬指導といった薬剤師に最低限必要な業務スキルを身に付けました。

そして薬局薬剤師としてひと通り働けるようになった頃、近隣医療機関の診療科以外の処方箋にも幅広く対応できるようになりたいと思うようになり、派遣薬剤師として働くことを決意しました。派遣薬剤師は、人材派遣会社を通じて薬局を紹介してもらい、１カ月～半年程度の短期間の契約で働くスタイルです。収入や求人数が不安定で、契約の都度に新しい職場に慣れるなどの苦労はあるものの、複数の薬局で経験を積みたいと考えて思い切って転身しました。

○メディカルライターとして医療メディアの運営を支援

派遣薬剤師に転身してからＯＴＣ薬の販売や漢方、精神科、婦人科、ＨＩＶ専門外来など様々な診療科の処方箋を応需しました。処方箋を１日３００枚近く応需する病院の門前薬局で働き、１日何十枚も服薬指導をしたこともありました。その薬局ではご高齢の患者さんが多く、高齢者は薬の種類や併用薬が多いこともあって薬剤師としてのスキルが鍛えられました。

派遣薬剤師として10社以上の薬局で働きましたが、どの薬局も職場の雰囲気が良く、働く際にストレスは感じませんでした。一方で、職場をいくら変えても、薬局では薬剤師という枠を超えて患者さんにアプローチすることは難しく、そのことに物足りなさを感じていました。処方された薬について薬局窓口で説明する際、早く帰りたそうな方や、話をあまり聞いてもらえない方に対して、定型文のような説明を繰り返してしまう自分がいました。薬剤師として患者さんに接することの意義を感じつつも、別の角度から患者さんにアプローチはできないかと悩みました。

そんなとき、たまたま参加した飲み会で医療メディアを運営する経営者と出会い、意気投合。以前からブログを書く習慣があったこともあり、書く仕事を通して医療メディアの運営を手伝うことになりました。文字で伝えるライターという仕事は未知の領域でしたが、薬の飲み方やサプリメントの活用法などを医療者の視点で分かりやすく解説する文章を書く際、薬剤師として培った知見やキャリアが役立ちました。そしてライターの仕事が軌道に乗ってきた2018年、メディカルライターとして起業しました。

現在はメディカルライターの仕事に加えて、現場経験を忘れないように薬局薬剤師の仕事も続けています。どんなに良い薬であっても、患者さんに情報が正しく伝わらなければ意味がありません。そのことに気付いてから、薬剤師業務においても、患者さんにいかに安心してその薬を飲んでもらえるかということを試行錯誤しながら、服薬指導するようにしています。

派遣薬剤師として飛び回っている間、自分がやりたいことは何かを模索していました。私の場合、薬剤師の枠を超えて、メディカルライターという別の角度から患者さんにアプローチするキャリアを獲得しました。「患者さんに健康を届ける」という目的が果たせれば、臨床現場で働くことだけにこだわる必要はないと考えています。

新型コロナウイルスの感染拡大以降、薬剤師の求人は冷え込んだままです。私も派遣で働いていた職場で契約を打ち切られてしまいました。最近、人材派遣会社に聞いたところ、求人数は減少しているのに対し、求職者数は増加し、年代は若手から50～60代にまで広がっているそうです。薬剤師免許を持っていたら安泰という時代は終わり、今後は薬剤師一人ひとりが自分の強みを確立しなければならないとひしひしと感じています。

●ドローンによる医薬品配送実験に参加

話は変わりますが、起業する少し前に始めたことの1つに、ドローンの操縦があります。最初は友人に勧められて趣味で始めたことであり、薬剤師の仕事とは全く関係がなかったのですが、実はドローンの操縦経験があったことで、２０２１年からある地方で始まったドローンを使った医薬品の配送実験に協力することになりました。

地方には、医薬品が欲しいと思っても医療機関まで頻繁に足を運べない患者さんが多くいます。一方、物流業界はネット通販の拡大で配送量が増加し、配送者に過酷な労働が強いられています。また、ラストワンマイルと呼ばれる地域の配送拠点から自宅までの配送に膨大な人件

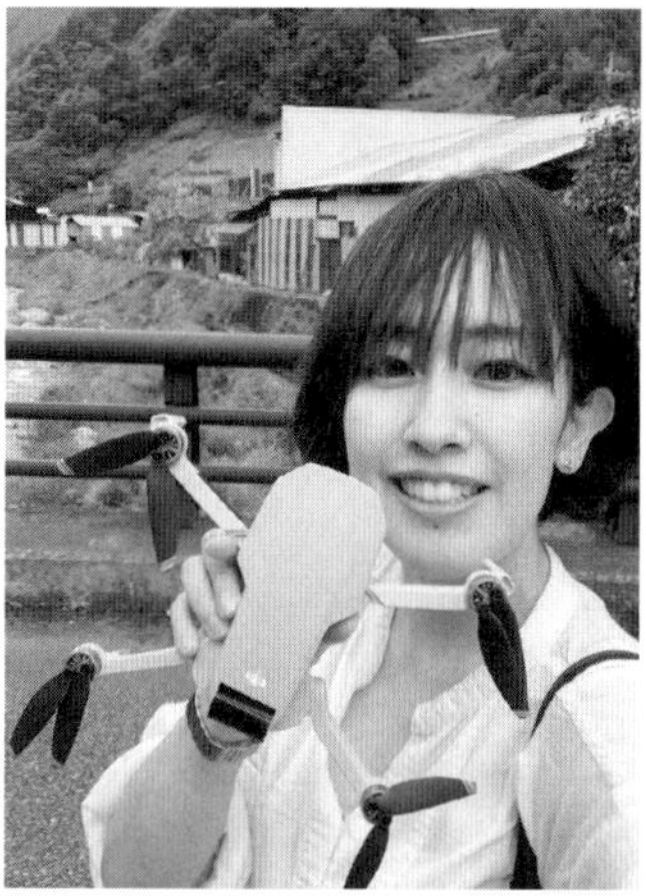

費がかかるなど問題があります。医薬品配送の一部にドローンを活用して運ぶ実証実験が各地で行われています。ラストワンマイルを運ぶ手前にハブとなるドローンポートを設置し、そこからドローンが自動で患者さんの自宅付近にあるドローンポートまで運ぶ仕組みです。実現すれば、医療と物流業界に革命が起こるのではないかとワクワクしています。

私はドローンを操縦できる薬剤師としてこの〝医療革命〟に貢献できるよう努めています。10年前に薬剤師試験に合格したばかりの私が、今の私をみたら卒倒するに違いありません（笑）。でも、患者さんに健康であって欲しいという軸さえぶれなければ、働き方の選択肢は無限に存在すると思っています。

薬剤師という資格の枠にとらわれず、どうすれば患者さんに貢献できるか多角的な視点で考えてみる、そして本当にやりたいことが見つかったら積極的に挑戦する——。そうすることで、自分にしかできない仕事に巡り合えるはずです。私のキャリアをお伝えすることで、多彩な分野で活躍できる「ニュー薬剤師」に興味を持っていただけたらとてもうれしいです。

（※内容は2022年1月18日時点）

病院
⇩
大学院

治験コーディネーター業務で見つけた「生物統計家」というキャリア

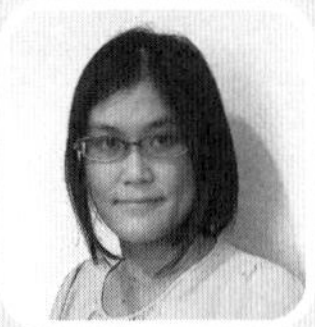

内山《うちやま》 沙樹《さき》 東京大学大学院学際情報学府学際情報学専攻修士課程

● 2016年 明治薬科大学薬学部卒業後、東京医科歯科大学医学部附属病院に入職

● 2020年 東京大学大学院学際情報学府学際情報学専攻修士課程に進学

Case 19

私は大学卒業後、大学病院の薬剤部で調剤業務、および臨床試験管理センターでの治験支援業務を経験しました。26歳で結婚、就職して3年後に出産を機に退職し、その翌年に東京大学大学院修士課程に進学。現在は修士2年生として、生物統計学の勉強と研究をしています。

同期の大学院生のバックグラウンドは、理数系学部出身者を中心に多様ですが、薬学部出身は私だけ。今改めて、「薬学の基礎知識があること」「臨床現場で働いた経験を持つこと」の意味を考えながら、自身がどのような生物統計家になりたいかを模索しています。2022年度には再就職し、臨床研究を行う医師や薬剤師から統計相談を受けるなどの統計関連業務に従事する予定です。

進学か就職かで悩んだ学生時代

薬学生の頃は、基礎科学系の学問に興味があり、研究室配属でも受容体の研究を行う薬効学教室に所属しました。卒業研究を進めるうちに研究の奥深さを知り、基礎・臨床を問わず研究活動全般への関心が高まった私は、5年次の病院実習で大学病院を選択。臨床現場で働きながら研究を行う実習先の先生方に尊敬の念を抱きました。

そうした先生方の研究には、「現場から生まれた疑問を解決したい」という明確な目的がありました。一方、私はといえば、研究活動の目的や意義、目指すべきゴールについて深く考えたことがなく、卒業後は大学院への進学を希望していたものの、自分が研究で何を成し遂げたいのかが分からなくなってしまいました。ぎりぎりまで悩んだ結果、最終的に進路は病院への就職を選択しました。4年制大学を卒業した高校時代の友人が既に社会人として活躍していたこともあり、まずは現場で経験を積んで生活の基盤を確立し、それでも研究がしたいと思った

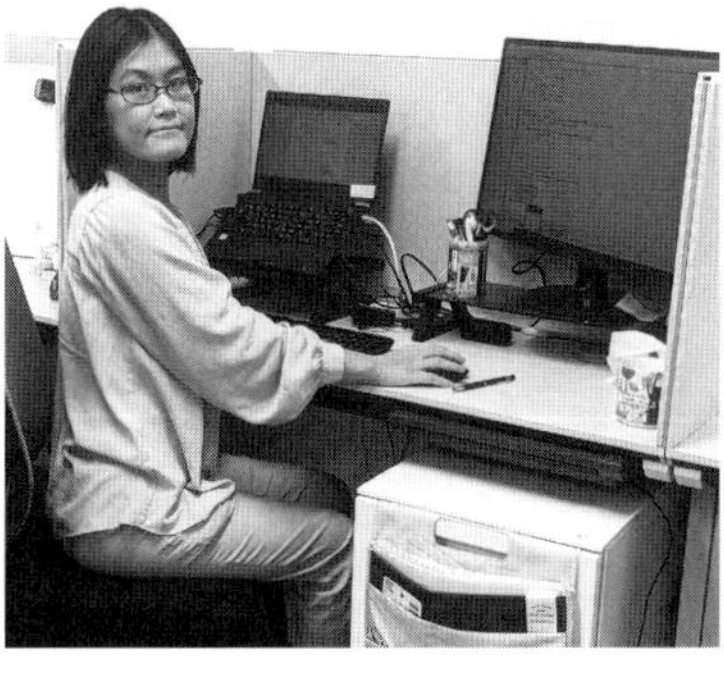

ら進学すればいいと考えました。

●治験コーディネーター時代の2つの発見

就職先は実務実習のときと同じ動機で大学病院を志望し、面接でも研究に興味があると薬剤部長へ伝えました。そして紹介されたのが、臨床試験管理センターでの業務でした。同センターで扱う治験は研究というより臨床開発の一部というイメージがあったため、最初はしっくりきませんでしたが、今まで触れてこなかった世界を知り、新しい何かを得られるのではという気持ちになり、就職を決めました。

入職後、最初の1年目は、同期の薬剤部員と同じように薬剤部の中央業務に携わりました。限られた時間の中で、調剤や注射薬のミキシングなど主要業務の基本的な技術や知識を習得しました。臨床を離れて研究に従事している今、実感するのは、紙に書けば「処方→投与」と矢印1本の記載で済んでしまう業務の中に、どのようなプロセスが存在するかを知っていること、またそのプロセスで生じる問題が感覚的に分かることによって助けられる場面が多いという点です。こうした機会を与えてくださった薬剤部長には今でも感謝しています。

2年目からは、臨床試験管理センターで治験コーディネーター（ＣＲＣ）として勤務しました。ＣＲＣとして臨床試験の実施を支援する中で、特に印象に残ったことが2つあります。

1つは「治験に参加した患者さんの思い」です。ＣＲＣには治験の説明補助や、研究計画書に規定されている来院日と患者さんの都合の調整、服薬状況の確認などの役割があるため、担当の患者さんとは頻繁に話をします。中には治験に対する期待や不安、自身の疾患に対する思いなどを打ち明けてくれる患者さんもいて、安全性・有効性を評価する治験の存在の必要性と、患者さんが治験によって抱える負担とを考えては葛藤しました。治験で収集されるデータが一人ひとりの患者さんの思いの先にあるものだと考えると、本当に貴重なものだと今も感じています。

もう１つは、「治験に必要なスタッフの多さ」です。治験の手順や治験で使用する機材は一般診療のそれとは異なることがほとんどで、薬剤師、看護師、技師、医療事務など多くの職種に負担が掛かります。適切に治験を実施するためには専門の知識や技術を持つ彼らの協力が必要不可欠であり、院内だけでも相当の数の部署と連絡を取り、データ収集で臨床開発モニターの方をはじめとした院外の関係者への連絡も頻繁にあり、名刺ホルダーからあふれた名刺とＰＨＳの履歴を見ては、治験に関わる人の多さを実感しました。これだけの人数が関わっている治験をもってしても、添付文書は記載の根拠の１つでしかないことを考えると、添付文書の情報の重みも実感しました。

ＣＲＣ業務は毎日とても充実していましたが、私は次第に試験デザインが様々である理由や、収集データの評価方法という研究の核心部分に、興味が出てきました。というのも、どのような目的で複雑な試験デザインが採用されているのか、研究計画書の手順通りに進められなかった患者さんのデータがどのように扱われるのかは、ＣＲＣの視点からはなかなか見ることができなかったからです。経験値とともに興味の度合いも高まっていったちょうどその頃、臨床試験のデータを扱うことを目的として生物統計を学ぶ課程が、東大大学院に創設されました。

●出産というライフイベントとキャリアチェンジの転機

話を少し前に戻します。私は就職して1年目に結婚しました。社会人になったばかりにもかかわらずプライベートに時間を割いてよいものか悩みましたが、「忙しいから」「大変だから」と後回しにしてしまえば、何もできないまま時が過ぎてしまい後悔するのではないかと考え、結婚を決めました。

そして社会人になって3年がたった２０１９年の春先、妊娠しました。しかし、特定有期雇用で就職した私は、雇用期間の関係から育児休暇が取得できず、出産後も仕事を続けるのであれば産後2カ月で職場に復帰しなければならないという現実に直面しました。調べてみると、生後2カ月の子どもの育児はなかなか壮絶です。私は職場復帰でなく、仕事に一旦区切りを付けるという選択も視野に入れ始めました。そんなとき思い出したのが、大学院進学という選択肢でした。自分が目指したいことが何か、改めて自問すると、臨床の場で使いやすく信頼性の高い結果を得られるように、より良い研究計画や解析手法を提案していきたい、そのために大学院で勉強したいという明確な答えが出てきました。

育児と学業の両立に不安はありましたが、それでも進みたい道が明確になったことで、できるところまでチャレンジしたいという思いが強固なものになっていきました。もし両立が困難になった場合は子どもを守ることを最優先して学業を諦めると決めた上で、大学院の入試に挑戦。合格できました。

キャリア選択に対する自信を積み重ねたい

２０１９年に生まれた子どもは、大きな病気をすることもなくすくすく育ち、翌年４月に無事大学院へ入学できました。新型コロナウイルス感染症の第１波による緊急事態宣言が発令されたタイミングであり、保育園が利用できなくなるなど、順調とは言いがたい出発でしたが、講義のオンライン化が進んだこと、子育てをしながらの大学院進学に多くの人が配慮してくださったことで、何とか勉強を続けることができました。育児中は想像以上に自分のために使える時間が少なく、体力と気力の全てを勉学には費やせません。諦めざるを得ないことの多さに悔しさも覚える一方で、今までブラックボックスだった臨床試験の試験デザインの戦略やデータ解析の理論を学ぶことができ、とても有意義な日々を送っています。

私は、医薬品等の情報を「使う」立場、「集める」立場を経て、今後は情報を「作る」立場になります。生物統計家は必須の保有資格がないため、多様なバックグラウンドを持つ人ばかり。私と似たバックグラウンドを持ったロールモデルを見つけることは難しく、これまでの経験の意味や自分だからできることについて考える日々です。今はまだ確信に至っていませんが、研究計画を立案する立場になっても、現場の視点を持ち続けることが大切ではないかと考え始めています。試験結果がどのような形で書いてあれば臨床現場で活用しやすいのか、データ収集の手順が現場に過度な負担を与えていないかといった視点も考慮しながら試験計画を立案することで、より有益な情報を臨床現場に届けていけたらと思います。

せっかく取得した薬剤師の国家資格を使っていないことに、もったいないと感じることも少しあります。ですが、資格はキャリアの選択肢を増やす手段であり、資格に縛られ過ぎるとかえって選択肢を狭めてしまいかねません。大切なのは自分の選択に納得し、自らの決定に対する自信を積み重ねていく努力だと思います。いつか人生を振り返ったときに、自分の決定が良かったと思えるような、自分の生き方を受容できる努力をし続けていきたいと思います。

（※内容は２０２１年12月28日時点）

Case 20

異業種 ⇩ 病院

美容師から転身し、救急・災害分野の薬剤師に

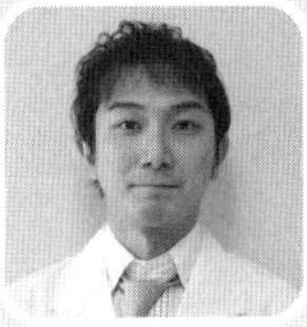

赤石《あかいし》 憲俊《のりとし》 兵庫県災害医療センター 薬剤課

- 2003年 グラムール関西美容理容専門学校卒業
- 2013年 姫路獨協大学薬学部を卒業後、益田赤十字病院（島根県益田市）薬剤部に入職
- 2019年 神戸赤十字病院（神戸市中央区）薬剤部に異動
- 2021年 兵庫県災害医療センター薬剤課に異動

私は20歳から23歳までは美容師として働いていました。その後、25歳のときに薬学部に入学し、31歳から薬剤師として働き始めました。薬剤師を目指したのは、美容師時代の仕事がきっかけです。多くの人は「美容師＝髪の毛を切る人」と思うかもしれませんが、ヘアカラーやパーマの施術も重要な仕事です。その際、薬剤を扱う機会が多く、薬剤が毛髪に与える影響に興味を持ちました。

例えば、ヘアカラー（染毛）の仕組みは、アルカリ剤がキューティクルを開き、混合液を毛髪内部へと導いた後、アルカリ剤と過酸化水素が反応し、酸素が発生します。その酸素が毛髪中のメラニン色素を脱色するとともに染料を発色させます。発色した薬剤は徐々に色味を失い、脱色されたメラニン色素の色へと変化（退色）していきます。ヘアカラーをする際、退色や毛髪へのダメージは避けて通れません。それらをトリートメントなどで補いますが、補修力や手触りなどで納得できるものがなく、自作したいと思いました。独学で調べるうちに大学進学を目指したことが人生の分岐点となりました。

●地元を離れ、島根でキャリアをスタート

薬学部卒業後、薬剤師としてのキャリアを島根県にある益田赤十字病院でスタートしました。兵庫県神戸市に住んでいた私がそこで働くことになったきっかけは、学生時代に病院と薬局の薬薬連携について調査していた際にお世話になった大学の教授から、益田赤十字病院の現薬剤部長を紹介されたことです。当時、その方から薬薬連携の取り組みの話を伺ったり、薬局で働く薬剤師に話を伺う機会を設けもらったりしました。そして大学卒業前、その方から「送りたいものがあるから住所を教えてほしい」と言われ、送られてきたのが病院の募集要項と奨学金制度の案内でした。同封の手紙には「あなたと一緒に働きたい。社会人になって大学に通ったので学費負担も大変だろうから、よければ当院の奨学金制度を利用してみないか」と書かれて

いました。それまで人生において、他人の方からこれほど気にかけてもらったこともなく、とても驚きました。一度しか会ったことがないのにそこまで気にかけてもらえたのなら断る理由はないと思い、就職を決めました。

●末期腎がん患者と向き合い学びを深める

入職後、病棟業務中に、余命数カ月の末期の腎がん患者さんを担当する機会がありました。その患者さんは他院から家族が住む地域の病院への転院を希望し、転院してきました。担当薬剤師として挨拶を兼ねて訪室し、内服薬と効果の確認を行い「ご希望があれば遠慮なさらずにおっしゃってください」と言ったところ、患者さんから「毎日来てほしい。特に用事がなくてもいいから。私の顔を見に来てほしいし、あなたの顔を見せに来てほしい」と言われました。

それ以降、私は出勤日には毎日病室を訪れ、休みや出張の前には不在にする旨を伝えました。「今日はどんな日やった？」「今日は仕事が暇やから、早く来たんだろう？」といった他愛もない会話を繰り返す中、患者さんの容体は緩やかに悪化していきました。その患者さんは、転院前の病院で緩和ケアが行われていたのでエンディングプランを持っていましたが、転院してきたばかりということもあり、私はご家族も含めてどのように最期を迎えるべきかを看護師と一緒にサポートするよう努めました。

「赤石さんはどのように死にたい？痛みは薬のおかげで眠たいながらも何とか抑えられている。

最期が近いことも何となく分かっている。ただ、最期の直前をどう過ごせばいいかまだ想像できていない」。あるとき、患者さんからそんな風に尋ねられました。余命はほとんど残されておらず、いつセデーション（鎮静）を行ってもおかしくない時期に来ていました。医師ともその認識を共有していたので、私は患者さんの質問に対して「自分なら最期の直前が来たと思ったときは、残される家族の後悔が少なくなるようにしっかり話をした後、先生にセデーションをお願いする」と返答しました。

その後、患者さんは徐々に寝る時間が多くなる中、数日間、家族との時間を大切に過ごされていました。そして、自分の痛みの限界点を超えたある日、私たちを呼び、「家族と十分に過ごすことができました。もう最期の一歩手前やと思うから、お願いします」と我々に伝え、その後、セデーションが開始されました。それから数日後に息を引き取られました。疼痛コントロールや終末期の医療に興味を持った私を薬剤師として大きく成長させてくれたと同時に、患者さんとの向き合い方を教えてもらった事例でした。

●新型コロナウイルス患者専用病棟の立ち上げを経験

益田赤十字病院で小児科、整形外科病棟で4年、循環器科・泌尿器科・血液内科病棟で1年の計5年間勤務しましたが、私は4年目を過ぎた辺りから神戸に戻りたいと考えて所属長に相談し、２０１９年に神戸赤十字病院に異動しました。

神戸赤十字病院では、呼吸器内科・婦人科・泌尿器科病棟と脳外科・脳神経内科病棟の業務を担当しました。病棟業務は前職場での経験を生かし、なるべく患者さんの病室に伺う時間をつくり、空いた時間は呼吸器内科や婦人科領域の化学療法などの勉強をしました。

神戸赤十字病院での仕事に慣れてきた頃、新型コロナウイルスの感染が拡大し、２０２０年4月から専用病棟の運用が開始されました。私は専用病棟の担当薬剤師として、病棟の処方ニーズを把握し、持参薬を含めた薬剤に関する情報提供を中心に病棟業務を行い、治療薬の調製方法の指導などを対応しました。専用病棟のスタッフは各部署から集結した人員で構成され、一定期間で交代することから、スタッフ間のコミュニケーションが重要でした。赤十字に勤めている限り、災害救護は避けて通れないので専用病棟の立ち上げを経験したことは大きな成長につながりました。

●救命救急センターで働く充実した日々

現在は、２０２１年に異動した兵庫県災害医療センターで働いています。同センターは、阪神・淡路大震災の教訓をもとに自治体が設立した初の災害医療センターとして２００３年８月に設立され、後方支援機能を担う神戸赤十字病院と共に、兵庫県の基幹災害拠点病院に指定されています。

兵庫県災害医療センターは有事の際の対応に加えて、日常の救急医療、とりわけ重症に特化した30床の救命救急センターとして、ドクターカーや救急ヘリを用いた医療の現場派遣なども行っています。そのため、入院患者の多くは重症で、疾患も交通外傷、脳卒中、心不全など多岐にわたり、一般病棟ではあまり使用しない薬剤を使う機会があるため、日々勉強しています。病床数が少ないため薬剤師の数は３人と少なく、多岐に渡る業務を兼任しているため慌ただしく１日が終わることが多いですが、刺激的な毎日を送っています。

当センターは日本ＤＭＡＴ（災害派遣医療チーム）研修を行う西日本の拠点ということもあり、多くのＤＭＡＴ隊員がいます。そのため、新型コロナウイルスの感染拡大期の第５波のときには、医師２人、看護師１人、業務調整員１人の１チーム４人編成で、宿泊療養所への往診を行っていました。往診業務ということもあり、現場でどのような薬剤のニーズがあるかなども分からなかったため、業務調整員の枠に薬剤師として私が参加することに。当時、全国的な医薬品不足の問題もあり、当センターにある薬剤だけでは宿泊療養所いる方たちに必要な薬をまかなうことができなくなる可能性がありました。

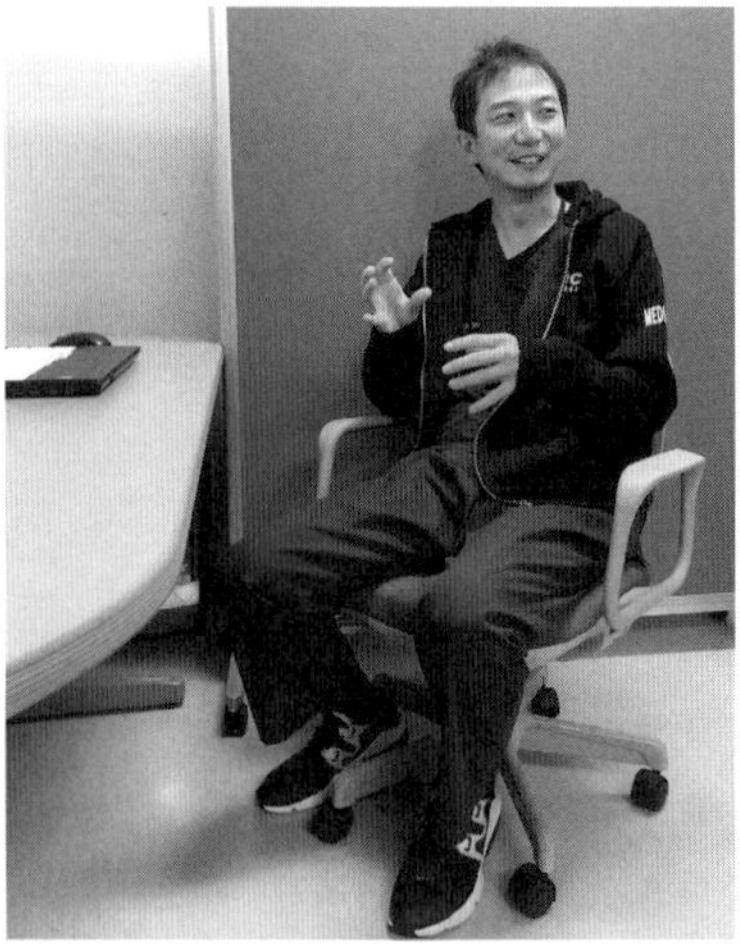

そこで、今回のミッションが長期化した場合の

ことを考え、神戸市薬剤師会に協力を仰ぎ、周辺にある薬局との連携を模索した結果、多くの薬局が呼び掛けに応じてくれ、宿泊療養所を長期にわたり支援できるような体制を作ることができました。今回の経験を通じて様々な薬剤師と関わり、改めて人とのつながりは大切だと気付きました。

美容師も薬剤師も自分と相手がいて初めて成り立つ仕事です。目の前にいる相手の心がどのような状態であるかを常に考えながら、相手から丹念に言葉を引き出し、相手の思いをくみ取り、自分の思いを真摯に伝えることが大事だと思っています。私は「師」と名の付く職業は人の心に触れられる仕事であり、そのための努力を惜しんではいけないと思っています。今、私が立っているのは臨床現場です。臨床は「とこにのぞむ」と書きます。「床＝人」としたとき、自分は何をもって、相手に臨むことができるのだろうか、と常に自分に問いかけながら働いています。

（※内容は２０２２年１月25日時点）

薬局 ⇩ 開局

独立・開局を実現、地域住民をトータルサポートできる薬剤師に

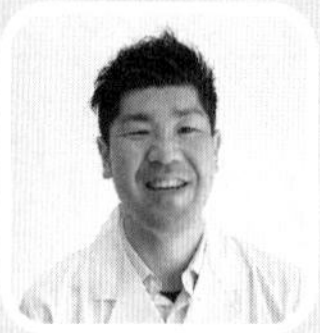

小嶋《こじま》 崇弘《たかひろ》　メディシーク代表取締役、どんぐり薬局管理薬剤師

- 2013年　金沢大学薬学部薬学科卒業後、大手ドラッグストアチェーンに就職
- 2016年　中小企業の調剤薬局に転職。新店の立ち上げと管理薬剤師を経験
- 2018年　株式会社メディシークを起業、どんぐり薬局（愛知県春日井市）を開局

Case 21

私は、山や川に囲まれた自然豊かな岐阜県の田舎で育ちました。やけどをしたときにはアロエを貼ったり、ドクダミやカキドオシをお茶にして飲んだりと、薬草などが身近にあるような環境でした。それらを治療に生かしたり、薬の開発につなげたりできるのではと思ったのが、薬学の道に進んだきっかけです。

大学時代は、薬の開発などに関わることを目標に有機化合物の研究者を目指していましたが、

将来の進路を考える大きなきっかけが2つありました。1つは、友人の誘いで、金沢の色々な大学の学生が集まって、学生の力で合同学園祭を実現させる団体に参加したことです。その学生団体でパンフレットを作成したり、企業の方々に協賛して頂くために営業活動をしたり、企画・運営をしたりとたくさんの方々と接していくうちに、人と関わりを持ちながら一緒に取り組んでいくことの楽しさを感じました。理念やビジョンを持って取り組む活動を、学生のうちから体験できたことに、私自身にとって大きな財産になりました。

もう1つは、6年制薬学教育に関する課題や未来の新しい薬剤師について議論する「全国学生ワークショップ」に参加したことです。当時、6年制教育に変わったことについてディスカッションしたり、6年制薬学部卒の薬剤師としてプラスαで何が提供できるのかを考えたりしました。このワークショップには大学卒業後もOBとして関わっており、薬学の様々な道で活躍されている方々との垣根を越えた交流を通じて多くの刺激をいただいています。

これらの経験がきっかけとなり、自分自身が「何をやりたいのか」「何ができるのか」を見つめ直しました。6年間学んだ薬学分野を生かすこと、実家が自営業をしていて経営にも興味があったこともあり、患者さんに向き合い、総合的にサポートできる薬局を立ち上げたいとの気持ちが芽生えました。

●在宅患者との出会いが心の支えに

就職活動では、看護師や管理栄養士、ビューティーアドバイザーなど様々な職種が働いており、来局者を総合的にサポートしている大手ドラッグストアチェーンに決め、薬剤師としての心構えや知識の基礎を学ぶことにしました。

ドラッグストアで働くには、医療用医薬品だけでなく、ＯＴＣ薬、健康食品、介護用品など幅広い知識が必要です。加えて、自分が想像していたよりも多くの処方箋を応需し、在宅医療にも取り組んでいることに就職当初は驚きました。

私自身も在宅医療に携わるようになり、カリウムの摂取制限があって思うように野菜などが食べられず、便秘薬を多く服用し、困っている透析患者さんを担当することになりました。薬を届けるだけではなくドラッグストアの強みを生かし、患者さんやご家族、他職種とも相談しながら食物繊維を多く含むマンナンライスを導入するなど、食事面にも関わることができました。そして、薬剤師と患者さんという関係ではあるものの、友人のように最近の趣味のことを話したり、できることが増えたことを一緒に喜んだりもしました。この患者さんは、私が店舗を異動した後も、引き続き訪問してほしいと異動先に在宅訪問の継続依頼をしてくれました。その当時、「かかりつけ薬剤師」制度はまだありませんでしたが、とてもうれしく、この経験は、薬剤師として活動していく上で今でも心の支えになっています。

この職場では、自分と同じように独立を目指す先輩や向上心ある同期にも巡り会えました。

ある一人の先輩が、「薬剤師として患者さんの不の部分の目を向け、それを解決してあげるサポートをすることが大切だ」と言っていたことが心に残っています。社会人として仕事をする以上、どんな仕事であっても当然成果を上げることが求められます。薬剤師の成果とは、患者の不安・不満を聞き、それを改善・解消するために患者と一緒になって悩み、考えてサポートしていくことだということを、先輩の教えから学びました。

●店舗経営の夢のため転職にチャレンジ

その後、現場で働くプレーヤーとしてはある程度一人前の仕事ができるようになりましたが、経営に直結する数字について学ぶ機会はなく、薬局の運営・管理に関する部分は未経験でした。薬局を立ち上げても赤字では、適切な医療を継続的に提供することができず、患者さんや他の医療者にも迷惑をかけてしまうことになります。どうやって薬局を開設し運営していけばいいのか、分かりませんでした。

そんなとき、薬剤師の友人が働いている薬局が新店舗をオープンすることになり、その立ち上げと管理薬剤師をしてもらえないかとのオファーをいただきました。勤務していたドラッグストアでも色々な機会や、仲間・先輩に恵まれていたため転職にはかなり悩みましたが、「今のままで、学生時代に思い描いた薬局経営ができるのか」と自らに問いかけました。新店舗の立ち上げは未経験であり不安でしたが、自分の目標に到達するためには避けて通れないことであり、一から開局を経験できる大きなチャンスだと思い、転職を決意しました。

転職先では、管理薬剤師として薬の在庫管理、薬局の門前の医師と薬などについての勉強会、患者さんの情報共有や治療方針の検討、施設在宅、地域や患者さんに向けた健康相談会の開催、地域薬剤師会等の地域活動など、数字上の管理だけでなく、薬局の外との関わり方など多くを学びました。外に向けアウトプットしていくこと、能動的に動いていくことの大切さを学びました。こうして外部と関わる中で、一緒になって地域医療を支えるクリニックの医師との出会いがありました。

そしてその医師との出会いをきっかけに自分の薬局を作りたいと思い、２０１３年にその医師のクリニックの近隣に自身の薬局をオープンしました。開局に際しては、土地探しから会社設立、補助金の申請まで、何もかも初めてのことで、不動産会社、銀行、医薬品卸、税理士、司法書士などなど様々な職種の方々に教えてもらいながら準備を進めていきました。１つずつ形になっていくにつれ、開局への期待と同時に不安も感じました。開局後、来局者から「今まで聞けなかったことも教えても

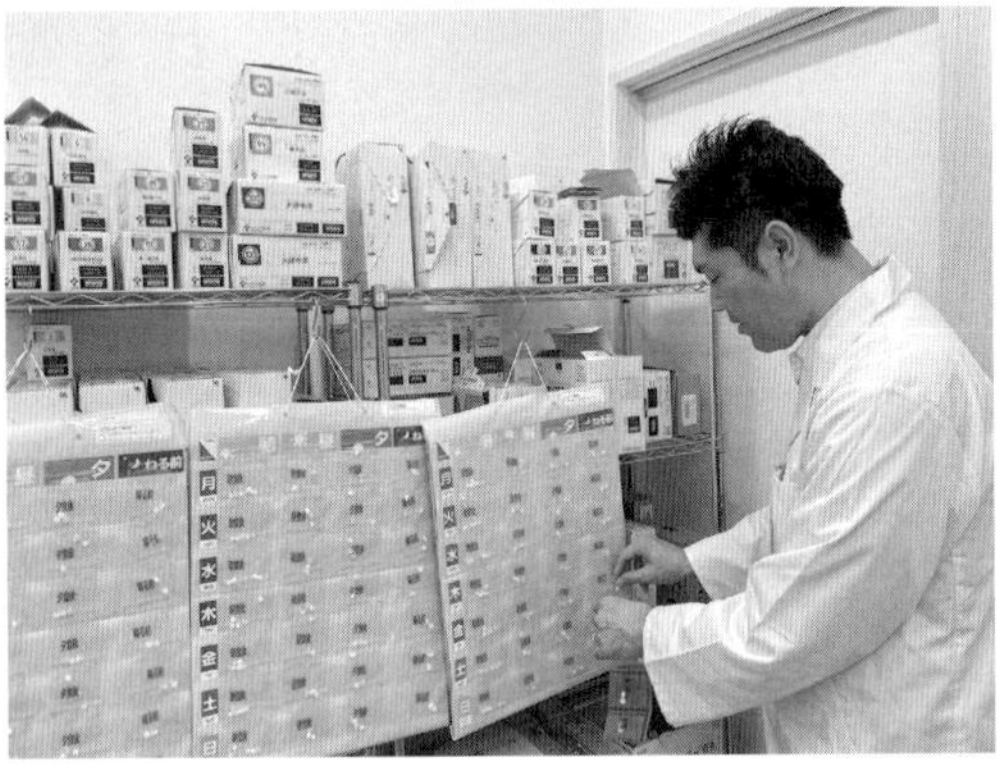

らえるのでうれしい」といった声が聞かれ、医師からも「医薬品の情報などで処方の選択肢が増えた」などと言ってもらえました。地域の方々と関わっていく中で、歯科、在宅クリニックの医師、多職種とのご縁もあり、連携しながら外来処方箋から個人在宅の処方箋まで幅広く応需しています。私自身が目指しているのは、来局者や地域住民を総合的にサポートできる薬局です。将来的には「医・食・住」と総合的に関われるような会社にしていきたいと考えています。まだまだ自分としてのキャリアは始まったばかりです。

●「本当にやりたいことは何か？」と自らに問う

就職や転職など人生の転機において私は、「本当は何がやりたいのか」などと自分を見つめる時間を作ってきたように思います。やりたいことがない、分からないときは様々な人と交流するために全く異なる環境の会合などに参加してみたりもしました。人と交流することで、自分の知らない世界を知り、やりたいことが見つかるきっかけになることもあるのではないかと思います。

薬剤師としてのキャリアの選択肢は、医療現場で働く薬局薬剤師・病院薬剤師、流通の要でもある卸の薬剤師、治験コーディネーター、役所、製薬企業の研究職、経営者など多岐にわたります。それだけ多くの場で活躍している薬剤師がいるということは、それだけキャリアの選択肢も広がっているのだと思います。

私は現在のキャリアに至るまでに、転職・独立という2回の大きな挑戦や変化がありました。何かを変えるときには勇気や大きなエネルギーが必要でしたが、そのときの決断が今の自分につながっています。勇気を持って飛び込み、挑戦しなければ何も始まりません。「成功の反対は失敗ではなく、挑戦しないこと」とも言われます。私自身も、目指している夢に近付くために歩みを止めずに一歩ずつ前進していかなければなりません。挑戦する心を忘れず、引き続き精進していこうと思います。

（※内容は2022年2月8日時点）

Case 22

MR ⇩ 公務員

MRを経て、県民の健康を守る〝公務員薬剤師〟に

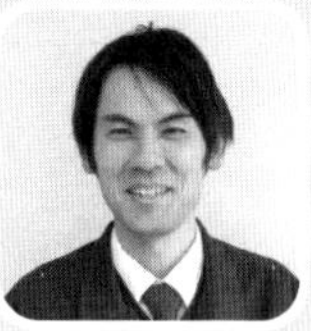

鈴木《すずき》 克弥《かつや》　栃木県県南健康福祉センター総務福祉部総務企画課

- 2012年　武蔵野大学薬学部薬学科卒業後、Meiji Seikaファルマ株式会社（東京都中央区）に入社
- 2016年　同社を退職し、栃木県入庁。栃木県安足健康福祉センターに配属
- 2019年　栃木県県南健康福祉センターに異動

学生時代は、大学を卒業したら病院か薬局に就職するのだろうと漠然と思っていました。6年制になった私たちの学年から、病院実習と薬局実習がカリキュラムに加わり、進路について、実習が終わってから真剣に考え始めればよいと私は考えていました。実習終了後、自分自身について、何事にも興味を持てる反面、飽きっぽいところもあると自己分析し、新卒でないと入社が難しい一般企業に就職するのが最適だとの結論に至りました。

興味を持った企業は製薬会社でした。当初は研究職を目指すことも考えましたが、大学院に進学しないと採用されにくいと考え、営業職であるＭＲ（医薬情報担当者）を目指しました。営業ができるようになれば、どんな仕事だってできると自信が持てるのではないか、自分自身の成長につながるのではないか、さらには、医薬品の適正な使い方を推進することで多くの患者さんに貢献できるのではないか――。そんな風に考え、内定をいただいた会社の中から最終的にMeiji Seika ファルマに就職しました。

●ＭＲの実務経験を積み、公務員への転職を決意

入社後、最初の約４カ月間は新人研修を受け、社会人としての礼儀作法、医薬品に関する基本的な知識、自社医薬品などの知識および営業の仕方などを学びました。営業所に配属された後は、担当エリアにある病院や診療所、調剤薬局やドラッグストア、医薬品卸などを日々訪問し、自社製品に関する情報提供を行いました。その他にも製品説明会を実施したり、感染症に関する勉強会開催の提案などを行ったりしました。こうした実務経験を通じてスケジュール管理能力やプレゼンテーション力などを高めることができたのではないかと思っています。

転職を考えた１つのきっかけに、結婚を意識したことがあります。結婚すると、仕事で最も重要視するものが変わる可能性が高かったためです。負けず嫌いな私がＭＲを続けていると、結婚後も仕事に夢中になり過ぎてワークライフバランスが保てなくなるのではとの懸念

がありました。また、自分の知らない世界で働いてみたいとの考えもありました。そこで思い切って、公務員を目指すことにしました。国家公務員も検討しましたが、私が生まれ育った地域に貢献したいとの理由で、栃木県職員の採用試験を受けることを決意しました。

２０１５年1月から、平日はＭＲとして働き、休日はできる限り6月に受験する公務員試験の勉強をするという目標を立てて励みました。公務員試験の勉強は、専門知識以外の分野を中心に行いました。試験科目である論文や討論は準備不足だったこともあり、満足できる出来とはいえませんでしたが、最終的に薬剤師職として合格できました。

転職を経験した私が、転職を少しでも検討している人に伝えたいのは、今勤務している会社より良いと感じる会社が見つかったり、入社当初と現在置かれている状況が大きく変わったりしたなどの理由があれば、積極的に転職を検討してもよいのではないかということです。就職先を検討する上で大切なのは、自分（または自分を含めた家族）が最も重視することは何かを分析しておくことであると私は考えます。それが何かをあぶり出すことは案外難しいのですが、それさえ分かれば、後はそれがどのような組織や仕事なら実現できるかを検討するだけです。

●保健所職員として新型コロナ業務に奔走

ところで、地方公務員の薬剤師職がどのような業務を行っているかについては、あまり知られていないと思います。栃木県の場合、薬剤師職が働く職場は本庁（保健福祉部薬務課など）、健

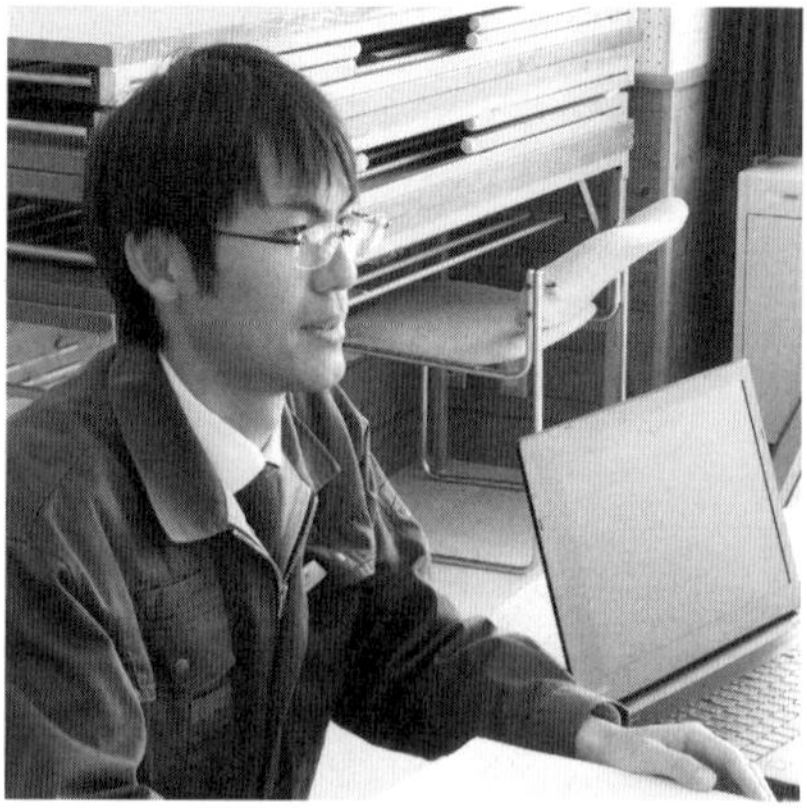

康福祉センター（いわゆる保健所）、保健環境センター（いわゆる地方衛生研究所）、県立病院——に大きく分けられます。

私は栃木県安足健康福祉センターで食品衛生に関する業務を2年間、薬事に関する業務を1年間経験し、現在は栃木県県南健康福祉センターの総務企画課で医事事務や企画調整業務を行っています。

私が働くセンターでは薬事部門、食品衛生部門、試験検査部門、医事および企画部門に、それぞれ薬剤師が配置されています。業務内容は、各種申請に対する許可、変更届や廃止届などの届け出の受理など事務作業が多いです。とはいえ終日職場にいるわけではなく、食品衛生担当であれば飲食店や食品製造工場など、薬事担当であれば薬局やドラッグストアなどに定期的に立ち入り検査を行い、衛生管理状況の確認や指導を行います。その際、衛生管理に関する質問を受けることもあり、そのときは、大学時代に学んだ公衆衛生の知識が役立っています。

２０１９年冬ごろから新型コロナウイルス感染症に関する報道が増え、「保健所」という用語を見聞きすることが増えたと思います。私が働くセンターでは、当時の感染症の分類に従って、医師から新型コロナウイルスの感染者がいるとの届け出（当初はファクスが中心）があると、感染症担当職員が患者に対して疫学調査を行い、患者の療養先の決定、濃厚接触者の特定および濃厚接触者の検査調整を行っていました。

感染が拡大するにつれ、当センターでも感染症予防に関する業務が担当課だけでは追いつかず、私も担当課の支援に入りました。県内で1例目の届け出があった２０２０年2月頃から住民からの医療相談の電話が増え、3月下旬から4月にかけて電話が一日中鳴っていたと記憶しています。私だけで1日に30件の電話対応をした日もあったほどです。この時期は、通常業務にほとんど手をつけられませんでした。

その後、栃木県がコールセンターを設置し、私は通常業務を行えるようになりましたが、２０２０～21年の年末年始に感染が再び拡大すると、自身の全ての業務を課内の先輩に依頼し、感染症担当課の職員として1カ月間業務を行いました。具体的には、患者の疫学調査を主に担当し、症状の経過や、他人への感染可能期間に誰とどこでどの程度の接触があったかなどを電話で聞き取り調査をしました。

様々な年代や国籍の患者がいるため、1人の調査に1時間程度かかることもありました。21年2月に通常業務ができる状態に戻りましたが、同年の8月の感染が再拡大し、年末年始を大きく超える数の届け出がありました。しかしこのときは、民間事業者の力も借りて、保健所が機能不全に陥ることなく乗り越えられました。２０２２年1月現在も再流行が始まっており、感染症担当課の支援を行っているところです。

私の担当業務の1つに健康危機管理があります。新型コロナウイルス感染症や２０１９年に起きた台風第19号などにおける危機対応の経験を踏まえ、今後も健康を脅かすような危機が発生した際は、県民の健康が守れるよう、より良い体制を作っていきたいと思います。

私は、薬剤師資格を有してはいるものの、資格にとらわれず、今までに経験したことがない業務に幅広く取り組むことで自らを成長させていきたいと考えています。幸い、栃木県の職員には通常、3~4年に1回の異動がありますので、様々な部署への異動希望を今後も出していくつもりです。製薬会社で学んだノウハウも生かしながら、どんな部署に配置されてもその場所で成果を挙げ、県民の満足度向上につなげられるような〝公務員薬剤師〟を目指していきたいです。

（※内容は２０２２年２月15日時点）

漢方薬局
⇩
独立

漢方や薬膳からのアプローチで1人でも多くの人を幸せに

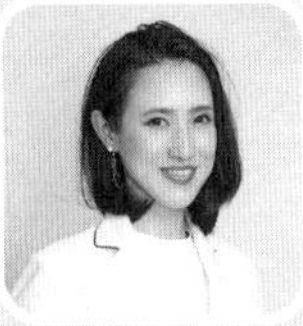

山口《やまぐち》りりこ kampo lab代表取締役

- ２０１２年　星薬科大学薬学部を卒業後、薬日本堂（東京都品川区）に入社
- ２０１５年　薬日本堂を退職し、独立。飲食店舗「薬膳鍋kampo's」をプロデュース。黒龍医学大学日本校にて国際薬膳師を取得
- ２０１７年　遼寧中医薬大学日本校にて国際中医師資格を取得
- ２０２０年　株式会社kampo lab（東京都中央区）として法人化

Case 23

私が薬剤師を目指した理由は、「健康であることが美容につながり、生きる希望にもなる」と考えたからです。特に女性は美しくあり続けたいと願う人が多いですが、美しさは健康があってこそ輝くもの。だからこそ、私は健康や美容をトータルで考えられる薬剤師の仕事に魅力を感じました。

健康や美容を保つために重要なのは「食」であると考えていたため、就職活動はサプリメン

トを手がけている食品会社や化粧品会社などを中心に行っていました。特に興味を持った会社がインターネットで検索して知った漢方相談薬局などを運営する薬日本堂でした。当時の私は漢方に対して古臭いイメージを抱いていましたが、同社が運営する店舗は高級ブティックのようなたたずまいで漢方のサプリメントや菓子、コラーゲンドリンク、化粧品、アロマオイルなど多岐にわたる商品を扱っており、興味をひかれました。

●薬日本堂で漢方相談の経験積む

漢方ならではの体質改善や予防医学の概念にも魅力を感じました。「身体を部分で見ずにトータルで見て、少しの不調が大きくならないようにケアする」。漢方の概念は、自分の中にあったぼんやりとした理想を体現しており、同社の会社説明会に行った時点で「入社しよう！」と決めました。

入社後の主な仕事は、漢方薬局での漢方相談でした。来店客の話を1～2時間ほど伺った後、漢方薬の利用を含めて体質改善プランを提案します。提案するためには、漢方薬の知識に加え、どのような食事を食べたり、休んだり、運動したりすればいいかといった養生の勉強も必要でした。また、来店客の話を聞く際には不調が起きている原因を一緒に考える「聞く力」や「共感力」、漢方医学は専門用語が多くて難しいためかみ砕いて分かりやすく伝える力なども求められました。

２０１４年からは、仕事をしながら黒龍医学大学日本校で国際薬膳師、遼寧中医薬大学日本校で国際中医師の資格を取得するための勉強を始め、約３～４年間かけて無事に両方の資格を取得しました。

●専門資格取得後に独立し飲食店をプロデュース

漢方の元となる中医学（中国の伝統医学）の魅力を多くの方々に伝えたいと思い、２０１５年に退社、独立を決意しました。漢方薬局の来店者は体調を崩してから訪れる方が多く、不調や未病の段階で相談に来る方は少ないのが現状です。私は不調や未病の段階で、漢方の効果や効能を伝える適切な手段は飲食店だと考えました。飲食店なら身構えずに来店でき、食事して効果や効能をすぐに体感できます。

折しも、「健康に特化したお店を作りたい」という私の思いと、野菜に特化した飲食店を銀座などで運営する会社との思いが一致し、新規の飲食店「薬膳鍋kampo's」をプロデュースすることになりました。業務内容は、物件探しから始まり、店の内装やメニューの開発、プロモーションなど多岐に渡りました。そして、東京・新橋で80席ほどの店を２０１５年にオープン。最初の1年ほどは「健康をつくるための食」や「薬膳」に対して身構える人が多かったためかうまくいきませんでしたが、敷居を低くし、かしこまらずに薬膳を身近に感じてもらえるようなプロモーションを心掛けたことで来店者が増えました。

その後、「薬膳鍋kampo's」は新型コロナウイルスの感染拡大による影響と、今後自分がやりたいことを考慮して閉店し、併設していた「漢方薬店kampo's」を２０２０年6月に東銀座に移転しました。そして、漢方関連の商品開発を進めていたこともあり、20年11月に株式会社kampo labとして法人化。21年には「漢方薬店kampo's」に鍼灸院を併設し、漢方と鍼灸でお客様一人ひとりに寄り添った健康のお手伝いをしています。

●講演やセミナーなどで漢方や薬膳の魅力を伝える

薬膳鍋kampo'sでは、漢方や薬膳のことを広く知ってもらうための活動も積極的に行っていました。季節ごとに生じる体の不調をテーマに講演したり、漢方や薬膳の理論を説明した後に食事して改善を実感できるランチセミナーを開催したり。

講演やセミナーは、当初はプレッシャーもありましたが、回数を重ねるごとにリピーターが増え、お客様のうれしい声もいただけるようになり、やりがいを感じています。その結果、他社が開催するセミナーに呼ばれたり、記事の監修を依頼されたりしました。特に印象的な仕事が、資生堂が開催するセミナーに呼ばれたことです。研究者とセッションを行う内容でしたが、

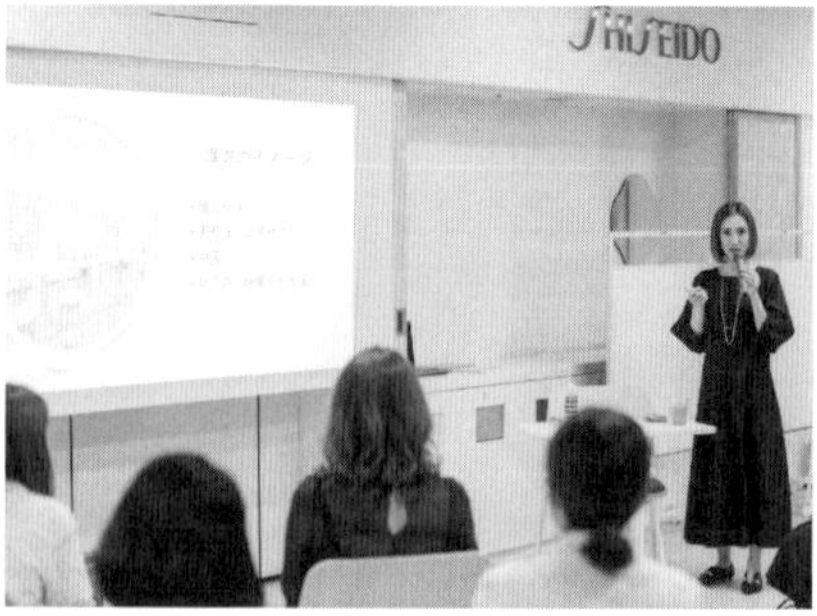

大学生のときに憧れていた資生堂と仕事ができて夢が１つかなった気持ちでした。

仕事の領域は拡大しています。例えば、薬科大学と共同で、企業のコンセプトショップで漢方ドリンクバーのメニューを監修したときは、漢方の効能はもちろん、味や見せ方を工夫し、漢方の魅力をあますことなく伝えられるよう努めました。他にもエステサロン、よもぎ蒸しサロン、薬膳茶ショップなどでメニュー開発や商品プロデュースを行ったりもしています。「冷えから血流が悪くなり肌がくすんでしまう」「疲れによって胃腸が弱るとエネルギー不足から肌の艶がなくなり、たるみやすくなる」――。未病というと抵抗を感じる人もいるかもしれませんが、美容に関心を持つことは、ポジティブに健康を作るための第一歩だと私は思います。

薬剤師は表に出ることが少なく、表舞台に立つことを好まない人も多いかもしれません。私自身も最初はＳＮＳ（交流サイト）で発信することに躊躇《ちゅうちょ》していました。ですが、特に漢方・薬膳は分かりにくい分野でもあり、自ら発信していくこと、伝えていくことが重要であると感じ、その努力を日々積み重ねてきました。一方で、事業を始めてみて分かったのは、多くの人に自分の考えを伝えることは、想像していた以上に容易ではないということ。ＳＮＳはもちろん、ブログで文章を書いたり、Ｚｏｏｍでセミナーを開催したりと、簡単に情報発信できる時代ですが、だからこそ、あふれる情報の中から「見てもらう」「拾ってもらう」こともまた難しいのです。私自身も試行錯誤していますが、伝えたいことがある人は、自分の頭の中だけで完結させずにまず声を発してみることをお勧めします。

●人々の健康に寄与するハブとしての薬剤師

先日、私の地元である愛媛県宇和島市で調剤薬局を経営する先生からのお誘いで、「薬剤師ができること」というテーマのディスカッションに参加しました。病気で悩む方が１人でも減り、健康でいるという目的に一緒に立ち向かえるのが薬剤師です。私たちはただの薬売りではありません。学んだ知識を生かして患者に寄り添い、幸福度を高めていくための橋渡しをする、その中核的な存在となり得るのが薬剤師です。

私は漢方や薬膳をアプローチとして、１人でも多くの方々の幸せな人生に寄り添える薬剤師になりたいと思っています。現在注力している仕事は、２０２２年３月に開店予定の、食を通じて健康を伝えるショップの運営です。調味料や量り売りの生薬原料などの販売に加えて、その場で食べられる飲食店も併設しています。

漢方や薬膳の仕事はトライアンドエラーの繰り返しです。知識も「これで十分」と言えるような基準がないため、一生勉強を続けてスキルを磨いていく必要があります。私は過去や現在の仕事は点にすぎず、明日以降の自分をその点に重ねていくことで、それがやがて線となり、線の周りに多くの人々が重なって線が太くなり、人生やキャリアが充実すると考えています。

人々の健康に寄与する薬剤師であふれ、互いに手と手を取り合って仕事をし、世の中をよくするよう一緒に励んでいけることを願っています。

（※内容は２０２２年３月１日時点）

企業 ⇩ 大学

製薬会社での製剤設計を経て、大学教員の道へ

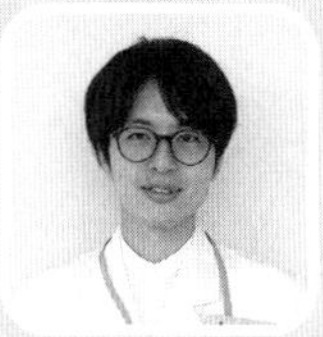

伊《い》藤《とう》 雅《まさ》隆《たか》 東邦大学薬学部薬剤学教室助教

- 2012年 東邦大学薬学部薬学科を卒業後、製薬会社に入社し、製剤研究部に配属
- 2015年 東邦大学薬学部薬剤学教室の助教に就任

「研究成果を生かして薬をつくりたい」。私がこう考え始めたのは、大学2年生の頃でした。ただ、薬剤師志望の学生が多い大学だったため、同じようなことを考えている同級生はほとんどいませんでした。5年生で研究室に所属してからその思いがより強くなったものの、視野が狭くなってはいけないと考え、実務実習や臨床系の授業も真剣に取り組みました。

大学卒業後は製薬会社へ。製剤研究部に3年間所属し、経口固形製剤の製剤設計および治験

Case 24

薬の製造を担当しました。その後転職し、２０１５年から東邦大学薬学部薬剤学教室の助教に就任。自身の研究活動だけでなく、実習や演習科目、キャリアに関する科目を一部担当するなど教育活動も行っています。製薬会社と大学の研究活動は大きく異なる面も多いですが、どちらもやりがいがある仕事だと思っています。

●原薬を医薬品の〝形〟にする製剤設計の魅力

　ここで、製薬会社において製剤設計がどのように行われるのか、簡単に紹介しましょう。製剤設計は原薬を医薬品の〝形〟にするための一連の技術です。原薬とは、有機合成されたばかりの有効成分のことで、多くの場合、小麦粉のような粉体であり、また、光や湿度に弱く分解しやすい、脂溶性のため水に溶けない、投与量が少なく服用しにくい、味がひどく苦い、流動性が悪く含量均一性を確保しにくい――等の物性的な問題を抱えています。製剤設計では、添加剤や製造技術（造粒、打錠、各種コーティングなど）、包装技術の力を借りて、それらの問題を１つ１つ丁寧に解決していきます。

　一例を挙げると、光に弱い原薬を錠剤化する際、紫外線のような強いエネルギーの光が分解を促進しているのではないか、とまず仮説を立てます。次に、その対策として酸化チタンのような遮光性のある添加剤をフィルムコーティングに入れて錠剤をコートする方法などを考え、実際に試作します。酸化チタンは日焼け止めやホワイトチョコレートなどにも含まれるおなじみの添加剤です。最後に、完成した試作品とコートを施していない試作品に規定量の光を照射し、分解物の量を比較します。仮に酸化チタンで分解を抑制できたとしても、単に「抑制した」だけでは情報不足で、原薬に対して最低限どのくらいの量の酸化チタンが必要なのかといった具体的な数値も求めます。また、含量違いの規格が存在する場合は各錠剤の比表面積（重さに対する表面の割合）が同じとは限らないので、それに合わせてフィルムコーティングの量や酸化チタンの量を調整する必要があるかもしれません。

このように添加剤を１つ加えるだけでも多くの試験検討を行い、処方と製造条件を論理的に組み上げなければいけません。近年は科学的根拠に基づく製剤設計が求められており、申請時は配合量や製造法に留まらず、根拠となるデータを細かく提出する必要があり、試験検討の数は数十から数百にも及びます。

製薬会社で感じた6年制卒の強み

ところで、6年制薬学部のカリキュラムと製剤設計は一見、関係性が薄いように見えるかもしれません。しかし私は、関係する事柄は意外に多く、相乗効果もあると思っています。私は製剤設計に従事する中で、どのような製剤を目指すのかというゴールを設定する際、「患者さん目線」と「医療従事者目線」の両方が必要であることに気付きました。患者さんにとって使いやすいことは言うまでもありませんが、医療従事者にとっても取り扱いやすい薬であることが重要です。調剤過誤を防ぐため外形や色、名称、錠剤印刷などで識別性を高める、錠剤を取り出しやすいＰＴＰシートを採用する、畳みやすい箱を採用する——等です。

こうした「医療従事者目線」は、実際に医療現場で働いてみないと得られません。製薬会社で私が所属していた研究所には、病院や薬局で長期間学んだり働いたりした経験がある研究員はほとんどおらず、情報源はＭＲから吸い上げた現場の話や、まれに研究員が１日だけＭＲに同行して見聞きする話だけでした。

６年制薬学部では実務実習で約半年、臨床現場を経験するため、他の理系学部と異なり、「医療従事者目線」を学ぶことができ、どのような薬が本当に求められるのか、またはそうでないのかを体験として理解できます。さらに、患者さんに意見や使用感を直接確認することもできます。これは６年制薬学部の大きな強みであり、可能性を広げるものだと思います。

製薬会社勤務時代に印象深かったエピソードを紹介します。私は検討のデータを整理するのに時間を費やしがちなのですが、入社して初めて師事した上司の研究スタイルは全く異なるものでした。この上司はフットワークが軽く何事もすぐ実行に移す典型的なプレイングマネージャーでした。製薬会社での研究は期限に対して非常にシビアなため、上司の進め方は会社のニーズにかなっていました。私はその上司の指導を受け、自分のやり方を徐々に変え、より手を動かすことを心掛けました。とにかく試行回数を増やし、検討結果を直ちにフィードバックして、その時点で最善の検討計画を更新し続けました。

配合錠を設計していたとき、片方の薬物の含量均一性が悪く、含有量がバラついてしまうという問題がありました。問題の薬物は錠剤1錠中に約2%含むように設計する低含量薬物であり、製造装置の内壁などに付着すると容易に理論含量を下回ります。しかし、期限が迫っていて、今から新たに添加剤を加えたり、量を変更したりすることは難しく、調製方法の変更しかできませんでした。

これを解決するため私は配合錠の調製方法をゼロから考え直し、問題の薬物を混合するタイミングを色々なパターンに変え、8種類の試作品を作製しました。すると、最も混合のタイミングが早かった錠剤において含量均一性が改善していることに気が付きました。工程中の早い段階で薬物を入れることで十分に混合され、均一に分散したのではないかと推測されました。限られた時間の中で多くの検討をこなせたのは試行回数を増やすよう取り組んできたおかげでした。

製薬会社で過ごしたのは3年間という短い期間でしたが、私は複数の製剤のベースとなる設計を完成させました。この成果は素晴らしい上司や同僚に恵まれたおかげです。現在その幾つかは承認され、市場に出回っています。製薬会社で最もやりがいを感じるのは、関わった製剤が無事に承認されて販売された瞬間です。医薬品開発は通常、多くのメンバーが年単位でプロジェクトに関わり、社内でバトンを受け渡していった末に達成されます。担当した製剤は自分の子どものように愛着が湧くものです。薬剤師は目の前にいる患者さんの医療に貢献できますが、製薬会社なら日本中あるいは世界中の医療に貢献できる可能性があるのです。

●大学教員に転身した2つの理由

私が大学教員に転職した理由は2つあります。1つは、大学のオープンな研究スタイルに対する憧れです。企業の研究活動は、素晴らしい技術が生まれても特許や企業秘密として守られて〝門外不出〟になります。学会などで紹介されることもありますが、その頃には既に特許化されていたり、核心的な部分は秘匿されていたり、内部ではさらに応用的な検討が進んでいたりして、発表された内容は最新の成果ではないことがほとんどです。

企業は営利団体なので成果を保護するのは当然です。しかし、各企業が持つ優れた技術に触れるほど、もし良い技術が生まれたのなら業界や世界で広く使用できないだろうか、と私は思うようになりました。誰でもアクセス可能な技術なら、医療分野への貢献も大きくなり、他の技術と組み合わせることで新たな価値を創造できるかもしれません。大学であれば、生まれた技術や成果はほとんどが論文として世の中で出回り、利用できます。こうした大学のオープンなスタイルが自分に合っているように感じ、タイミングにも恵まれて、２０１５年から大学教員のキャリアを歩み始めました。

また、もう1つの理由は、私自身がそうであったように6年制薬学部で薬剤師以外の進路を考えている学生を支援した

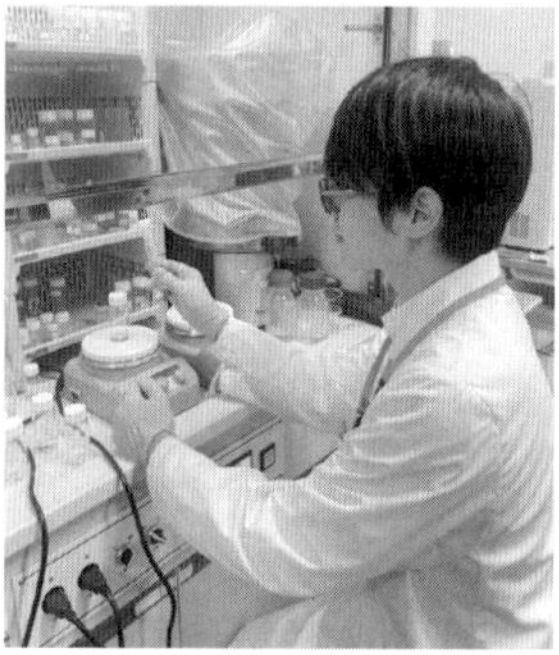

いとの思いがあったから。6年制の学生は薬剤師として就職する割合が多く、別の進路を模索する学生は少数派になりがちです。入学当初は薬剤師になるつもりでいても、学年が上がると希望が変わる学生もいます。私はそうした学生に対して自らが希望する進路に背中を押せる教員でありたいのです。

●臨床現場で働くことだけがキャリアではない

「薬剤師資格を生かして働きたい」と言う学生は多く、現役薬剤師の多くも同様に考えているかもしれません。6年間かけて資格を取得するのだから生かしたい気持ちは当然です。しかし、臨床現場で働くことだけが資格を生かして働くことなのでしょうか。薬剤師資格は運転免許と似ています。運転免許を取得するには教習所に通うなどして交通規則を理解したり、運転技術を身につけたりして、最終的に、試験を受けて知識と技能のレベルが一定水準以上である場合に交付されます。つまり、運転免許は知識と技能に対して与えられるのです。薬剤師資格も同じです。資格の価値は、資格自体にあるのではなく、資格を取得するために勉強した知識や身につけた技能にあります。資格にとらわれ過ぎず、視野を広げることで、これまで獲得した知識や技術を生かせる場所が見つかっていくのだと私は思っています。

（※内容は2022年3月8日時点）

薬局、病院
↓
薬局

患者との向き合い方に悩み、薬局薬剤師から病院薬剤師に転身

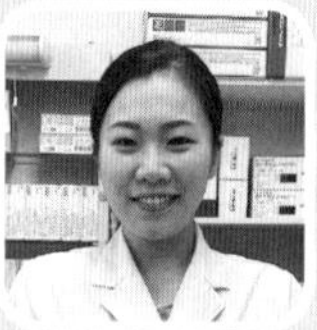

吉田《よしだ》 桃子《ももこ》 ルナ調剤 オリーブ薬局（盛岡市）

- 2017年 東京薬科大学薬学部卒業後、大手調剤薬局チェーンに入社
- 2018年 ケアミックス型の病院薬剤部に入職
- 2020年 ルナ調剤株式会社（横浜市港北区）に入社し、オリーブ薬局（盛岡市）に勤務

Case 25

「お年寄りに寄り添える薬剤師になりたい」。これが大学時代から変わらない私の夢です。共働きの家庭で育った私にとって祖父母の存在は大きく、幼い頃は同居する祖母が私の小さな手を引いて散歩してくれたり、曾祖父母が庭で水遊びやソリ遊びをしたりしてくれました。そんな祖父母も、私が大学に進学する頃には、私が手を引いて支える側となりました。

高齢者に関わる仕事がしたいと思うことは私にとって自然な流れで、大学卒業後は迷わず薬

局薬剤師の道を選択しました。薬局というフィールドを選んだ理由は、大学4年生のときに読んだみよの台薬局グループ創業者の池田尚敬先生が書かれた書籍『まごころという薬を届けて訪問服薬というお仕事』（出版文化社、２００６）に心を動かされたことが大きく影響しています。この書籍には当時大学の勉強で精いっぱいだった私に見えていなかった、医療における「真心」の重要性が詰め込まれていると感じました。今でも仕事で迷うことがあったり行き詰まったりしたときに読み返すと、初心に返ることができたり、答えが出たりすることがあります。

●薬局の現場で感じた理想とのギャップ

新卒で入社したのは、大手調剤薬局チェーンでした。「在宅医療でお年寄りのために働くぞ！」と意気込んで入社したものの、実際の現場で、当初思い描いていたような在宅医療を実践することは容易ではありませんでした。新卒で配属された総合病院の門前薬局では、外来患者に投薬することで精いっぱい。外来の合間を縫って担当した〝夢〟の訪問業務も、いざ訪問してみると薬剤師として何をすべきなのかが分からず、高齢の患者さんと世間話をするだけの〝お薬配達屋〟となっていました。

思うようにいかない日々でしたが、地域の薬剤師が集まる勉強会や飲み会に声を掛けてもらう機会が増えてから、視野が広がり少し余裕が出てきました。そこで紹介された訪問診療を専門とする医師に「まずは目の前にいる患者さん一人ひとりに精いっぱい向き合って。そこから必要なことが見えてくることがたくさんある」とアドバイスをもらいました。

患者さんと向き合おうと思ったとき、大学時代に学んだことだけでは分からないことが多く、社内・社外問わず先輩薬剤師の考え方やアプローチ法など聞いて吸収するように努めました。そうしているうちに、医師の処方意図が分からないまま薬局で薬を調剤し患者さんに交付することに対して次第に違和感を抱くようになりました。

ある日、医師の処方意図について、知り合いの病院薬剤師に相談したところ、カルテの内容や検査値などを交えて丁寧に説明してくれ、大きな学びとなりました。正直なところ、病院薬剤師の仕事については、大学5年のときの実務実習で無機質な印象を抱いていたのですが、この出来事をきっかけに病院薬剤師に興味を持ち、転職を考えるようになりました。

●高齢者医療を学ぶためケアミックス型病院へ転職

転職を決意した私は、希望する病院の候補を絞りました。理想としていた「お年寄りに寄り添える薬剤師」に近づくためには、急性期病院ではなく回復期や慢性期の病院で働きたいと考え、希望する病院に電話をかけて、薬剤師の募集があるか、職場見学ができないかなどと問い合わせました。

「薬局から病院への転職は難しい」と言う知人もいましたが、自分のやりたい気持ちを素直に訴えれば、伝わると思い面接に臨みました。6年制で学んでいたため調剤薬局で扱うことが少ない無菌調製や抗がん薬の調製の基本的手技が行え、薬局薬剤師の経験からベッドサイドの患者への投薬も抵抗なくできることもアピールしました。その結果、希望した病院への就職が決まりました。

転職先は、４００床規模のケアミックス型の病院で、薬剤師は私を含めて７人いました。主な仕事内容は入院患者の内服薬や外用薬、注射薬などの調剤業務、病棟業務、外来入院患者のＴＤＭ（治療薬物モニタリング）や外来化学療法などの業務です。

初めての病棟業務で、肺がんの70代の男性患者さんに出会いました。薬局薬剤師の経験があり、患者と話すことも好きだったので服薬指導した後、世間話をしました。その際、何気なく「退院後は何をしたいですか」と言いました。少しでも明るく元気になってもらいたい気持ちで言いましたが、その患者さんは優しくほほ笑みながら『私はもう長くないから退院できるか分からない』と話されました。「そんなこと言わないで」と答えましたが、その方は１カ月足らずで息を引き取りました。患者さんの気持ちを考えられなかった自分に猛省し、このことは今も心残りです。

患者さんに明るく話すことが向き合うことではない。この頃から、「患者と向き合う」ということの意味を考え直すようになりました。担当病棟の患者さん一人ひとりの腎機能や肝機能などの検査結果を日々チェックし、持参薬や入院中に追加処方となった薬剤に問題がないかを確認し、問題があれば代替薬などを提案しました。気になる点があれば医師、看護師、リハビリスタッフに相談し、話し合うことで専門的な知識を得られ勉強になりました。

病棟業務にも慣れてくると同時に、入院患者のポリファーマシー問題にも着手しました。とはいえ、多剤併用で状態が安定している患者さんの場合、中止薬剤を選択することは容易ではありません。根拠となる資料を調べてから医師に中止薬を提案するため、最初は時間がかかりました。しかし時間がかかったとしても意義があることであれば、目的を達成するまでやり通してみる必要がある——。そんな風に思いながら、医師から「その提案は違う」と指摘されたら誠実に軌道修正することなどを繰り返し、経験を重ねました。

このように病院薬剤師の仕事は楽しくやりがいもあり、やりたいこともまだまだたくさんありました。しかしプライベートで結婚が決まり、やむなく退職。出産を考えていたため、勤務体系や給与面を考慮し調剤薬局に転職しました。

●結婚を機に再び薬局の現場へ

転職先はルナ調剤で、現在は盛岡市にある同社のオリーブ薬局で働いています。オリーブ薬局は、市立病院と近隣クリニックからの処方箋応需をメインとしつつ、近隣住民が持参する処方箋、介護老人保健施設と障害者支援施設の入居者の処方箋、在宅医療の処方箋なども応需しています。

外来患者さんの薬物治療は患者さん本人や家族などの介護者が管理の主体を担っています。

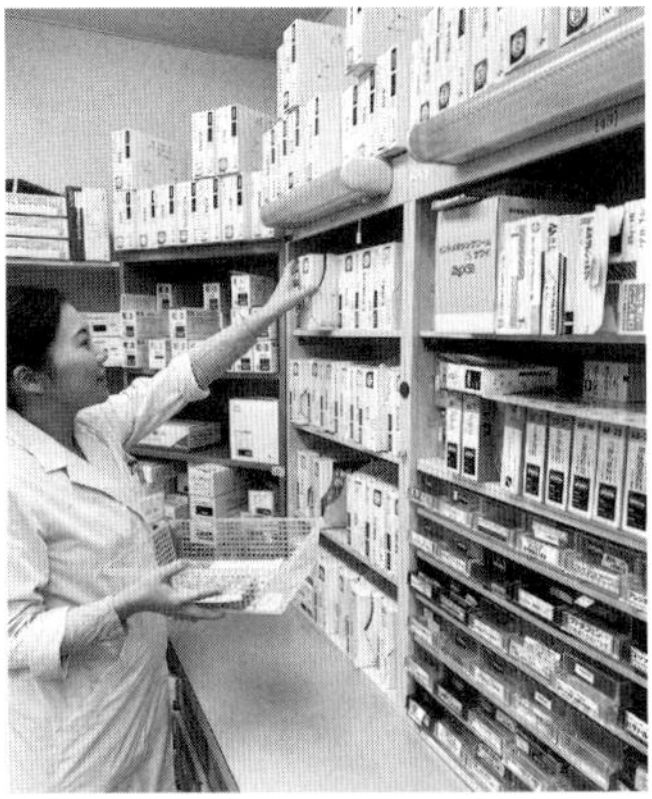

そのため、患者さん・家族の生活背景をよくヒアリングした上で服薬指導するように心掛けています。また、必要に応じてトレーシングレポートを活用し、より良い薬物治療ができるよう服薬状況を医師にフィードバックしています。顔を知らない医師へレポート１枚で状況報告や代替薬の提案で踏み込んだ内容を伝えるのは難しいため、近隣のクリニックで勉強会があるときなどは可能な限り参加して発言し、医師に顔を覚えてもらうように努めています。

今の店舗で今後注力したいと思っているのは、個人宅の在宅医療です。新型コロナウイルス感染症が流行する前は、ケアカフェなど様々な勉強会で医師、看護師、介護士、ソーシャルワーカーなどの地域のケアスタッフと容易にコンタクトが取れていましたが、コロナ禍でそれが難しくなりました。そうしている間に、訪問服薬指導を必要とする地域の患者が孤立してしまうことがないよう、職場で検討しています。

〝ママ薬剤師〟として地域医療に貢献したい

プライベートでは、第１子を授かり２０２２年２月から１年間、育児休暇を取得する予定です。今の仕事は楽しくてやりたいことだらけですが、出産ほどうれしいことはなく、産休・育休を快諾してくれた職場には感謝しています。出産・育児を経て自分自身も成長し、1年後に職場復帰し、臨機応変に、前向きに、現場スタッフと協力して課題解決できる〝ママ薬剤師〟として地域医療に貢献したいと思います。

　女性薬剤師が自身のキャリアを考えるとき、薬剤師として、女性として、母親としてやりたいことを、ワークライフバランスを踏まえて検討しなければならないことも多いと思います。場合によっては、諦めなければならないことも出るでしょう。しかし目標が変わっても、自分にとって大切なことは変わらないと思います。私が大切にしているのは、仕事では目の前にいる患者さんであり、プライベートでは家族です。その根本はいつ何時も変わりません。後は、その時々でワークライフバランスを保ちながら、与えられた状況下で精いっぱい努力できれば、後悔のない選択になるような気がします。

（※内容は2022年3月22日時点）

Case 26

薬局 ↓ 病院

医療を幅広く学ぶため薬局から急性期病院に転職

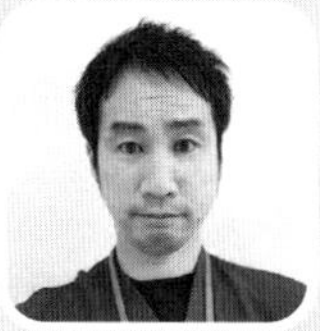

村《むら》田《た》 翔《しょう》
湘南藤沢徳洲会病院薬剤部

- 2012年 福岡大学薬学部薬学科卒業後、調剤薬局グループに入社
- 2015年 湘南藤沢徳洲会病院（神奈川県藤沢市）薬剤部に転職
- 2016年 病棟業務、関連病院の応援業務などに従事
- 2021年 副主任に昇任

6年制薬学部1期生だった私は、就職活動に当たり、6年制卒業生が企業や社会からどういった人材として評価されるのか、また、就職活動をどう進めていくべきか分からず、薬学部の友人や他学部の先輩に頻繁に相談していました。自己分析や企業研究を進めるにつれ、地域の人々に役立つ仕事がしたいとの思いから調剤薬局の薬剤師として働くことを決意し、地方の調剤薬局チェーンに就職しました。

就職後は、大学や実務実習で学んできたことと、実際の現場とのギャップを感じる場面が多かったように思います。来局する患者さん全員が詳細な服薬指導を希望しているわけではなく、新人の頃は、「待てない患者さん」や「『薬の説明は要らない』という患者さん」への対応に苦慮しました。伝えなければならない薬剤情報をどのように伝えれば、交付した薬を適正に使ってもらえるのか、先輩薬剤師の仕事のノウハウを早く身に付けたい一心で試行錯誤していたように記憶しています。

●へき地店舗に志願、在宅医療のリアルを学ぶ

そんな矢先、あるへき地店舗の異動募集が出ました。その店舗は在宅医療に注力していた薬局で、私はより多くの経験を積めるチャンスだと思って志願して異動しました。人間より野生動物の方が多く生息すると思うくらいの山間部にある店舗で、そこで得た在宅医療の業務経験は今でも〝宝物〟です。

例えば、息子が都市部に働きに出て老老介護を余儀なくされている家庭や、通院困難で医師の往診を受けている家庭などへ訪問薬剤指導を行い、市中の薬局で働いているときには想像できなかった、「自宅に帰った後の患者さんの生活」を肌で感じることができました。さらに、この店舗で出会った薬局長、ブロック長、門前クリニックの医師から、仕事の進め方や患者さんとの関わり方、プレゼンテーションのノウハウなど、薬剤師として働くための基礎力を体系的に学ばせていただきました。その後、社内の薬剤師不足もあって、私は他の店舗に何度か異

動し、そこで在宅医療にさらに関わりました。

そうやって薬局薬剤師としての経験を積む中で私は、診療上の重要な情報源であるカルテ情報を閲覧できないことが治療方針の理解不足につながっていることに気付きました。薬局で目にする処方箋や診療情報提供書に記載されている診療情報は限られたものであり、薬剤師として長く働いていくためには、もっと医療全体のことを学ぶ必要があると思いました。大学時代から長く地元を離れていましたが、いつかは地元の近くで働きたいという気持ちもあったことから、3年目の終わりに転職を決意して地元である神奈川県の病院に転職しました。

調剤薬局での勤務経験が、病院でどの程度通用するか想像できなかったものの、新卒で病院薬剤師として働いている同期に追いつきたいとの思いが強く、転職先は早い段階から実務経験を積める病院、端的に言えば「忙しい病院」を希望しました。急性期で病床規模が大きい民間病院を中心に見学し、最終的に今の職場である湘南藤沢徳洲会病院に採用されました。徳洲会系列の病院は離島へき地への応援業務も行っており、前職でへき地の調剤薬局で奮闘した経験を生かせると思ったことも決め手でした。

●転職後は新卒のとき以上に苦労の連続

転職後は、新卒入社したとき以上に苦労の連続でした。同じ薬剤師でも知識の質や量、労働環境の違い、人間関係に戸惑いました。病院の薬剤部にはたくさんのルールがあり、40人弱が

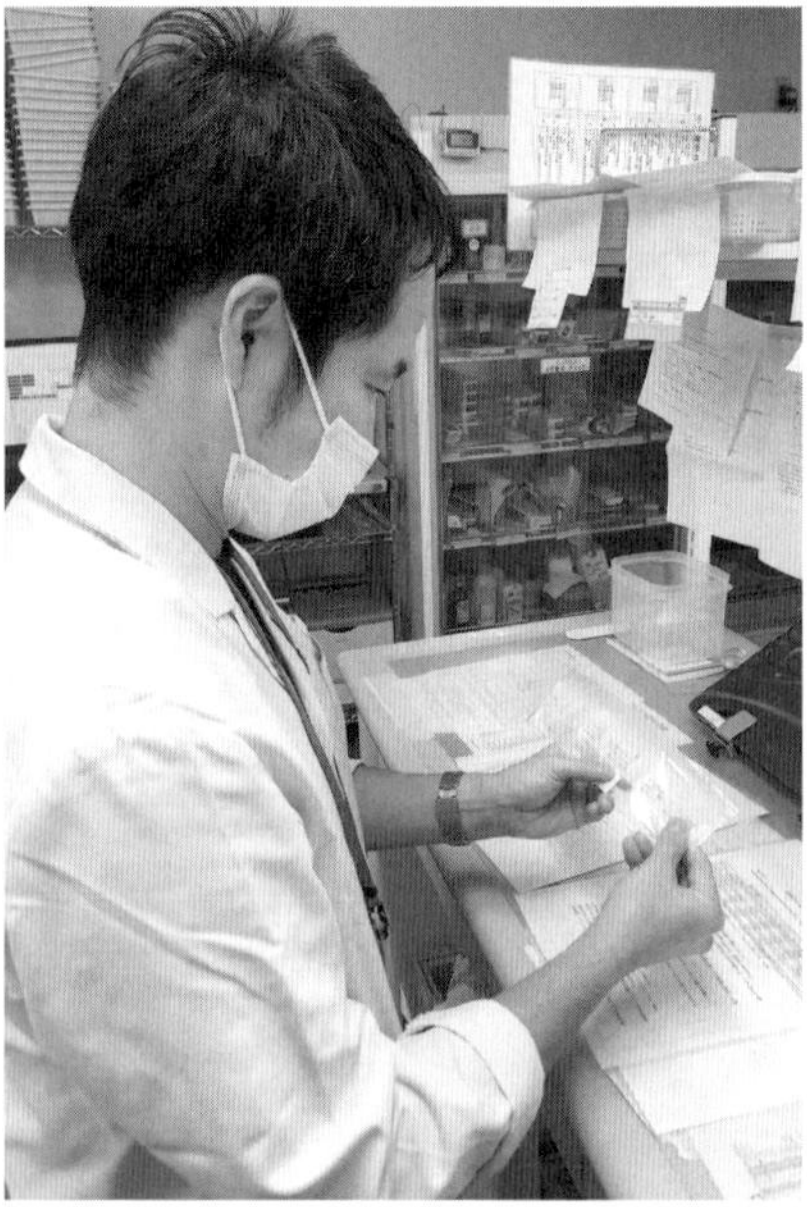

在籍する薬剤師の対応のばらつきを極力なくすために、調剤手順や鑑査時のチェック事項を詳細に取り決めています。そうした事情をきちんと理解しないまま対応してミスをしたり、先輩や同僚、他部署のスタッフとのコミュニケーションの取り方を失敗したりするなど数えきれないほどの失敗を経験し、転職してから最初の2年間は毎日怒られていた気がします。

薬剤師になったこと、薬学部に入ったこと自体が間違いだったのではないかと思うようになり、キャリアチェンジを考えたこともありましたが、採用面接で薬局長から言われた「ゼロからやるつもりで入職してほしい」という言葉を思い出し、今はつらくても長い目で考えて自分のためになるように行動しようと心に決めました。

その後、病棟業務や当直業務を含めた日常業務が一通りできるようになった病院薬剤師3年目からは、リスクマネジメント担当、ＩＣＴ（感染制御チーム）、新人・中途教育担当、学生実習担当、化学療法担当、業務マニュアルの作成担当、認知症・せん妄対策チーム、ＨＣＶ（Ｃ型肝炎）サーベイランス委員会といった、日常業務以外の活動にも多数従事しています。

●バンコマイシン使用の業務改善成果を発表

当院は、国際的な医療機能評価機関であるＪＣＩ（Joint Commission International）の認証を取得しており、医療安全の向上や継続的な業務改善を厳しく求められています。私はＩＣＴのメンバーとして、ＭＲＳＡ（メチシリン耐性黄色ブドウ球菌）治療薬であるバンコマイシン塩酸塩の適正使用を担当してきました。

バンコマイシンは副作用の発現を防ぐため、血液中の薬剤濃度が一定の範囲内に保たれているかＴＤＭ（治療薬物モニタリング）を実施して使用すべき抗菌薬です。当院ではかつて医師の求めに応じてＴＤＭを実施し治療介入していましたが、相談を受けた薬剤師の経験・知識によって対応のばらつきが多く業務改善の余地があると感じていました。

そこで3年ごとに行われるＪＣＩの更新審査を契機に、夜間休日を含めて24時間いつでもバンコマイシンが適正使用できる体制を確立することを目的に、他のＩＣＴメンバーと協力して運用の見直しを行いました。具体的には、薬剤師の経験や知識の量を問わずに均質にチェックできるように判断の根拠となる資料を新たに作成し、安全な投与量を逸脱する場合の対応について周知しました。

その後、ＪＣＩの更新審査もめでたく合格し、後日、バンコマイシンの適正使用資料に基づく運用開始前後における安全性や有効性の変化について、データをまとめて学会で発表しました。それを聞いた大学病院に勤務する研究者の先生から評価をいただき、病院薬剤師として1つの仕事をやり遂げた充実感は感無量のものがありました。

●離島へき地の応援業務で学んだ職種間コミュニケーションの大切さ

また、興味のあった離島へき地の応援業務も、これまで4回経験しました。徳洲会グループは、創始者の故郷である奄美群島の島々をはじめとした離島へき地に期限付きで医療スタッフを派遣しており、2カ月ほどの交代勤務で現地の医療に従事しています。応援先の病院は規模が小さいこともあり、他職種と治療について意見を交わす機会が多く、職種による視点の違いや、一人ひとりがどんなことを考えて仕事しているかがよく分かりました。業務終了後や休日には仲良くなったスタッフと飲みに行ったり、ドライブに行ったりなど、たくさんの思い出もできました。

こうした応援業務での経験は、派遣期間を終えて勤務先の病院に戻った後、他職種のスタッフとコミュニケーションを図る際に相互理解を得られることにつながると感じています。薬剤師は患者さんの治療に使っている薬だけに注目して問題点を考えがちですが、時にはもっとマクロな視点を持つ必要性を感じています。患者さんの病態の全体像や治療経過について他職種のスタッフと一緒に考えたり、コミュニケーションを図ったりすることが問題解決の糸口になることを多く経験しました。

最近は、病院薬剤師としてやってきた仕事について何か形に残るような実績を残したいと考え、１年に１回以上、学会発表するようチャレンジしています。また、副主任として後任を育成すると共に、自身の専門性を追求するため感染制御認定薬剤師の資格取得に向け勉強中です。

（※内容は２０２２年１月23日時点）

Case 27

病院 ⇩ 開局

学生時代に掲げた「やりたいこと」胸に病院薬剤師から開局の道へ

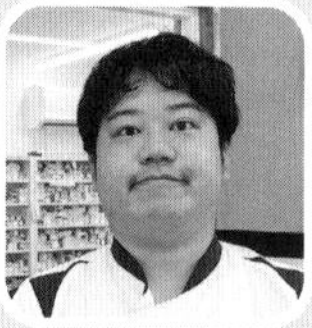

小路《しょうじ》 晃平《こうへい》 つきの薬局 管理薬剤師、ＮＰＯ法人日本薬育研究会代表

- ２０１５年 大阪薬科大学薬学部卒業後、石川県内の病院に入職
- ２０２０年 つきの薬局（大分県杵築市）を開局
- ２０２０年 ＮＰＯ法人日本薬育研究会を設立
- ２０２１年 認定実務実習指導薬剤師資格を取得

薬学部3年生の10月、私はＡ４用紙に「将来やりたいこと」を書き込み、手帳に挟んでいました。学生時代には「地域を支える薬局を知る」「地域で何をしたいかを見極める」「将来に向けて行動を起こす」——ことを、卒業後には「専門薬剤師の研修施設がある病院で働く」「病院薬剤師経験を生かして開局する」「地域を支える薬局を作る」——ことを、それぞれやりたいこととして記していました。手帳には他にも細かく書いていて、その全てを実現したわけではありませんが、今振り返ると、当時掲げた夢の大半は実現しているように思います。

●地域への貢献を軸に積極的に情報収集

学生時代、「やりたいこと」として掲げた「地域を支える薬局を知る」については、夏休みや休日を利用して、興味を持った病院や薬局に自らアポイントを取って見学しました。企業説明会にも積極的に足を運び、日本薬剤師会学術大会などの学会も聴講して登壇する先生の話を聞いて刺激を受けました。

そうした中で、NPO法人「山の薬剤師たち」が運営するこやだいら薬局の大林秀樹先生に出会い、山間へき地で在宅医療を中心に地域と関わる薬剤師の働く姿を間近で学びました。他にも、寿都そよかぜ薬局の田村英俊先生のもとで地域を支える薬局について学ばせていただきました。アイン薬局夕張店では、山口俊司先生が在宅医療で活躍する薬剤師の姿を教えてくださいました。この経験は、自分の価値観を大きく変えるきっかけになりました。

「地域で何をしたいかを見極める」ためには、ワークショップやイベントを開催。そのときに出会った看護学生から、専門性を生かして地域でケアするコミュニティナースになりたいとの夢を聞き、私も地域医療に貢献できる「コミュニティファーマシスト」のような存在に将来なりたいと思いました。さらに「将来に向けて行動を起こす」ため、地域に役立つ情報を発信したいと考えました。当時、「薬剤師不要論」が報道されていて、〝袋詰め師〟などと揶《や》揄《ゆ》される書き込みを見て、ひどく傷付きました。そこで、大学の大学祭で薬剤師の仕事を知ってもらえるよう「薬剤師体験ブース」を設置。菓子を分包機に入れる体験ではなく、薬の適正使用を訴える取り組みを行った結果、大きな反響を呼びました。

●病院薬剤師として働きながら、開局準備に奔走

就職活動に際しては、地域に貢献できる薬剤師になりたいという気持ちは固まっていたものの、大学を卒業したばかりの自分が役に立てるのか不安でした。そこで、薬剤師として〝修行〟が積める病院薬剤師を目指すことに。専門薬剤師資格取得のための研修が充実し、病棟にいる医療従事者の顔が見えやすく、幅広い疾患が学べる病床数が３００床程度の病院に絞って就職活動を行い、最終的に石川県にある病院に入職しました。

就職して5年がたった頃、妻と結婚しました。妻の実家は大分県国東市でハシモト薬局を経営していました。薬剤師である義母とその家族で開局し、当初は近くに診療所がなかったため薬店業務が中心でしたが、現在は処方箋調剤をメインに行っています。義母は学校薬剤師、地域薬剤師会の会長としての活動の他、施設調剤、在宅医療、地域ケア会議への出席、講演などを1人でこなしていました。

妻は大学卒業後、母の力になりたいとハシモト薬局に就職しました。私も地域を支えるその思いに共感し、病院退職後に同薬局で働く予定でした。折しも、地域からの要望もあって新店舗をオープンする話があり、私も妻も地域に必要とされて開局できるのはうれしかったため開局を決意。私は病院で働きながら1年かけて開局準備を進めました。

新店舗は、クリニック近隣にあった不動産屋の店舗跡です。立地は申し分なく、事務員も医療事務資格を持つ妻の知人を採用できました。開局に必要な各種書類の提出も地元薬剤師会の支援を得て無事に済ませられました。私自身は有給休暇や連休を利用し、石川県から何度も大分県に通いました。店舗の内外装の図面のやり取りや打ち合わせはオンラインで行い、最終決定は現地で行うといったハードな日々が続きました。

ワクワクしたのが薬局名を決めること。地域に根差し、住民に気に入ってもらえるよう、平仮名3文字程度で温かみのある、新しいことに挑戦する印象を与える名前を考えました。最終的に決めた名前が「つきの薬局」です。「杵築《きつき》の薬局」「お墨付きの薬局」「次の薬局」の3つに、いずれも「つきの」という文字が含まれるからです。

ロゴも縁《えん》を大切にしたいとの思いから、円《えん》のみを使ってデザインしました。また、薬局の自動ドアが開くと、ロゴの全貌が見えるなど見せ方も工夫しました。もちろん、薬局名やロゴデザインを工夫することは、来局者にはさほど重要ではありません。大切なのは、患者さんが安心して薬をもらえるようにすること。それを肝に銘じ、気を引き締めて開局しました。

●コロナ禍の厳しい船出を乗り越える

コロナ禍での開局となったため、受診を控える患者さんも多く、また、既にかかりつけの薬局を持っている患者さんも少なかったことから、1日の処方箋枚数が10枚以下の日が続くなど、当初は資金面で苦しい時期もありました。しかし、患者さん一人ひとりに丁寧に対応し続けることで当薬局をかかりつけにしてくれる患者さんが増えるなど経営は徐々に軌道に乗り、現在は薬剤師2人、事務員2人体制で店舗を運営できています。

「地域とのつながりを大切にしたい」と思って開局したものの、コロナ禍で地域の行事が軒並み中止になったことに加え、私自身、新天地で知人も少なかったため、開局当初はそれがかなわずに歯がゆさを感じる日々が続きました。しかし、地域の飲食店がテイクアウトを推進する活動が始まり、地域を盛り上げようという彼らの思いに共感し、昼食は積極的にテイクアウトにしたところ、「昼食時に現れる薬局の人」として飲食店のスタッフに次第に知られるように。その後、地域の有志が開催するイベント「城下町マルシェ」にも参加し、その中で手洗いの推進や薬育活動を行うなど地域での活動を徐々に広げていきました。地域サービスの一部として住民に認めてもらいたいとの思いから、マルシェを自薬局で開催したりもしました。

学生時代に掲げた「地域を支える薬局をつくる」という最後の目標の実現は容易ではありません。しかし、地域から依頼されたことは断らず、問題があれば駆け付けるといったことを地道に繰り返した結果、在宅訪問の件数や地域ケア会議に関わる機会が増え、理想に少しずつ近付いている手応えを感じています。

●学生時代から続ける薬育活動をNPO法人化

仕事とは別に、私は学生時代から薬が不適切に使用されて健康被害が出る事例を減らすべく、未就学児や児童に対して「薬育活動」を行っています。社会人になってからも地道に活動を続けて、２０１６年に任意団体として日本薬育研究会を設立しました。

薬育活動の主な内容は、病気の模型と模擬薬を用いた薬剤師体験です。片方の手に病気の模型、もう片方の手にカプセルを持ち、病気の模型と同じ重さになるように模擬薬を集めて、最後にてんびんを用いて効果を測定します。模擬薬が軽ければ、病気を示す赤色ゾーンに入り、病気が治っていないことを意味します。一方、模擬薬が重過ぎても赤色ゾーンに入り、重大な副作用が出たことを意味します。病気の模型と模擬薬がうまく釣り合えば、病気が治癒したことを意味する緑色ゾーンに入るなど、薬の適正使用について視覚的に学ぶことができます。

薬育教室は休日を活用して、全国にいる仲間と共に東京や京都、大阪などで子どもが集まる団体のプログラムや催し物として行っています。２０２０年10月には日本

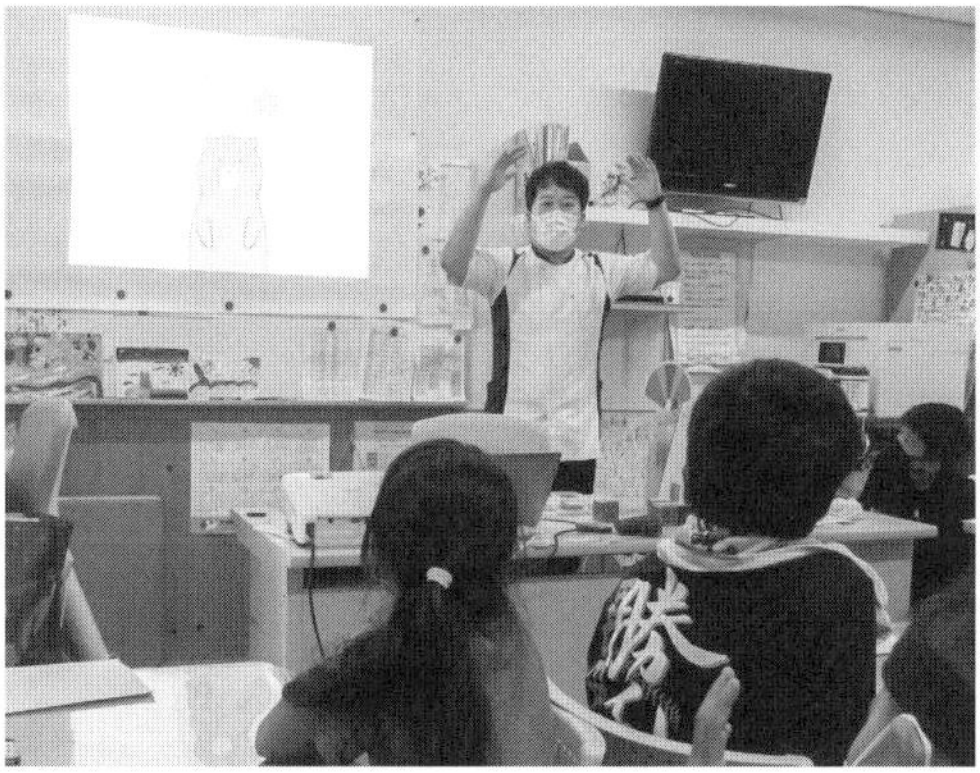

薬育研究会をＮＰＯ法人化しました。

私が目指す薬剤師像は、薬局という場所にかかわらず、地域の一員としてその地域が抱える問題を薬学的アプローチも踏まえて解決できる存在です。この理想の姿を実現するため、挑戦し続ける気持ちを大切にしたいです。

「自分がこうだったらいいな」「あんなことがしたい」という思いがあるなら、Ａ４用紙に言葉や絵などでそれを書き出してみることをお勧めします。そしてそれを実現するために一歩を踏み出してはいかがでしょうか。私が薬学部3年生のときに書いたメモの中に「30歳で薬局を開業する」とありました。１枚のメモが薬剤師としてのキャリアの〝羅針盤〟となって、私を突き動かしてきたとしか思えません。

（※内容は２０２２年1月31日時点）

薬局、CRC

薬局での勤務経験をステップに、精神科領域のCRCとして奔走中

Case 28

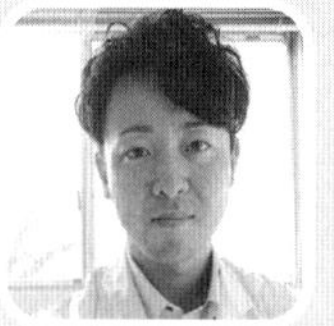

川口《かわぐち》 智也《ともや》 トライアドジャパン医薬開発本部SMO事業部主任

- 2016年 帝京大学薬学部卒業後、トライアドジャパン（相模原市南区）株式会社に入社。研修を経て、かもめ薬局相模大野店に配属
- 2017年 新薬開発支援部（現、医薬開発本部）へ異動となり、CRC（治験コーディネーター）として勤務
- 2019年 スポーツファーマシスト資格を取得

大学時代、私の就職活動は迷走していました。同級生は既に就職先を決めて薬剤師国家試験対策に集中している6年生の秋の時点で、就職先を決めかねていたのです。

薬学部に入ったものの、当時は患者さんに寄り添う良き医療者になれそうな気がせず、病院や薬局などの臨床現場で薬剤師として働く自分の姿がどうしてもイメージできませんでした。開発やモノづくりの分野に興味はありましたが、研究職に就く気合も実力もありません。結局、消去法で、薬学の知識を生かせる治験や臨床研究といった、自分の志向に最も近い臨床開発分

野に就職先を絞りました。

治験支援には、医療機関の依頼を受けて医療機関側の立場で支援するＳＭＯ（治験施設支援機関）と、製薬企業側に立ち支援するＣＲＯ（医薬品開発業務受託機関）があります。ＳＭＯに所属するＣＲＣ（治験コーディネーター）と、ＣＲＯに所属するＣＲＡ（臨床開発モニター）という仕事があり、当初はＣＲＡを希望しました。しかし、そこで再び迷いが生じました。6年間、決して安くない学費を投じて取得した薬剤師免許を全く必要としない職種に就くのは、両親にも申し訳ないという思いが湧き出てきたのです。そんなわけで、私の就職活動は遅れに遅れていました。

就職支援会社を通じて、トライアドジャパンの存在を知ったのは、国試を直前に控えた6年生の夏頃でした。同社は、神奈川県相模原市を中心に現在28薬局を運営していますが、２０００年から精神科領域を中心とした治験支援事業（ＳＭＯ）を行っています。「薬局事業と治験支援事業を手掛けるこの会社なら、薬局薬剤師として薬剤師免許を使った仕事ができ、かつＳＭＯで治験支援にも携われる！」と思い、求人に応募して内定をもらい、冬前に就職活動からようやく〝卒業〟できました。

●薬剤師として精神科の患者と向き合う

入社後、約半年間の研修を終えて配属されたのは、精神科の処方箋を中心に1日１５０～１８０枚程度を応需する薬局でした。来局するのは、近隣にある精神科クリニックの患者さんが中心でした。患者さんによっては調子がいいときと悪いときの差が激しく、クリニックで長い時間待たされたというストレスも相まって、待合で声を荒らげたり、暴れたりすることもしばしばあり、緊迫感がありました。

とはいえ、調剤室に戻れば、明るいスタッフに囲まれ、自由に働きやすい職場でした。折しも、かかりつけ薬剤師制度が始まった時期であり、1人の患者さんに向き合う機会が増え、バックグラウンドを把握した上で薬剤師として介入できることを模索したり、提案しながら薬物治療を支援できるのは、地域に根付いた薬局ならではの魅力的な仕事だと感じていました。

学生時代は「タイプじゃない」と思っていた薬局薬剤師としての業務に、面白みややりがいを感じていた２０１７年６月、ＳＭＯを手掛ける社内の医薬開発本部（当時、医薬開発支援部）に突然異動になりました。薬局は人手が足りず大変な時期だったので、一緒に働いてきた同僚に申し訳ない気持ちと、「このタイミングで異動なのか」と少し寂しかったことを覚えています。

異動希望を出してはいませんでしたが、入社動機がレアだったこともあり、どうやら入社当初から「新卒でＣＲＣ希望の薬剤師が入社する！」と社内でも話題になっていたようです。当社のＳＭＯは、精神科領域に特化し、その領域では業界トップクラスなのですが、今にして思えば、入社直後に精神科門前薬局に配属されたのは、「ゆくゆくは精神科領域のＳＭＯで働くために」という方針からだったように思います。

実際、薬局勤務を経験して精神科の患者さんと関わっていたことで、教科書を読むだけでは捉えにくい疾患ごとの症状の特徴などの理解が深まりました。未経験でＣＲＣに転職し、被験者である患者さんとの接し方に不安を覚える人は多いようですが、私の場合、精神科の処方箋を多く応需する薬局で患者さんや精神科医と日々接していたため、そうした不安はなく、精神科の専門医療機関にも抵抗なく入り込めました。そういった点でも、薬局と治験支援の事業の両方が経験できる企業に就職したよかったです。

●〝縁の下の力持ち〟として、治験の円滑な実施を支える

現在はＣＲＣとして、精神科専門の病院で複数の治験の実施を支援していますが、その内容は多岐に渡ります。例えば、治験責任医師をはじめ、看護師や臨床検査技師、ソーシャルワーカー、臨床心理士、作業療法士、管理栄養士、事務部門の方など、多くのスタッフと連携しながら被験者を観察し、所見やデータを取ります。治験が円滑に実施できるよう、検査スケジュールの調整や必要資材の準備、治験資料の整理などを行うのもＣＲＣの仕事です。

入院が必要な治験では、途中で退院が認められないケースも多く、病院側のベッドコントロールに影響が出ます。病床回転率が下がると医療機関の経営にも影響するので、治験の実施によって入退院調整に支障が生じたり、回転率が著しく低下しないよう、各部門への情報共有も欠かせません。

ＳＭＯのＣＲＣは医療資格を有していても、患者さんへの医療行為は一切行えないので、検

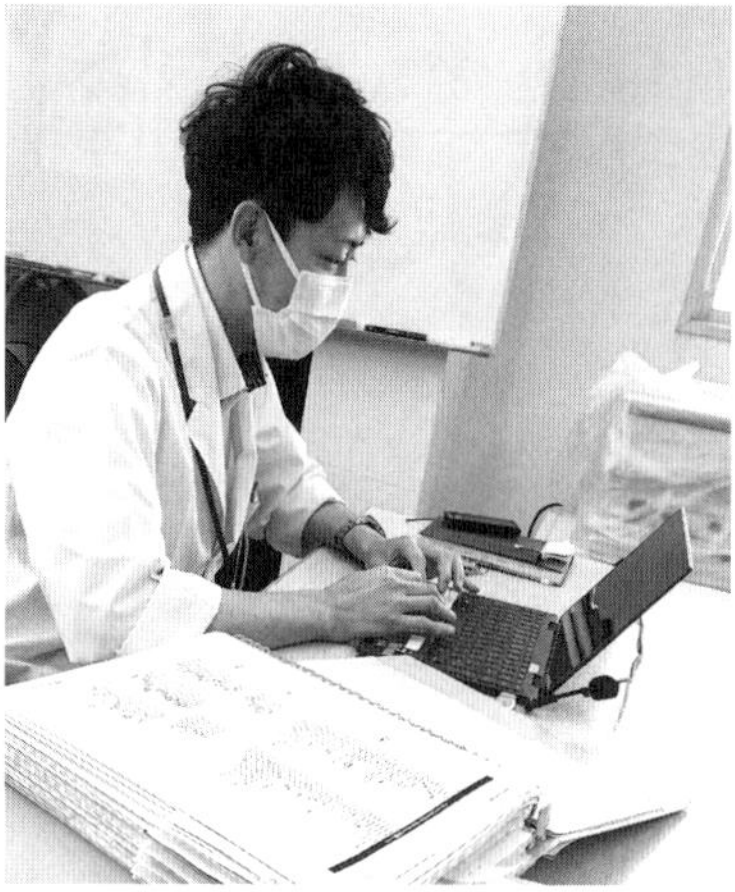

査や診察、投薬など、院内の医師やコメディカルスタッフに依頼することばかりです。通常の業務で忙しいところに治験を依頼するので、相手の業務の流れや、病棟の1日の動きを把握して、依頼するタイミングを計ったり、実施時期を決めるなど、とにかくタイミングには留意する必要があります。

医療機関にとって治験実施が大きな負担になると、治験の受託医療機関が減っていき、ひいては日本の医薬品開発に影響を及ぼしかねません。そうならないように、負担をできるだけ減らすのがCRCの仕事だと考えながら業務に当たっています。〝縁の下の力持ち〟として、各部署や人と調整して治験が順調に進んだときは、ホッとするのと同時に、晴れやかな気持ちになります。また、自分が携わった臨床試験が成功し、承認薬として上市されたときは、何とも言えない達成感があります。形に残る仕事であり、世の役に少しは立てたという実感があるのも、この仕事の良さです。

そんな治験は、被験者である患者さんはもちろん、医療機関の多くの部署の方々の協力の下、実施されています。多くの人たちの善意や協力を引き出すのが私たちの仕事であり、治験の同意をもらうのも、補助業務の１つです。治験に対しては「人体実験」「よく分からない薬を飲まされる」「怖いもの」というイメージがまだまだあります。そうした中でも「未来の医療に貢献したい」と言って治験参加に同意くださる患者さんやそのご家族もいて、その思いに触れたときにはうれしく感じます。

●「治験実施計画書からの逸脱」で学んだこと

一方で、失敗も経験しました。治験は治験実施計画書で定められた基準・規定にのっとり実施しなければなりませんが、私自身の計画書の理解不足のために、医療機関の職員の方にきちんと説明できておらず、規定から外れた手順で、治験が進められてしまったことがありました。これを「治験実施計画書からの逸脱」と言います。結果的に、被験者の方の貴重なデータが十分に利用できなくなったばかりか、治験に協力してくださった思いや負担も台無しにしてしまったのです。ＣＲＣは単なる補助業務ではなく、医療機関の中では治験のプロとして任されている職種であることを再認識しました。この経験は今でも大切にしています。

データの信頼性を担保する上では、被験者の方への対応にも配慮が必要です。不安を取り除くために、問い合わせには慎重に言葉を選んで丁寧に説明するよう心掛けています。一方で、治験中は、必要以上に介入しすぎるとそれが「治療」となってしまい、データとしての信頼性が揺らいでしまう面があります。精神科領域では特に、心理的影響が大きいとされており、そのバランスの難しさを日々感じています。
精神科領域の疾患を対象とした試験のプロフェッショナルを目指していますが、今後は精神科以外の領域にも踏み込んでいき、あらゆる試験に対応できるようにもなりたいです。そのためにも治験のプロとして一つひとつの試験を無事、契約満了まで持っていくことの積み重ねを大事にしています。新薬を待つ人たちのために、治験支援を通じて、新しい医療に貢献していきたいです。

（※内容は2022年1月28日時点）

Case 29

DgS、薬局 ⇩ 企業

薬局から医薬品製造の現場へ転職、臨床と製薬業界をつなぐ架け橋に

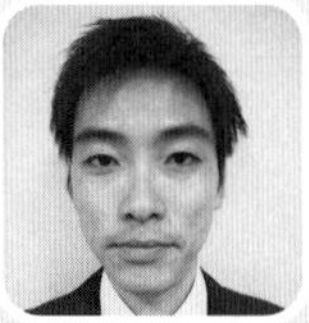

谷口《たにぐち》 智洋《ともひろ》 ニプロファーマ 埼玉工場第1プラント品質管理課

- 2012年 東邦大学薬学部卒業後、東京都内のドラッグストアチェーンに入社
- 2013年 調剤薬局に転職
- 2017年 ニプロファーマ（大阪市中央区）に転職し、埼玉工場第1プラント品質管理課に配属。21年より同課サブリーダーとして勤務

私は6年制薬学部の第1期生として卒業し、2012年に中堅ドラッグストアチェーンに入社して医薬品店舗販売に従事しました。ドラッグストアに興味を持ったきっかけは学生時代のアルバイトで、来店者と気軽に話しながら健康相談や薬選びのお手伝いなど、地域の人々と触れ合えることに魅力を感じました。その後、管理薬剤師をする傍ら、店長代理となって当時発足して間もない登録販売者の育成と管理に尽力しました。

しかし、医薬品店舗販売のキャリアだけで積める知識や経験に限界を感じ、転職を決意。

２０１３年に中堅の調剤薬局チェーンに入社し、保険薬局の調剤業務に従事しました。その後、病院薬剤部に出向して薬剤部の中央業務や病棟での薬剤管理指導を行うと共に医療機関との連携推進の強化にも努めました。また、地域薬剤師会関連の仕事や、在宅医療への参画を通じた地域連携業務では、他職種とのやり取りや調整を行いました。調剤薬局では、前職で培った一般用医薬品に関する知識や経験が、飲み合わせや相互作用に対応する際に生きました。また、薬局長や管理薬剤師を経験し、マネジメントスキルを獲得できたことも良かったです。

●製薬会社に転職し、医薬品の品質管理業務に従事

その後、医薬品製造の仕事をしたいとの思いが強くなり、２０１７年にニプロファーマに転職し、現在、埼玉工場第1プラント品質管理課で医薬品の品質管理業務に従事しています。主な業務内容は製品出荷最終試験、安定性試験、機器管理、温湿度モニタリング、試薬管理などです。

入社当時、埼玉工場は春日部地区に第1、2プラント、羽生地区に第3プラントがありました。その後、マイラン製薬川越工場や日本ジェネリック春日部工場の取得、ＥＳファーマ（前身は田辺製造販売）の完全子会社化などで、工場の規模は拡大しました。それもあり、私はプラント間の品目移管や新規製剤受託などの対応、他工場への一時的な出向など、わずか数年の勤務で多くの経験を積むことができました。

「品質管理業務」と言っても、その業務は多岐にわたります。以前、就職活動中の学生の面談に関わった際、私が「品質管理業務と聞いて何を思い浮かべますか」と質問したところ、「ベルトコンベヤーみたいな、流れ作業みたいな仕事」という答えが返ってきたことがあります。実際には様々な業務で構成されており、試験検体の現場からのサンプリングや保管管理、文書の作成や改訂、実際の試験業務（包装検査、原料試験、製品試験、安定性試験、バリデーションなどの特別試験）、試験設備や機器の維持管理、試験に使用する試薬や試験環境の管理、安全管理、教育訓練、予算稟議《りんぎ》――などです。

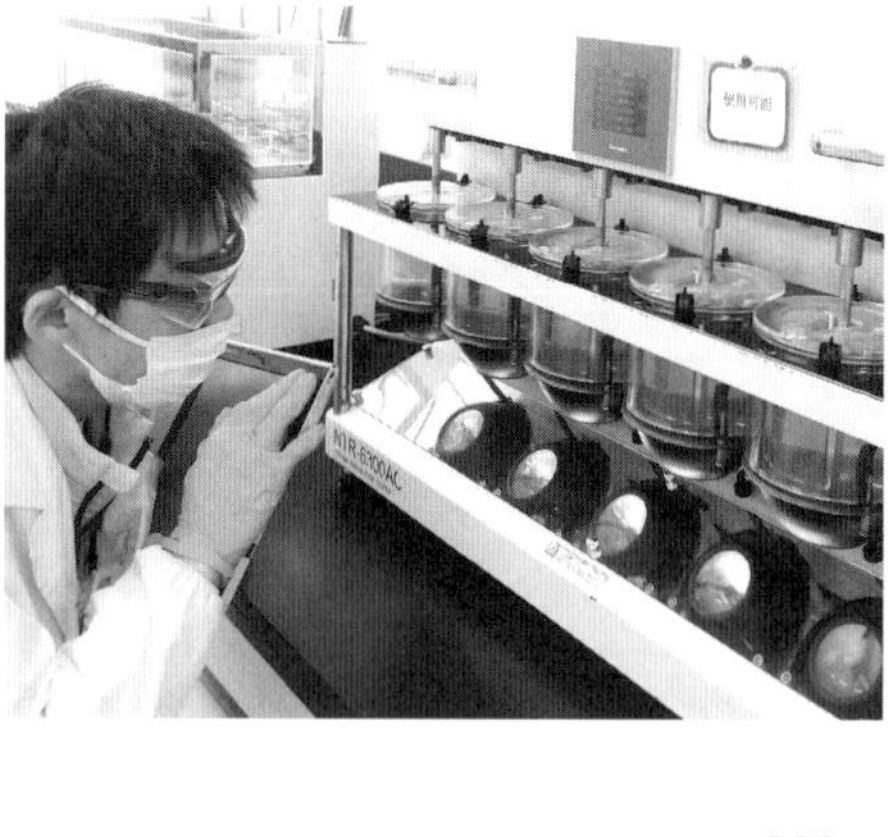

製造した物が出荷可能か最終的に判断するための試験を行う部署であり、品質を厳しい目で確認する重要な仕事です。間違いはないか、規格を満たしているかなど厳しくチェックするという面においては、薬剤師業務に通じる部分も多いように感じています。

医療現場からキャリアチェンジした私は製造現場や品質管理の知識に乏しく、転職当初はかなり勉強しました。物性関連から学び始め、徐々に機器の知識や試薬の取り扱いを覚え、関連法規や手順との整合性が取れるようになり、分析者として自立して業務を行えるようになりました。試験業務と並行して様々な管理担当も経験することで、業者間、部署間のやり取りにも参画できるようになり、２０２１年からサブリーダーとして試験責任者の補佐や課員の試験支援に従事しています。自己研さんの一環として品質管理検定2級を取得し、統計解析による傾向分析や経時変化予想、品質管理手法を用いた課題解決の技術などを身に付けました。今後はさらに精進し、品質管理全般に精通する人材に成長したいと思っています。

●品質管理業務全般を担う高度な専門性と多様性

私が勤務する埼玉工場第1プラントは主に小規模スケールの経口薬を多品目製造しています。隣接する埼玉工場は大規模スケールの製造に対応し、第2プラントは主に外用貼付薬、第3プラントは半固形製剤などの外用薬、第4プラントは小規模スケールの経口薬を製造しています。品質管理試験の手法や手技は、剤形によっても大きく異なる場合があります。

例えば、経口薬の錠剤であれば分析に際して「前処理」が必要となることがほとんどです。前処理とは錠剤から成分を抽出して分析に不要な夾雑物《きょうざつぶつ》を除去する工程を指し、この部分にかなりの工数を要します。これに対して注射薬はこの前処理がほとんどなく、試料をほとんどそのまま分析にかけることが可能な場合がある点が大きく異なります。また、外用薬は溶剤への成分放出に関して時間を要する場合がある——といった具合です。製造拠点ごとに高度な専門性があり、これら全てに精通することは大変だと感じています。

ところで、「薬剤師は一生勉強」と言われることがあります。ただし偏った勉強はかえって視野を狭め、正しい判断を難しくする場合があります。私が薬局に勤務しているとき、ある薬剤師が患者さんから「ジェネリック医薬品とは何ですか」と聞かれ、「特許の切れた薬です。特許が切れると簡単に製造できるので安く販売されています」と説明していました。前半部分はおおよそ間違いではありませんが、後半部分は正確な情報ではないと思い、私はその会話に割って入って慌てて訂正しました。説明した薬剤師はあくまで分かりやすい説明をしたかっただけとのことでしたが、内容が適切でなければ、後で問題になる可能性があると感じました。

医療現場に従事していると必然的に臨床に重きを置いた自己研さんをしがちですが、医薬品を取り扱う職種である以上、必要最低限の製剤学や薬物動態学、業界全体の構造や薬事に関する知識を備えておくべきです。前述の間違いは、臨床に偏った知識から生まれた初歩的な勘違いでしょうけれど、こうした少しの不備が誤った情報を生み、業界全体へ波及することは決して容認されることではありません。先発品も後発品も医薬品である以上、製造には大変な苦労と時間を要します。原薬や賦形剤の入手から承認申請まで決して簡単ではなく、相当の工数を要します。また、設備の維持や更新に巨額の資金を要し、従事する人材の確保と教育にも労力を要します。

薬局で働く薬剤師が「薬局薬剤師は処方箋通りに調剤するのが仕事だ」と言われたらどう感

じるでしょうか。確かに処方箋通りに調剤することが基本ですが、それだけではないはずです。処方内容に不備がないか、適切な薬物治療か、相互作用はないかなど、様々な薬学的管理業務があるはずです。

　こうした経験から、私は生涯学習の重要性と同時に、幅広い視点を持つことの重要性を感じています。現在は製薬業界に関わる一員として、主に日本薬局方やＧＭＰ関連法規、機器関連の自己研さんが重要であると感じていますが、臨床向けの講座やマネジメント関連の講座なども定期的に受講し、バランスの取れた薬剤師を目指して努力しています。

「薬剤師」というと、多くの人が調剤薬局や病院薬剤部で働いている姿を想像すると思いますが、それ以外にも活躍できる業界や領域は、製薬はもちろん、商社や出版、流通、ＩＴなど多岐に渡ります。私自身は医療現場と医薬品製造の両方の経験を生かし、薬剤師が活躍する領域をさらに広げたいと思っています。医療現場で勤務していた際に、製薬会社に質問や要望が届きにくいと感じたことがしばしばありました。反対に、現在は製薬会社に勤務する立場として、医療現場の声がもっと身近に感じられたらと思うことがあります。医療現場が何を求め、考えているのか、それに対して私は何をすればいいのか、双方を理解できる人間として業界間を橋渡しする役割は極めて大きいと感じています。

（※内容は２０２２年３月１日時点）

DgS ⇩ 薬局

Case 30

成長できる環境を求め ドラッグストアから調剤薬局に転職

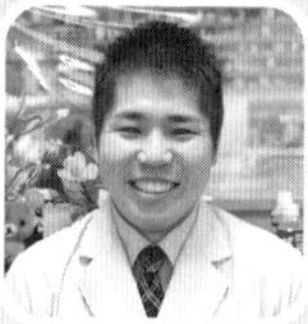

門田《かどた》 直紀《なおき》　アルファーマ薬局

- ２０１８年　神戸学院大学薬学部薬学科卒業後、総合小売大手Ｓ社に入社。東海地区にあるドラッグストアＨ店に配属
- ２０１９年　東海地区にあるドラッグストアＫ店に異動
- ２０２０年　Ｓ社退職後、アルファーマ薬局（愛媛県松前町）に転職

　薬剤師として社会で活躍する道は色々あります。私自身も、自分は何がしたいのか、何をすれば社会で活躍できるのかを自問し、ＭＲ（医薬情報担当者）と薬剤師のどちらの道に進むか悩みました。しかし、製薬会社のＭＲのインターンシップ、薬局での実務実習がきっかけとなり、最終的に進路を決断しました。

　ＭＲのインターンシップは、夏期と冬期の２度参加する機会に恵まれました。１週間のプログラムで、ＭＲの医療機関の訪問に同行し、医療従事者との緊迫したやり取りなども間近で体験させてもらい、仕事の意義ややりがいを知ることができました。有益な医療情報を迅速かつ正確に医療現場に届けることで、患者さんの健康に貢献するＭＲは、責任重大で働きがいのある仕事です。一方で、主に医療従事者を相手にした仕事であり、患者さんとの距離が想像していたより遠いことに違和感を抱き、自分自身がＭＲとして働く姿が想像できませんでした。

一方、薬局実務実習では、実習期間が２カ月半と短く、薬局薬剤師の仕事のほんの一部を経験したに過ぎませんでしたが、医学的・薬学的な専門知識だけではなく、薬の在庫管理や薬局経営、患者さんとの円滑なコミュニケーションの取り方など多くを学びました。担当した患者さんの症状が改善し、元気になっていく姿を間近で見られることに達成感と喜びを覚えました。薬を通じて患者さんに寄り添いながら健康に寄与できる働き方に感銘を受け、最終的に薬剤師として働く道を選びました。

私が目指したいと思ったのは、子どもからお年寄りまで幅広い患者さんから気軽に頼られる薬剤師です。たまたまそれが、某ドラッグストアの社訓と似ていることが分かり、すぐにその会社の座談会や店舗見学に参加。そこで、ドラッグストアで働く薬剤師のイメージが一変しました。

それまではドラッグストアの薬剤師というと、品出しやレジ打ちなどを行う印象を抱いていたのですが、この会社は、薬剤師の相談業務の時間を十分確保するため、こうした仕事はフロア担当に任せるなど、職域で業務を区分していました。また、「今は健康だけどこのままだと病気になるかもしれないと不安を抱く人」や「病院に行く暇がなくてＯＴＣ薬で済ませたいが、何を選べばいいか分からない人」など、想像以上に多くの人が、様々な不安を抱えてドラッグストアを日々利用していることが分かり、薬剤師の職能を十分に生かせると感じました。患者さんとの距離が近く相談しやすい雰囲気にも好感を抱き、最終的にこの会社への入社を決めました。

●理想の薬剤師像を確信した在宅患者との関わり

この会社が運営するドラッグストアでは、保険調剤も手掛けており、在宅医療にも力を入れていました。店舗に配属されて2年が過ぎる頃には、医療用医薬品の服薬指導やＯＴＣ薬販売、在宅医療、後輩指導などの通常業務に加え、夜勤など過酷とされる仕事も余力を持ってこなせるようになりました。

そうした日常を送る中で、その後の私のキャリアに大きく影響を与える出会いがありました。ある新規の在宅患者さんを担当したときのことです。契約のために訪問し、患者さんと初めて会ったのですが、終始ぶっきらぼうな態度で何も話してくれません。結局、奥さまに契約内容を説明しただけで、この日の訪問は終了してしまいました。

次の訪問時もご本人はずっと無言。仕方なく奥さまに服薬指導しました。自宅を訪問しているにもかかわらず患者さんと話せない状態にもどかしさを感じた私は、健康サポートを任せてもらいたい一心で、会話のきっかけについて真剣に考えました。まずは私自身に興味を持ってもらうことが大切だと考え、奥さまから患者さんの趣味や嗜好などの情報を事前に収集し、会話のきっかけを作ろうと模索しました。

3回目の訪問時、何気なく野球の話題を出したとき、突然、患者さんから「野球好きなんか」と初めて聞かれました。「好きでよく見ています。今年はどこが優勝しそうですかね」と返したところ、うれしそうに話してくれました。そこから次第に打ち解け、患者さんとの距離が一気に短くなったように感じました。共通の話題ができるようになって以来、訪問のたびに「よく来たな。待っとったわ」と声を掛けてくれるように。世間話をしつつ、体調の変化や副作用の確認などできるようになり、やりがいを感じました。

しかしある日、ご家族から患者さんが亡くなったと一報がありました。数日前まで元気だったので、突然亡くなられたことが信じられませんでした。「残薬を処分してほしい」という要望があり自宅にうかがうと、奥さまから「主人は門田さんに会ってから、本当によく話すようになった。最近は『次はいつくるか』と尋ねてくるぐらい会いたかったようです。色々とご苦労をお掛けしましたが、最後まで見てくださり本当にお世話になりました」と深々と感謝されました。薬剤師として患者さんの在宅療養を適切にサポートできたか不安でしたが、奥さまの言葉に救われた気がしました。

専門知識をいくら持っていても、患者さんとの信頼関係がなければ、適切なコミュニケーションが図れず、薬剤師としての職能も十分発揮できません。この経験を通じて「患者さんの気持ちに寄り添い、一人ひとりに合ったコミュニケーションが取れる薬剤師になりたい」という、自身が目指す薬剤師像が確立し、このことを念頭に置きながら日々の業務に励むようになりました。

●人生は一度きり。成長できる環境に飛び込む

その一方で、日々の業務については、できないことや分からないことが少なくなり、次第に仕事への慣れを感じ、成長スピードが減速していると悩むようになりました。そして新しい刺激を求めて心機一転、転職したいとの思いが強くなっていきました。

しかし、いざ転職しようとすると、これまで築いたキャリアを白紙にして、新しい人間関係の職場でやっていけるか、ドラッグストアで学んだことを別の薬局で生かせるかなど、漠然とした不安に押しつぶされそうになりました。独りで考えても答えが出ずに不安が募るだけだったので、転職経験のある先輩に相談したところ、「悩んだら大変な道を選んだ方がいい。楽な道だと甘えが出てしまう。大変な道を乗り越えることで成長につながる。若いうちは楽な道に逃げず、積極的に大変な道に進むべきだ」と叱咤《しった》激励されました。

その言葉に背中を押される形で、２０２０年、地元である愛媛県のアルファーマ薬局に転職し、新たな一歩を踏み出しました。通常の外来・在宅業務に加えて、地域医療連携ケア会議や地域健康フェスタなど地域住民の健康を支える活動を積極的に行っていること、近隣クリニックと合同で行っている週１回の勉強会や製薬企業や薬剤師会主催の勉強会など、学習機会の多

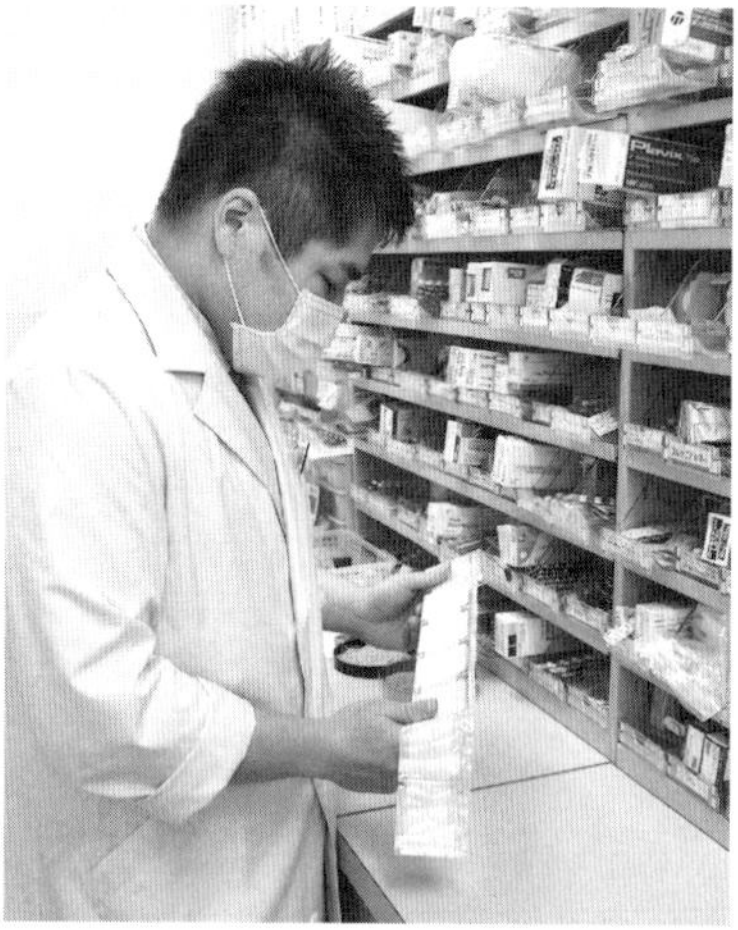

さなどが、転職の決め手になりました。実際、入社してから週２～３回の頻度で勉強会に参加できています。

現在は、処方箋調剤の業務に加えて、新型コロナワクチンの集団接種会場での調製業務や、２０２２年４月の開局に向けた新店舗開発事業、自社ウェブサイトの新規開設、スポーツファーマシストとして近隣薬剤師とアンチドーピング活動をするための計画立案——など、幅広い業務に携わっています。前職では体験できなかった仕事を任され、責任とやりがいを持って日々を送っています。

転職する動機は様々だと思いますが、いずれにせよ勇気のいることです。不安が先立って一歩を踏み出せない人もいると思いますが、時間は有限であり、人生は一度きりです。今より成長できる環境であれば、飛び込むべきであると私は考えます。

（※内容は２０２２年３月１日時点）

企業

製薬会社でＭＲとして医療に貢献、自身の可能性を広げる

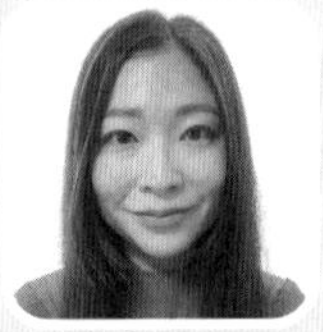

津吹《つぶき》 京子《きょうこ》　ＭＳＤ 製品・セールストレーニングスペシャリスト

- ２０１２年　明治薬科大学薬学部卒業後、ＭＳＤ株式会社（東京都千代田区）に入社。ＭＲとして精神科領域、糖尿病領域を中心に担当
- ２０２１年　本社勤務となり、製品やセールスの研修、マーケティング業務などを担当

学生時代は、製薬会社に就職するとは思わず、薬剤師になるつもりで過ごしていました。いつか地元で薬局を開き、地域住民の健康相談に乗れる薬剤師になりたいと思い、薬学部５年のときには地域医療コースを選択し、調剤薬局で半年間実習をしました。

その気持ちが変わったきっかけは、就職活動でした。当時は企業の採用試験が先に始まり、薬局や病院などはその後だったので、視野を広げるために就活イベントの合同企業説明会に興味本位で参加しました。どの製薬会社の説明も、「患者さんを救いたい」という強い気持ちに

あふれていました。そのときに考えたのは、患者さん一人ひとりに直接関わって寄り添えるのは臨床現場の薬剤師だが、製薬会社は世界中の多くの患者さんに貢献できるのではないかということです。私がやりたいのは後者かもしれない、と直感的に思いました。薬剤師免許を持ちながら、薬剤師以外のキャリアを選択することには勇気が必要でしたが、あえてそこにチャレンジしたいと思いました。

●９年間の経験で分かったＭＲの使命と魅力

ＭＳＤを志望したのは、米国本社創業者の息子であり創成期に社長を務めたジョージ・Ｗ・メルクの「医薬品は人々のためにあるのであり、利益のためにあるのではないことを決して忘れてはならない」という言葉に感銘を受けたからです。また、ファーストインクラス（画期的医薬品）の薬剤を幾つも世に出している優れた研究開発力や、世界中の人々に貢献できるグローバル企業であること、さらに働いている社員を大切にする企業姿勢にほれ込み、入社を強く希望しました。

入社後９年間はＭＲ（医薬情報担当者）として働きました。ＭＲの仕事は医薬品が適正に使われるよう情報提供し、医療に貢献することですが、と同時に、企業でもあるため売り上げを伸ばすことも必要です。医療への貢献を考えて行動したことが、時には会社の売り上げにとってはマイナスになるように見えることもあります。新人時代は、そこにモヤモヤしたりもしましたが、次第に、医療者との信頼関係を築いて患者さんのことを第一に考えて行動すれば、結果として売り上げにもつながるということが分かってきました。また、「ＭＳＤさん」ではなく、「津吹さん」と呼んでもらえるような関係構築を心掛けながらＭＲ活動を続けることで、自然と営業成績も伸びました。

ＭＲは直接患者さんと接することはありませんが、医療従事者を通してその向こうの患者さんに貢献できたことを実感できます。また、講演会などを通して、医療従事者同士や医療機関同士をつなげるといった地域医療への貢献にも携わることができます。

多くの研究者が時間をかけて作り上げた自信を持って薦められる自社製品を患者さんに届けるため、現場の医師と一緒により良いものに育てて広めていく。そして売り上げを伸ばすことで得られた資金を開発費に回し、新たな治療薬を世に出すことでさらに多くの患者さんに貢献できる――といった好循環を作り出すことも、ＭＲの使命だと感じています。

●病院や地域医療への貢献を通じてやりがい実感

ＭＲの仕事で印象に残っているエピソードが2つあります。

1つは、総合病院を担当していたとき、その病院の糖尿病治療の充実に貢献できたことです。その病院の薬剤師から「糖尿病患者さんが多いものの院内連携ができていない」との相談を受けた私は、糖尿病専門医をはじめとする院内の内科医だけでなく、外科、精神科、整形外科などの医師、薬剤師、看護師、栄養士など糖尿病患者さんに関わりがある医療従事者全員を対象に糖尿病に関する情報提供を行いました。その結果、病院全体の意識が変わっていき、月１回の糖尿病委員会、年２回の糖尿病教室の開催が、その病院に定着しました。日々のディテール活動を通じてその病院の医療の質向上に貢献できたと実感し、ＭＲになって良かったと思いました。

もう１つは、精神科領域における地域医療への貢献です。当時私が担当していたある地域では、精神科病院と精神科クリニックが連携する機会がありませんでした。そこで、地域の病院、診療所の専門医を対象にした講演会の開催を企画。講演会当日は、多くの医療従事者の参加があり、また内容も大変好評で、その地域で精神科医会発足に向けた第一歩を踏み出せたと感謝されました。地域医療に貢献でき、ＭＲとしてのやりがいを改めて実感しました。

●人に伝える楽しさに気付き、研修部門に異動

ＭＲとして働く中で、新たな気付きもありました。それは、人に何かを伝えることの楽しさです。ありがたいことに医療従事者向けに製品説明会を行った際、「説明が分かりやすかった」「面白かった」と言っていただくことが多く、それが自信につながりました。私自身、何かを学ぶときには難しい言葉をかみ砕いたり、覚えるべきキーワードを選んだりするなど工夫していたので、それを生かせたのだと思います。そういえば学生時代にも、授業のまとめノートが

友人から分かりやすいと好評でよくコピーされていました（笑）。人に何かを伝えることにやりがいを感じている自分に気が付き、それを専門とする研修関係の仕事に興味を持ち、２０２１年にＭＲのトレーニングを行う部署に異動となりました。改めてトレーニングスキルを学ぶと知らなかったことが多く、現在は新米トレーナーとして、日々スキルを学びながら研修業務に取り組んでいます。

製薬業界を取り巻く環境は刻々と変化しています。それに合わせて会社も柔軟に対応し変化していく必要があり、当社では「アジャイル」という考え方を組織運営に取り入れています。

ＭＲ時代、担当エリアや領域が変わることが度々ありました。担当する製品が変わるときは一から学ぶ必要があるため、朝早く起きて自己学習しながら、現担当先の対応と新しい担当先の引き継ぎを並行して行わなければならなく、体力的にきついこともありました。組織の変化とともに、新しい上長や仲間と出会えて世界が広がっていく一方、それまで一丸となって活動していたチームのメンバーとバラバラになってしまうことに寂しさを感じることもありました。しかし、入社時に上司から「会社は変化が多いのは当たり前だから、変化を楽しめるよ

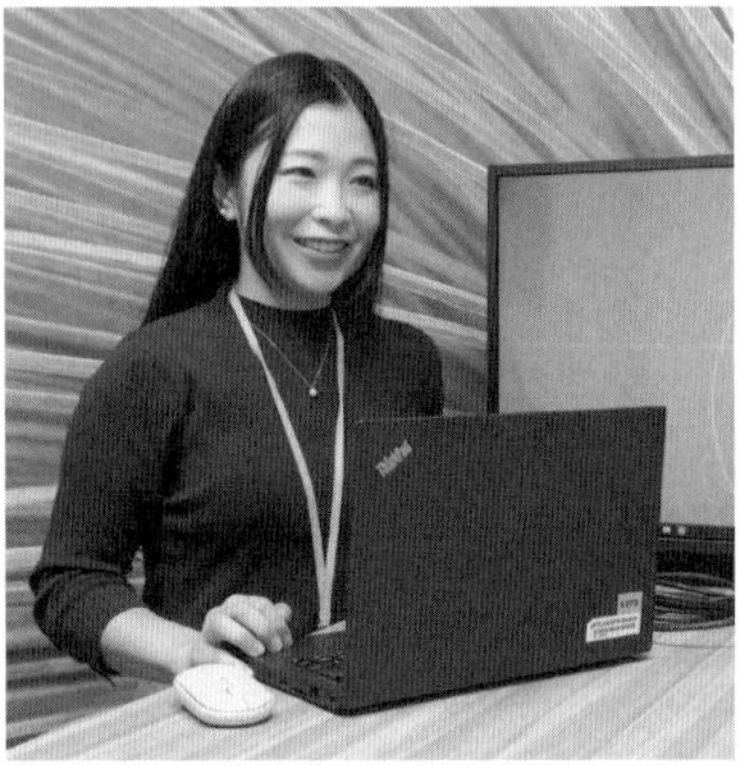

うになるんだぞ」と教わったこともあり、こうした変化を前向きに受け止めています。

現在は、研修業務以外に、製品戦略検討や資材作成、講演会運営など様々な仕事も経験しています。会社をより良くする活動を行う「カルチャーアンバサダー」にも所属しており、柔軟な働き方の推進や会社紹介イベントなどの企画も行っています。また、会社として副業を推進していることもあり、近いうちに薬剤師としても働きたいと思っています。これからも様々な経験を通じて、自分の新たな可能性を見付け、自分らしさをいかしながら、人の役に立つ仕事をしていきたいです。

学生時代には、「薬剤師免許を持っているから薬剤師として働かなければいけない」と思い込んでいましたが、薬学部で学んだことや薬剤師として働いた経験はどんなキャリアにも生かせると思います。私は製薬会社への就職を通じて患者さんに貢献できる喜びと自分の可能性を広げる楽しさを知ることができました。「薬学部＝現場の薬剤師」という固定観念にとらわれずに、薬学部卒業生が視野を広げて様々なキャリアにチャレンジしていくことを応援したいですし、そのことを自分自身にも言い聞かせています。

（※内容は2022年2月24日時点）

薬局 ⇩ 薬局

Case 32

認定資格取得を通じ、薬剤師として学び続けることの面白さを実感

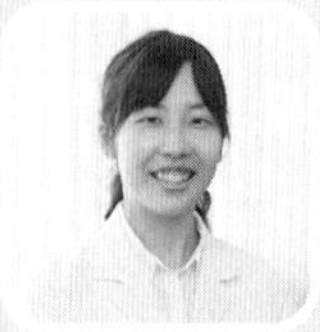

古賀《こが》 綾佳《あやか》 トライアドウエストかもめ薬局御影健康館

- 2013年　神戸学院大学薬学部卒業後、中堅調剤薬局チェーンに入社
- 2014年　結婚を機に退職
- 2015年　トライアドウエスト株式会社（兵庫県姫路市）に転職し、かもめ薬局甲南店に配属
- 2016年　かもめ薬局御影健康館（神戸市東灘区）に異動、管理薬剤師として勤務
- 2017年　かもめ薬局六甲アイランド店（神戸市東灘区）に異動、管理薬剤師として勤務
- 2020年　第1子を出産。1年間の産休・育休を経てかもめ薬局御影健康館に職場復帰

「自分はどのような職場で働きたいのか」――。大学時代の私はハッキリと答えることはできなかったと思います。薬の研究に興味があり薬学部に入学しましたが、進級するにつれ、6年制薬学部卒では研究職へ進むのは難しいかもしれないと思うように。また、実務実習では臨床現場で働くことも向いていないのではないかと感じたことから、一般企業への就職活動を開始。

迷いながら就職活動を進めていたせいか、志望動機を考えるたびに「私が本当に働きたいのはここなのか」と違和感がありました。きっかけは忘れてしまいましたが、とある企業の最終面接を受けているとき、「やはり自分は臨床現場で働きたい」との思いが確信に変わった瞬間がありました。最終面接の帰り道、とてもスッキリした気分だったことを今でも覚えています。

当時は「臨床現場に就職するなら病院か薬局」という認識があり、調剤薬局への就職を決意したのが、6年生の7月。最初に見学に行った会社の雰囲気が良く、そのまま応募し、就職が決まりました。

新卒で入社した会社での配属先は、病院前にある薬局でした。覚えなければならない業務が多く必死でしたが、同期に恵まれ、休日に遊びに行くなどリフレッシュして頑張ることができました。2年目に結婚、引っ越しが決まり、退職することに。引っ越し先で転職を検討した当時は、まだ自分が薬剤師としてどのように働きたいのかが明確ではありませんでした。しかしだからこそ、何か興味のあることが見付かったときにチャレンジできる職場に勤めたいと考え、様々な処方箋に触れて経験値を上げることができる、在宅医療や学会発表に積極的に取り組んでいる、同年代の薬剤師が多くいる——などを条件に会社を探し、最終的には店舗の雰囲気を含め総合的に判断し、トライアドウエストに就職しました。

●学びの目標設定が、モチベーションの維持に

配属されたかもめ薬局甲南店は、病院の前にあり多くの患者さんが訪れる薬局でした。中途入社特有の緊張感もありましたが、前職での経験もあって比較的早く慣れることができ、社会人3年目には研修認定薬剤師を取得しました。

この頃の私の悩みは「モチベーションの維持」でした。学生時代は定期試験や国家試験に向けて勉強すればOK。しかし社会人になると、自ら目標を設定する必要があります。目標をどこに定めればいいか分からず漠然とした不安にかられていましたが、まずは認定資格の取得を目標にしてみようと思い立ちました。「取得できそうな資格」「興味がある資格」「いつか取得したい資格」など様々な資格を調べ、ノートに記録していきました。

また、知識や情報を自分で収集するには限界があると感じ、学会へも積極的に参加しました。当初は「学会なんて自分には関係ない場所だ」と思っていたのですが、講演を聞くと学びが深まり、他の薬剤師の発表を聞くことは大きな刺激になりました。このように、資格取得の目標設定や学会参加などを通じて自身の関心・興味があるテーマを学ぶことで、世界が広がり、それがまた新たな気付きや学びにつながるといった好循環が生まれるようになったのです。

●1つの学びをきっかけに次の学びを見付ける

社会人4年目には、かもめ薬局御影健康館に異動、管理薬剤師として勤務することになり、

法律や制度に関する講習会にも積極的に参加しました。ちょうど管理薬剤師になった頃、患者さんに「かかりつけ薬剤師をお願いするなら古賀さんがいいわ」と言われたことはとてもうれしく、自信につながりました。

5年目には、漢方薬・生薬認定薬剤師の資格を取得。薬用植物園の見学実習では、実際に見る植物が勉強した内容と一致することでより身近に感じ、もっと知りたいと思うようになりました。この後、かもめ薬局六甲アイランド店へ異動し、管理薬剤師として新店舗の立ち上げに関わりました。店舗の存在を知ってもらうために、地域の夏祭りに薬局代表として参加するなどの地道な積み重ねで、来局者は少しずつ増えていきました。近隣に住む患者さんが、薬局の前を通り過ぎるときに外から手を振ってくれたり、店舗の外を掃除していると話しかけてくれたりして、「地域に根差す」ことの意味を学びました。

6年目には、認定実務実習指導薬剤師の資格を取得。学生への指導はとても楽しく、大学と現場をつなぐ実習ができる指導薬剤師を目指しています。7年目には、社外の海外研修へ参加し、米国での薬学教育や薬剤師の働き方などを学びました。保険制度など日本と異なる部分も多く、見るもの聞くこと全てが新鮮！米国の薬剤師は皆、生き生きと働いており、私も薬剤師という仕事に誇りをもって働きたいと改めて思いました。そして学会発表にも初挑戦。発表当日はとても緊張しましたが、ポスターを見に来てくださった多くの方と話すことができ、とても充実した時間を過ごしました。伝えることの大切さを実感した学会。いつかまたチャレンジしたいと思っています。

その後、2020年に第1子を出産し、1年間の産休・育休を取得。育休中にスポーツファーマシストの認定を取得しました。資格を取ったものの、現場でどう生かせばいいのかイメージが湧かなかった私は、スポーツファーマシストとして活躍している薬剤師の話を聞く勉強会に参加。プロスポーツチームの一員としてアスリートをサポートしている話や、独自のアイデアでアンチ・ドーピング啓発に取り組む話などを聞き、スポーツファーマシストが活躍するフィールドの広さを実感しました。現在は、「一般社団法人ドーピング0会」にも所属しています。いつか、女性アスリートのサポートや、スポーツに取り組む子どもたちへのアンチ・ドーピングに関する啓発などに関わりたいと思っています。

●「どのように働きたいか」と考え続けることで成長

育休からの復帰直後は毎週のように子どもが発熱し、こんなに頻繁に熱を出すのかと衝撃を受けました。夫と交代で休みながら勤務していましたが、急にお迎え要請の電話がかかってくることも。そんなときも、店舗にいる先輩ママ薬剤師さんたちの「小さいうちは大変だけど、そのうち熱を出さなくなるから」「ママも頑張って」といった温かい言葉に救われました。復帰後しばらくは、育休期間中に変化した現場の把握や、家事育児と仕事の両立で精いっぱいでしたが、現在はまた新たな目標として腎臓病療養指導士と外来がん治療認定薬剤師の資格取得

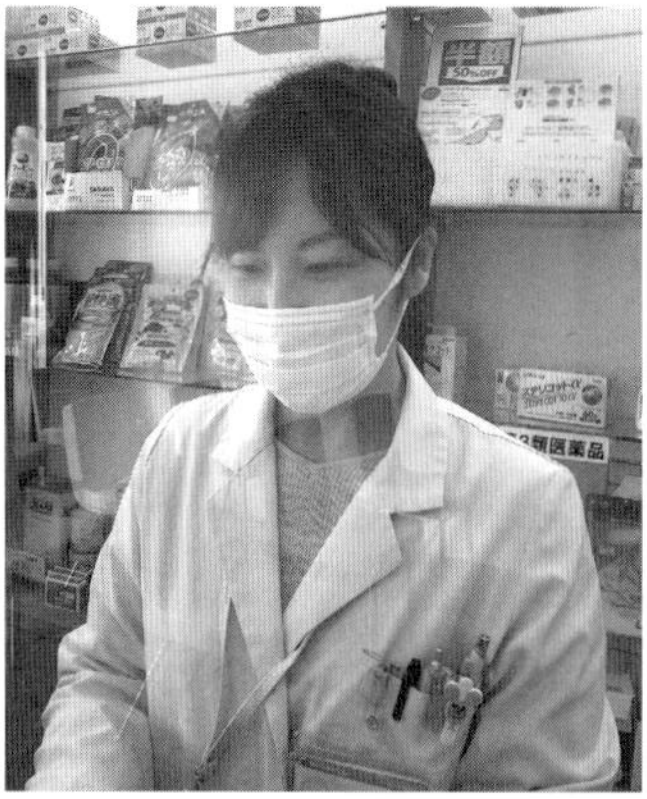

に向けて勉強していきたいと思っています。

私は母親になってもなお、薬剤師としてどのように働きたいかと考え続けています。でも、学生時代と明らかに異なるのは、学びを通じて世界が広がり、新たな興味が生まれ、できることが増えていったということ。最初はモチベーション維持のための認定資格の取得でしたが、資格取得を通じて学んだことを現場でどう生かすかも考えながら、今後も様々なことにチャレンジしたいと考えています。何より、子育てしながら、働き続けながら学ぶことができるのは、家族や職場など周囲のサポートのおかげです。感謝の気持ちを忘れず、薬剤師として母として成長していきたいと思います。

（※内容は2022年3月1日時点）

病院

安全・安心な外来がん治療を目指し奔走、未知の分野にも臆せず挑戦

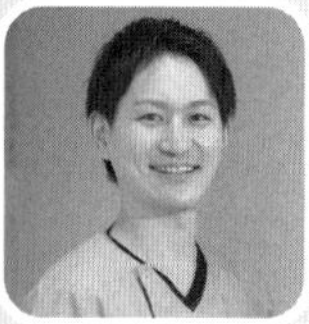

安部《あべ》 圭紀《よしき》 横浜市立市民病院薬剤部

- 2014年 日本大学薬学部卒業後、横浜市立市民病院薬剤部に入職
- 2016～19年 日本DMAT隊員登録、診療情報管理士、日病薬病院薬学認定薬剤師 取得
- 2020年 外来がん治療認定薬剤師、がんゲノム医療コーディネーター取得

Case 33

親元を離れて千葉県の大学に進学した私は、卒後Uターンするのか関東で就職するのかを迷っていました。生まれ育った山形県で地域医療に貢献したいと思い、当初は地元の急性期病院への就職を希望していました。しかしその年は募集がなく、気付けば6年生の10月。こんな時期に新卒を募集している病院は当然少なく、選択肢もなかなかありません。周囲の友人の就職先が決まる中で日に日に不安と焦りが募っていき、毎日のように求人募集を見ては、気になっ

た病院のウェブサイトを検索していました。

地元に帰りたいとの思いはあった一方で、「地方に就職すると勉強会に行くのも遠くて大変じゃない？」という友人の何気ないひと言が、心に引っ掛かっていました。新型コロナウイルス感染症の影響もあり、最近でこそオンラインによる勉強会が増え、論文検索や情報へのアクセスも容易になり、地域格差は本人のやる気次第で埋められる時代になりましたが、当時の私は、友人の言葉にムッとしつつも言い返す知識や情報もありませんでした。そうした葛藤を経て、最終的に横浜市立市民病院への入職を決めました。

決め手は、職場の「雰囲気の良さ」でした。ありがちな理由ではありますが、見学したときに「こんにちは、待っているよー」と気軽に声を掛けてくれ、そうした温かい雰囲気を感じた私は「ここだ！」と思ったのです。入職して7年たちますが、あのとき感じた雰囲気は変わっておらず、偶然にも当時「待っているよー」と言ってくれた先輩と現在同じチームで仕事をしています。職場見学で全てが分かるわけではないですが、どんな形でもスタッフと話してみることが、職場選びの際に重要だと感じました。

●「スペシャルな治療がいい」との患者の思いを受け止めて

入職2年目のとき、一般病棟に薬剤師が常駐するようになり、私は呼吸器病棟に配属されました。呼吸器病棟は肺がん治療中の患者が多く入院しています。病棟業務のいろはも分からない上、さらにがん治療という未知の領域に踏み込んだ私は、初めて尽くしの激動の毎日をとにかく必死に過ごしていました。

ある日、病棟ラウンドをしながら患者さんと話していたとき、その患者さんが受けている治療について「この治療はどうなの？」と尋ねられました。「幾つもある治療の中で、効果と副作用を比べながら選ばれたスタンダードな治療法です」と答えたところ、その患者さんが「俺はスペシャルな治療がいいな」と笑いながらおっしゃったのです。私はハッとしました。この会話がきっかけとなり、「よりベストな治療を届けたい」「副作用を少しでも軽減させてあげたい」「がん治療に精通したい」と思うようになりました。

そこから資格取得に向けて自己研さんに励みました。ちょうど、がん化学療法の主担当だった薬剤師が産休・育休に入ったこともあり、使命感と共にスキルアップにも一層力が入りました。多忙な業務の合間を縫って症例を蓄積し、２０２０年に外来がん治療認定薬剤師を取得しました。

現在は、外来化学療法を受ける患者さんに対して、治療内容や副作用の説明、副作用に対する支持療法の提案

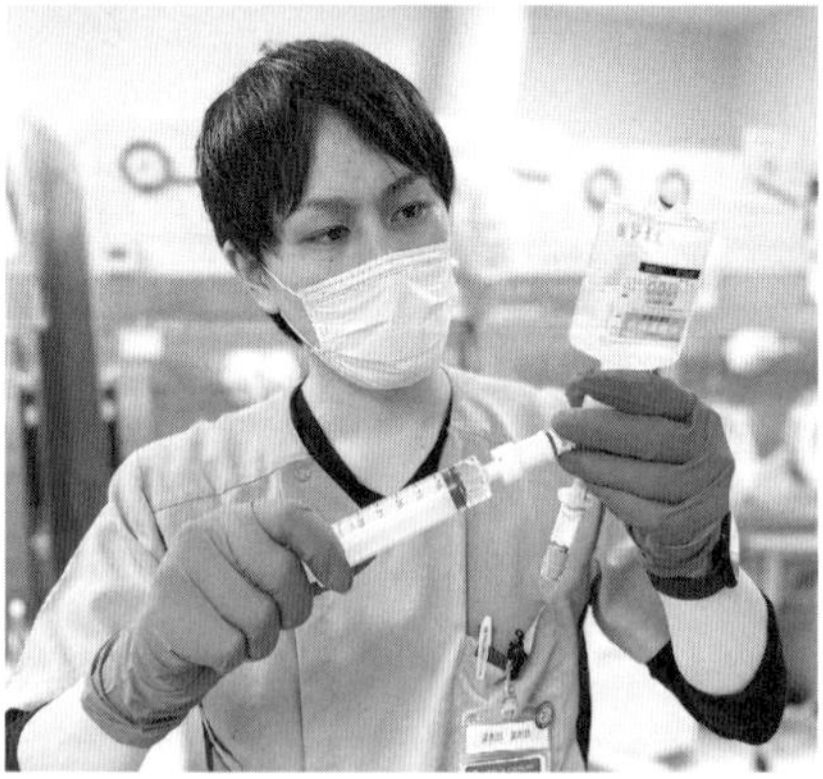

などを行っています。「副作用が少し楽になった」「この前追加してくれたお薬が良かったから、今回も先生に頼んだの」といった患者さんのひと言が原動力になっています。

「抗がん薬治療＝入院」でなく、自宅で生活しながら外来で治療できる時代になりました。一方で、体調変化をキャッチすることが難しくなり、患者さんからのＳＯＳが届きにくくなっている点を懸念しています。２０２０年度診療報酬改定により、院外薬局に治療内容などを情報提供すると加算が算定できるようになりました。その効果もあって最近では、がん治療チームの一員として薬局薬剤師との関わりも生まれ、薬局から送られてくるトレーシングレポートを通じて患者さんのＳＯＳが聞こえてくるようになるなど、プラスの変化を感じています。さらに当院では２０２１年８月からは、専門医療機関連携薬局の認定を目指す保険薬局の薬剤師を対象に、がん治療の研修も始めました。微力ながら地域のがん治療のレベルアップに少しでも貢献できればと日々奔走しています。

●ＤＭＡＴや院内システム構築など未経験分野にも挑む

がん領域の取り組み以外には、薬剤師３年目のときに、災害派遣医療チーム（ＤＭＡＴ）隊員の資格を取得しました。上司から講習会への参加を打診されたときには、「救急の知識もなければ、災害医療を勉強する時間なんてない」と正直思いましたが、未知の分野に挑戦するのは今しかないと思い受講を決意しました。

ＤＡＭＴの一員になり、災害医療の知識を習得したことは成長につながりましたが、それ以上に「周りを見る力」を学びました。ＤＭＡＴにおいて薬剤師は業務調整員という役割があり、部隊が円滑に活動できるよう各種調整や情報の整理の業務を担います。相手が何を求めているのか、この状況でどうしたらうまくいくのかを、刻一刻と変わる災害現場において瞬時に判断する必要があります。こうしたスキルは災害時に限らず日常業務でも生かせるように思っています。

また、２０１９年、病院移転のタイミングで新病院プロジェクトリーダーとして、化学療法におけるレジメンオーダリングシステムの構築に携わったこともいい経験になりました。それまでは電子カルテに標準実装されたレジメンシステムを使用していましたが、電子カルテ更新に伴い、これまでのカスタマイズが全て初期化され、安全の担保が著しく損なわれることが判明。システムを新規導入し、安全性の向上を図ることになりました。

しかし初の導入方式だったこともありトラブルが続発。「病院の移転に間に合わなければ、新病院で化学療法のレジメンが使えない」というプレッシャーに押し潰されそうになりましたが、トラブルの解決方法や代替手段の導き方など、普段の業務では経験できないような多角的視点を養うことができ、この経験は自分にとってかけがえのない財産となりました。新病院が開院して1年半が経過し、システムもやっと安定稼働してきました。育て上げたシステムを後輩に託し、現在は次の新たな取り組みを模索しているところです。

●最初から諦めず本気でやれば道は開ける

私は十数年前、高校野球で甲子園に出場するため、日々血のにじむ練習をしていました。そんな中、練習が始まる前に部員全員で叫んでいた言葉があります。

「本気ですれば大抵のことができる。本気ですれば何でも面白い。本気でしていると誰かが助けてくれる」

高校卒業後も、何か壁にぶち当たったときにこの言葉を思い出します。日常業務に追われたり、仕事や働き方に関する困難に直面したりするとき、「無理だ」とあきらめてしまう前にいったん立ち止まり、自分自身の内面にある「本気」の思いと向き合ってみると、もしかしたら「もっとやってみたい」と思えてくるかもしれません。そんな風にして頑張っていれば、困ったとき、きっと誰かが手を差し伸べてくれるはずです。本気でやっている人を見ていると、誰しも応援したくなりますから。

挑戦して、たとえ失敗したとしても、その経験は自分にとって大きな財産になるはずです。未知の挑戦は恐怖と隣り合わせですが、「やってみる？」と誘いと受けたときに勇気をもって「はい！」と言ってみる。それが、成長の第一歩になると私は信じて、これからも様々なことにチャレンジしていこうと思っています。

（※内容は２０２２年2月28日時点）

企業 ⇩ 病院

企業研究職から病院へ、多職種の中で必要とされる薬剤師を目指し研鑽

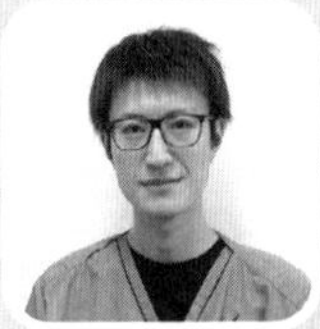

高《たか》見《み》澤《ざわ》 誠《まこと》　佐久総合病院佐久医療センター薬剤部

- ２０１５年　千葉大学薬学部卒業後、研究職として企業に就職
- ２０１６年　退職後、佐久総合病院グループ薬剤部に入職し、佐久総合病院（長野県佐久市）に配属
- ２０１８年　佐久医療センター（長野県佐久市）へ異動

Case 34

人生を少し遠回りして、私は今、佐久医療センターで薬剤師として働いています。大学時代は製剤学を専門とする研究室に所属し、薬物の溶解性の改善や薬物の放出制御に関連する研究に取り組んでいました。薬剤師として働くことを目指して大学に入学したものの、大学が研究者の育成に力を入れていたこともあり、薬剤師として生計を立てていくか研究者としての道へ進むかで悩み、6年制薬学部の学生であっても研究職への就職に強い研究室を選択しました。

与えられた研究テーマでしっかりとした結果を出したいと考え、実務実習期間中も実習終了後に毎日のように研究室へ行き、実験を行ったり自分の研究に関連のある論文を読んだりしていました。一方で、薬剤師としての勉強は、大学で規定されたカリキュラムをこなす程度になってしまいました。

その後の就職活動も研究職に絞って行い、最終的に、ＯＴＣ薬やサプリメントを製造・販売する企業に就職することに。しかしいざ就職してみると、そこでの研究内容は大学時代に取り組んでいた基礎研究とは異なり、限られた既存の有効成分を利用して新商品を創り出す研究でした。基礎研究に研究の醍醐味を感じていたので、次第に研究に対するモチベーションを保てなくなっていきました。このことをきっかけに学生時代に就職活動を行っていた頃よりも真剣に、長いスパンでの自分の将来を考えるようになり、最終的に地元の長野県にＵターンして病院の薬剤師として働きたいという結論に至りました。

病院の薬剤師を選んだのは、基礎研究に取り組む中で培った論理的な思考力が必要とされる職種であり、自分のこれまでの経験を生かすことができると考えたからです。有給休暇を利用しながら転職活動を行い、3カ月後には現在働いている佐久総合病院グループに転職が決まりました。企業で働いたのはたった1年でしたが、もやもやした思いを抱えながら働き続けるよりも病院薬剤師へ転職した、あのときの選択は間違っていなかったと思っています。

書籍や文献を読み漁り、精神科医療チームの一員に

佐久総合病院グループには3つの医療機関があり、薬剤部の場合、私が入職した当時は慢性期医療を担う佐久総合病院（本院）から新人研修がスタートしました。調剤や持参薬鑑別など基本的な業務を身に付けた後に病棟に配属され、薬剤管理指導業務に携わるようになり、薬剤師としての仕事を一つひとつ身に付けながら充実した日々を送っていました。

転職して1年が過ぎた頃、外科病棟を担当する傍ら精神科病棟も担当することに。精神科薬物療法についてそれほど勉強する機会もなく、国家試験の勉強で得た以上の同種同効薬の効果に関する違いなどもあまり分からなかったので、精神科領域の書籍や文献を読み、学会や研修会があれば参加して知識を得ることに努めました。

大学時代に培った文献検索のスキルや、データや論文の妥当性を評価する経験が大いに役立ち、精神科病棟を主に担当するようになってから半年が過ぎる頃には病棟カンファレンスなどにも出席し、多職種連携の中で処方提案を行ったり、薬に関連すると考えられる問題点を提起したりできるようになりました。医師の診察に同行して処方内容の相談を受けるようにもなり、薬剤部の人員不足もあって常駐こそできないものの、精神科病棟における医療チームの一員にもなることができました。この精神科病棟での経験を通じて、専門性の高い薬学的知識をしっかり身に付け提供できるようになれば、チーム医療の中で薬剤師として他の医療職のスタッフに必要とされる機会はいくらでもあると知りました。

●三次救急病院へ異動、強い緊張感で臨む場面も

佐久総合病院で働き始めて2年半がたった頃、新人研修のローテーションの一環で佐久医療センターに異動しました。当病院はグループ内で専門医療、急性期医療に特化した役割を担う三次救急病院です。異動後に循環器病棟と整形外科病棟の担当として経験を積んだ後、現在従事している救急病棟、集中治療室（ＩＣＵ）、高度治療室（ＨＣＵ）の担当になりました。担当病棟が変わるたびに、診療ガイドラインなどを基に当該病棟で必要となる薬物療法に関する知識を習得し、チーム医療の中で貢献しようと常に心がけてきました。

救急病棟やＩＣＵ、ＨＣＵではあらゆる疾患や背景を有する患者さんが入院します。薬剤師として介入でき、意見を求められる機会も多く、時には血栓溶解薬といった一刻も早く投与しなければならない薬剤の調製など、強い緊張感を持って臨まなければいけない場面もあります。医師や看護師など他の医療職からあらゆる分野の薬に関する薬剤の使い分けや相互作用、配合変化などに関する質問を受ける機会も多く、色々な病棟に携わってきた経験を生かせていると感じています。知識をさらに深く掘り下げたり、最新の知見を取り入れながら薬剤師としてのスキルをアップデートすることが、今後の課題です。

●臨床経験年数と共に欲しいスキルが次々と

薬剤師として働き始めて4年目には、感染制御チーム（ＩＣＴ）・抗菌薬適正使用支援チーム

（ＡＳＴ）の一員となりました。感染制御や抗菌薬の適正使用支援活動を行い、救急領域に従事していることから、敗血症などの早期に抗菌薬を導入しなければならない症例に対する抗菌薬の投与設計に関わる機会も多くあります。また、新型コロナウィルス感染症（ＣＯＶＩＤ-19）が流行し始めてからは薬剤部のＣＯＶＩＤ-19担当として奔走し、感染制御認定薬剤師の資格取得を目指したいと思うようになって日々研鑽《けんさん》を積んでいます。

また、救急領域では精神疾患を既往に有する患者さんが入院してくる機会もあり、精神科関連の薬剤を使用する場合が多々あります。ＩＣＵ・ＨＣＵ病棟では手術後のせん妄が問題となるケースを多く経験します。抗精神病薬や抗うつ薬、睡眠薬による予防や治療が必要になる場面も多いのですが、精神科病棟での経験を通じて身に付けた知識を生かすことができており、時には精神科医とも相談しながら症例に応じた精神科関連薬剤の処方提案を行っています。その中で、救急・周術期領域における精神疾患のケアに貢献できる薬剤師を目指し、精神科薬物療法認定薬剤師の取得も目標にしています。

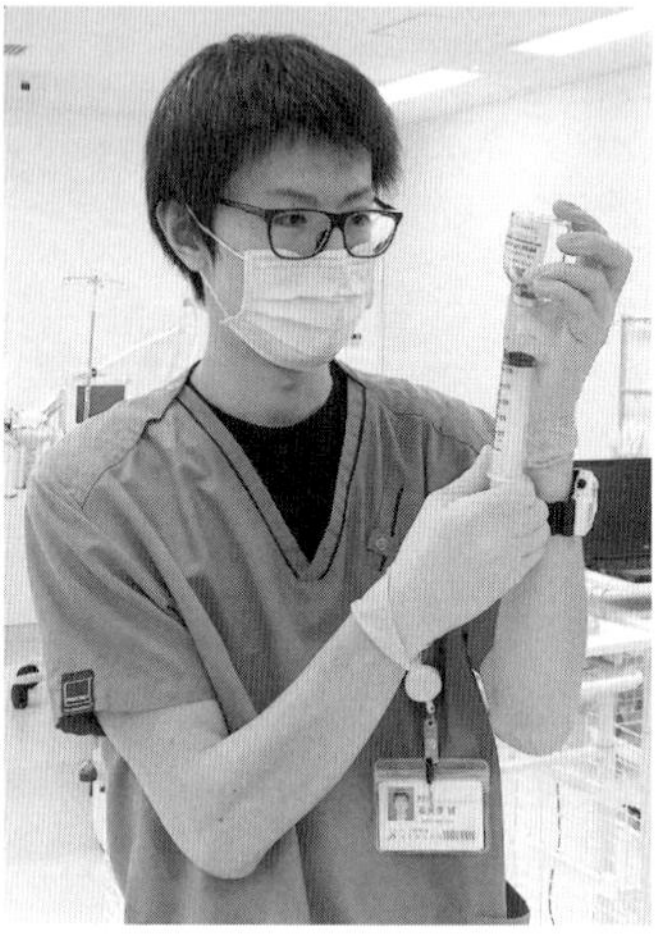

さらに、救急領域での薬物治療にも今以上に正確な知識を持って治療に貢献していきたいので、

救急認定薬剤師の資格も取得したいと思っています――。こんな風につらつら書くと、あらゆる分野に関心があって器用貧乏のように映るかもしれませんが、今は、自分の置かれている環境に感謝しつつ、やれるところまでやりたいと考えています。薬剤師としてのキャリアのスタートが遅かったこともあり、２０２２年度からようやく認定申請の要件が揃う資格が出てくるので、認定取得にどんどんチャレンジしていきたいです。

私は少し回り道をして薬剤師になりましたが、薬剤師として働き始めてから前向きに生活を送ることができ、仕事でもプライベートでも人や環境との出会いに恵まれているように思います。プライベートでは最近、第1子が誕生しました。父親としての役割をきちんと果たせるかと一抹の不安もあり、日々うろたえながらも妻と協力して育児をしています。病院の先輩たちの姿を見ていると、子育てをしながら薬剤師としてスキルアップしていくことは本当に大変なことだと思いますが、幸せな苦労にも見えるので、先輩たちに教えてもらいながら、仕事と子育ての両立を頑張っていきたいです。

（※内容は２０２２年２月28日時点）

DgS

地域連携こそ薬局が生き残る術、多職種と協働し住民の支えに

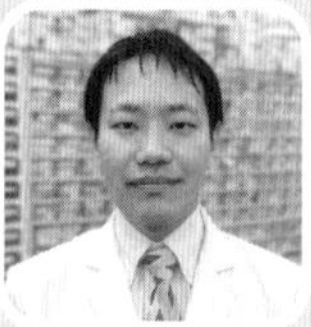

杉《すぎ》野《の》 宗《むね》弘《ひろ》　セガミ薬局大網店 薬局長

- 2012年　慶應義塾大学薬学卒業後、セガミメディクス株式会社（大阪市中央区）に入社。セガミ薬局大森山王店（東京都大田区）で勤務
- 2014〜16年　セイジョー薬局蒲田店（東京都大田区）、セガミ薬局大網店（千葉県大網白里市）、ココカラファイン薬局新浦安店（千葉県浦安市）で勤務
- 2017年　ココカラファイン薬局稲毛店（千葉市稲毛区）に異動し、薬局長に就任
- 2019年　おゆみ野みどりヶ丘薬局（千葉市緑区）に異動
- 2020年　セガミ薬局大網店に薬局長として異動

Case 35

「薬剤師にはなるのだろうけれど、『こんな仕事がしたい』と思うようなこだわりが見付からない」――。そんな気持ちのまま、私は大学5年生を終えようとしていました。高校生の頃、「理学部に進んだら就職先の候補が多くて困るから、ある程度職業が絞られ、役立つ資格が取れるところに……」と考えて薬学部に進学した私でしたが、薬学部生になっても結局、就職先に悩

んでしまったわけです。

そんな私がココカラファイン（当時のセガミメディクス）を選んだ理由は、5つあります。1つは、実務実習で病院より薬局で働く方が向いていると感じたから。2つ目は調剤専門の薬局よりも、ドラッグストア併設の薬局の方が初任給が高かったから。3つ目は併設でありながら調剤専門の薬剤師として勤務できるから。4つ目は10年後の自分が薬局ではなくドラッグストアで働きたいと思ったときに異動できる会社がいいと思ったから。そして最後に、店舗見学で店舗の雰囲気が良かったからでした。

そして卒後約10年たった今でも、転職せずにココカラファインで薬局薬剤師として働いている理由は、地域の方々に必要とされ、地域とつながりの輪を広げながら楽しんで仕事をしているからにほかなりません。

●地域包括支援センターに挨拶、多職種連携会議に参加

大森山王店から始まった薬剤師人生ですが、その後、蒲田店を経て、2015年に大網店に異動しました。ちょうどこの年、厚生労働省が「患者のための薬局ビジョン」を発表し、それ以降、在宅や地域活動、かかりつけ薬剤師といったことが重視されるようになりました。薬剤師の仕事は「対物業務」から「対人業務」へシフトする、という国の政策により、薬局業界全体が少しずつ変化しようとしてきていました。

2017年に初めて薬局長となった稲毛店では、赴任した当初、在宅訪問は1件のみであり、積極的な地域活動も行っていませんでした。私は、このままでは時代に取り残された薬局になってしまうと危機感を覚えました。地域との連携との必要性を感じ、思い切って行動に移すことに。まずは、地域包括支援センターへ挨拶に行き、薬局がどういったことで役に立てるのかを伝えると共に、多職種連携会議に参加させてもらえるようにお願いをしました。自分から店舗の外に出て何かをしたのはこれが初めてだったのでとても緊張しましたが、幸い、地域包括支援センターが地域住民向け講演会のテーマをちょうど探していたこともあり、その数週間後には講演の依頼をいただきました。人前での講演は不安でしたが、快諾しました。

とはいえ、1人での講演には限界があると感じ、当時仲良くしていた医薬品卸のMS（医薬品卸販売担当者）や、製薬会社のMR（医薬情報担当者）に協力をあおぎ、70人ほどの地域住民に向けて骨の話や薬の飲み方などの講演や、骨密度測定器を使った健康相談会を開催しました。講演は好評で、その後年3～4回実施することになりました。

また、参加させてもらった多職種連携会議では、医師や看護師、ケアマネージャー、理学療法士、社会福祉士など、あらゆる職種が80人ほど集い、6～8人ずつに分かれて主に在宅患者に関するグループディスカッションを行いました。薬剤師の目線だけでは到底考えが及ばない意見を聞くことができ、知見が一気に広がりました。参加を重ねるにつれて顔見知りも増え、ケアマネージャーや在宅医から、在宅患者さんを紹介してもらうようになり、地域医療がつながっていくのを実感しました。

なお、この会議は参加するたびに毎回レポートを提出すると、「千葉市在宅医療・介護対応薬剤師」として認定されます。千葉市のウェブサイトや広報誌に対応薬剤師がいる薬局として店舗名を載せてもらったこともいい思い出です。

災害時の地域のライフラインとして

２０１９年に異動した千葉県にあるおゆみ野みどりヶ丘薬局では、その年の9月に大型台風15号の被害に遭遇しました。幸い、店舗に被害はなかったものの、大きな道路を挟んだ反対側のエリアが大規模停電に見舞われたのです。来局者から「携帯電話の充電ができなくて大変」との話を聞き、店内のコンセントを使ってもらえるよう案内しました。急いで電源タップを用意し、数カ所に充電場所を設置。「ご家族やお知り合いなど薬局を利用してない方も含めて、充電器を持ってきて頂ければ自由に充電していいですよ」と案内し、店内にも張り紙をしました。また停電に伴って断水しているエリアもあり、申し出のあった人にはミネラルウオーターを無償提供しました。

停電は1～2日で解消するだろうと思っていましたが、全面復旧が終わったのは、大規模停電が始まった21日後と大幅に時間がかかりました。携帯電話の充電サービスを利用した人からは「本当に助かりました。ありがとうございます」と何度もお礼を言われ、緊急時にこそ臨機応変な対応が必要だと学び、薬局は薬を渡すだけでなく地域のライフラインであることを改めて実感しました。

●退院時カンファを通じて感じた地域連携の姿

2020年3月にはセガミ薬局大網店へ薬局長として異動しました。大網店は地域で1、2を争う大きさの店舗であり、異動した当初は約20人のスタッフがいました。スタッフの人数が多く、慣れないうちはシフトの作成に時間がかかりました。

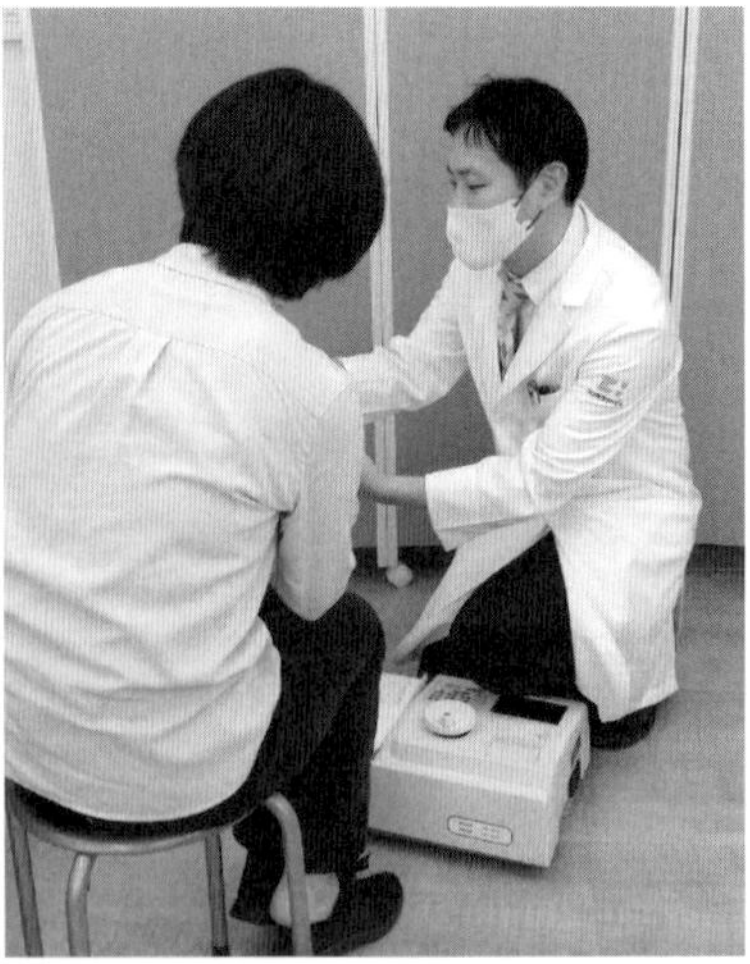

同店は、前薬局長の働きもあって年4、5回の市役所が主催する健康相談会に参加し、会社の所有する骨密度測定機を用いて、市民の骨密度測定を行ったり、健康相談に乗ったりしていました。健康サポート薬局にも認定されているため、身近な健康相談ができる場所として地域住民に愛されています。

大網店のある大網白里市は、市民に占める高齢者の割合が32％弱と全国平均よりも高く、通院が難しい独居高齢者も多い地域です。そのため20件ほどの患者さんの家に出向いて服薬状況を確認したり、生活状況をチェックしたりしています。私自身も数人の患者さんを担当し、担当医やケアマネージャー、ヘルパーなどと連携しながら、患者さんが少しでも〝自分らしい生活〟ができるようにサポートしています。

担当する在宅患者さんが入院治療を経て退院するときには、病院から退院時カンファレンスに呼ばれることもあります。入院先の医師、看護師、薬剤師、理学療法士などと、退院後の在宅療養を担う医師、看護師、薬剤師、社会福祉士などが一堂に会してカンファレンスを行うのは、地域医療や地域連携の1つの完成形であると実感します。２０２１年8月にスタートした機能別の薬局認定制度でも、大網店は市内で唯一、千葉県内でも35店舗しか認定されていない「地域連携薬局」の認定を得ることができました。

これまで様々な地域での勤務を経験しましたが、いずれの店舗でも、地域との連携こそ、薬局が生き残る術だと実感しました。これからも地域に根ざした店舗運営を目指し、地域住民一人ひとりのパートナーとして薬や健康のことを何でも相談してもらえるような薬剤師でありたいと思います。

（※内容は２０２１年12月31日時点）

薬局
↓
承継

承継見据え5年間の武者修行 薬局を地域住民の身近な相談場所に

Case 36

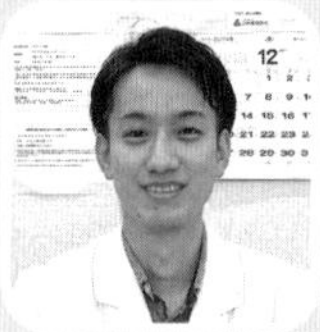

寺《てら》田《だ》 健一郎《けんいちろう》　薬穂会ドラッグマート薬局 管理薬剤師

- 2013年　静岡県立大学薬学部を卒業後、調剤薬局チェーンのミック（静岡県藤枝市、当時）へ入社。イエローグリーン薬局（現エムハート薬局）の店舗勤務を経て、管理薬剤師を経験。
- 2016年　ミックを退職し、藤田薬局（兵庫県加古川市）へ入社
- 2018年　藤田薬局を退職し、薬穂会（兵庫県赤穂市）へ入社。ドラッグマート薬局へ配属
- 2019年　ドラッグマート薬局で管理薬剤師に就任

私の実家は、祖父の代から続く小さな個人薬局です。現在父がグループ4店舗を経営し、兄と私が事業継承を見据えて働いています。幼い頃から店舗上階の自宅で過ごしていた私にとって「薬局」は生活の一部だったので、事業承継は当然のように考えていました。なので、代々続く薬局を今後も守っていくためにどう成長していくかを考えて、キャリアを重ねてきました。

大学5年生の冬、いよいよ就職活動に臨むとき、恩返しを込めて大学時代を過ごした静岡県

内で働くか、事業承継を見据えて早々に実家のある兵庫県へ戻るか悩みました。相談相手は主に父と兄。父は、「戻る気があるなら、まず保険調剤の基礎や調剤薬局の運営について、研修が充実している企業で学んでくるのはどうか。どうせなら大手のノウハウを持ち帰ってくれたらありがたい」とのこと。大手調剤チェーンで3年、個人薬局での1年の勤務経験を経て、既に実家の薬局を継いでいた兄からも、「実家に戻ったらもう動けない。良くも悪くも外の世界を経験して業界を知った方がいい」とアドバイスをもらい、考えた末、〝修行〟に出ようと決断。身内に甘えないよう、地元ではなく静岡で、薬剤師の基礎を築いていこうと心に決めて就職活動を始めました。

突然の異動も、不安からやりがいへ

就職を決めたのが、静岡県を中心に調剤薬局を展開するミックです。決め手は3つ。3年間の充実した研修プランが組まれ、じっくりと学べる環境だと感じたこと、成長過程の若い企業であり若手が多く、様々な挑戦ができると期待できたこと、そして、面接時に私の実家の事情を素直に伝え、3年を目安に退職する意向であることを快く受け入れてくれたこと——でした。

入社後、本社での3カ月の新入社員研修を経て、最初に配属された店舗は、偶然にも薬局長が大学の先輩であり、私の成長を期待してとても熱心にご指導いただきました。

「この環境なら自身のスキルを磨いて成長できる」。そんな充実感を抱きながら店舗に勤めて

3カ月が過ぎたころ、突然、同じエリアにある別店舗で欠員が生じ、急きょ異動を命じられました。先輩の指導の下、薬剤師数が多い店舗でじっくりと知識やスキルを身に付けたかったため、新店舗への異動には抵抗がありました。異動先では即戦力として期待され、まだ何もできない新人の私に務まるのか、大きな不安でした。

異動した店舗は呼吸器科クリニックの処方箋が多く、ほぼ全ての患者に吸入薬が処方されていました。吸入指導どころか吸入薬自体もまだ触ったことがなかった私は、各吸入薬のデモ機を製薬会社に依頼して入手し、自宅で練習したり分解して構造を調べてみたりと、慌てて勉強したことを覚えています。

がむしゃらに働く中で、徐々に発注や在庫管理も任されるように。また、店舗の外では、エリアで毎月実施している社内勉強会の企画を任せたり、人事部の新卒採用の就活アドバイザーとして会社説明会へ出向し就活生と触れ合ったりと、多くの業務に携わるようになっていました。慌ただしく過ぎる日々を送るうちに、異動当初に抱いていた不安はいつの間にか消えていました。様々な挑戦で、自分の成長を楽しめた新人時代でした。

社会人3年目には同店舗の管理薬剤師に昇進。店舗運営に関わり、薬局長会議に参加し、マネジメント業務に責任を持つなど、いずれ家業を継承する上でも非常に意義のある経験が積める貴重な機会です。1年間ではありましたが、エリア長、支店長の支えのおかげで1つの薬局を運営していくことの難しさに触れることができ、薬剤師としてだけでなく人としても大きく飛躍できたと感じました。そうして4年目の夏、当初の計画通り、調剤薬局での〝修行〟に区切りをつけました。快く送り出してくれた当時の同僚やエリア長、支店長にはとても感謝しています。

●OTC薬の相談販売ノウハウを学ぶ

ミックで保険調剤の知識やスキルを学んだ私は、次にOTC薬や漢方薬の販売について修行することにしました。処方箋を応需していなかった頃の実家の薬局は、一般医薬品などの販売で生計を立てていました。現在も売り上げの半分近くをOTC薬が占めています。そうした家業を継承するためには、保険薬局での「患者様に対する接遇」に加え、「お客様に対する接客」スキルを身に付ける必要がありました。そこで、父の古くからの仕事仲間が経営する兵庫県の藤田薬局で2年間の修行を受け入れていただきました。

調剤薬局の保険薬剤師の役割は、治療に関わる医薬品の副作用チェックや重複防止・併用による相互作用のチェックなど、患者の服薬に関するリスク管理がメインだと思います。しかしOTC薬販売における薬剤師の役割は、治療ではなく健康と疾病予防に目を向けることが重要になります。

頭痛を訴えて来局した方に単に鎮痛薬を販売して終わり、ではなく、相手の相談に対してじっくりと長い時間をかけてカウンセリングを行います。なぜ頭痛が起こるのか、その方の生活習慣や環境、体質までしっかり把握して問題点を見つける必要があります。病気に目を向けるのではなく個々の体に目を向け、病気にならない体をつくるための養生法と共に、お客様の体質に合ったＯＴＣ薬や漢方薬などを提案するわけです。藤田薬局では、これらのノウハウを厳しくたたき込まれました。

相談販売を行うこうした薬局と調剤薬局やドラッグストアとの違いは、薬剤師主導で話ができることです。お客様や患者様と共に、体と健康に対して時間をかけて向き合うことで安心して商品を購入いただける、調剤薬局とは異なる信頼関係の築き方を学びました。また骨密度測定会や補聴器相談、健康教室などを定期的に開催していくことで、地域の人々の健康に貢献するために様々な取り組みも実施しました。

売り上げが求められる商いの世界の厳しさには何度も打ちのめされ、くじけそうになることもありましたが、調剤薬局では味わえなかったやりがいが得られ、自身が薦めた商品を購入してもらえたときには、何ものにも代えがたい喜びを実感しました。

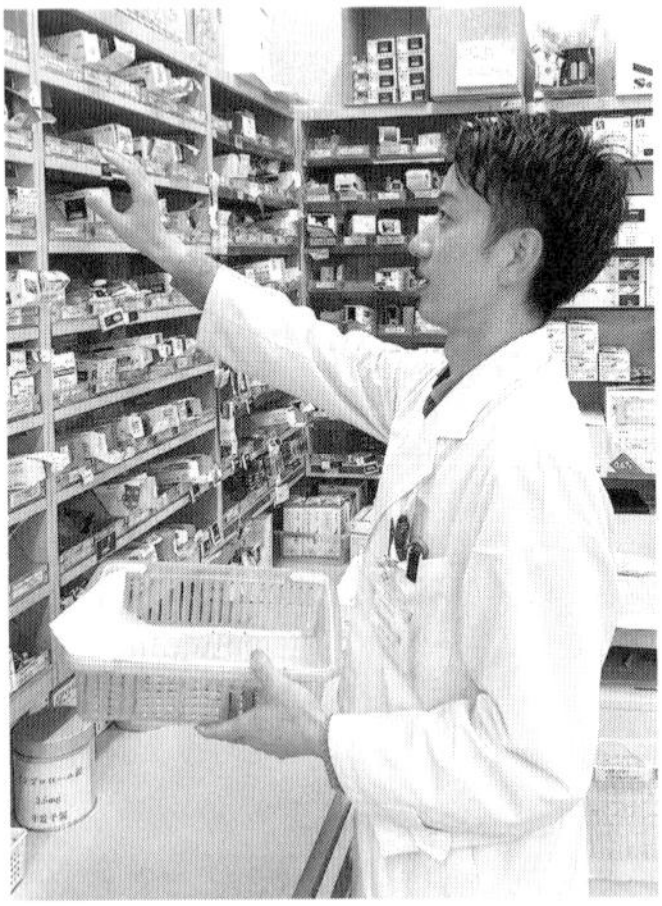

また、並行して、スポーツファーマシストの認定取得や健康サポート薬局研修を受講し、家業を

継ぐ準備も進めていました。

●「何でも相談できる場所」が地域貢献だと信じて

こうして計5年間の修行を経て、２０１８年夏、家業を継ぐべく地元へ戻りました。父が運営する薬局4店舗のうち、私はドラッグマート薬局を任せられました。同店舗は開局25周年を迎えるに当たって店内を改装し、令和初日となる２０１９年5月にリニューアルオープンして現在に至ります。

当社は、長年続く地域に密着した「昔のお薬屋さん」の雰囲気を残した薬局です。地域の人々にとって、病気でもけがでもそれ以外のささいな日常のことでも、何か困ったら「何でも相談できる場所」としての役割を担ってきました。

現在は調剤薬局やドラッグストアといった業態が定着し、薬局に対するイメージは「受診後に処方箋を持って薬をもらい行く所」「スーパー感覚で買い物に行く所」となっており、最近の若い人に「昔のお薬屋さん」と言ってもイメージがわかないかもしれません。

一方で近年、国は薬局と薬剤師に対して保険調剤だけでなく、ＯＴＣ薬や健康食品などを用いたセルフメディケーションの推進、健康相談、在宅医療、地域福祉や保健衛生への参画など多岐にわたる役割を求めています。

また「対物から対人へ」と薬剤師の関わる業務も変化しており、かかりつけ薬局、健康サポート薬局、地域連携薬局などとしての機能も求められるようになりました。つまり、国が薬局と薬剤師に求めているのは、患者からの相談は何でも受けて個々の要望にきちんと応じることであり、これは、昔の薬局がずっと担ってきた「何でも相談できる場所」になるということではないかと私は思っています。

　スポーツファーマシストの認定資格も生かし、薬局近隣の大学のスポーツ選手から競技会に参加する際に服用薬とドーピングに関する相談を受けています。また、２０２１年秋には、「ロコモゼロトレーナー」の認定も取得しました。ロコモやフレイル予防のための体操教室を薬局内で開催することができる認定資格です。コロナ禍で高齢者の筋力はさらに衰えています。その一方で寝たきりになりたくないという相談も多く寄せられています。「何でも相談できる場所」である当薬局では、ロコモゼロ体操を開催し、介護リスクを減少させて健康寿命の延伸に貢献できる取り組みを実施していきます。その先も、時代に応じた相談に対応できる取り組みを増やしていけたらと思います。

　健康や体のことだけではなく地域住民の思いに寄り添うこと、それが「何でも相談できる場所」として地域に根付いた個人薬局の強みであり、こうした薬局こそが、かかりつけ薬局、健康サポート薬局、地域連携薬局の真の姿であると信じています。先代の思いと伝統を受け継ぎ、地域の人々に貢献できるよう日々精進していきたいと思います。（※内容は２０２２年２月１日時点）

DgS ⇩ 薬局

薬局を医療のファーストアクセスの場に〝ＯＴＣ薬剤師〟として専門性磨く

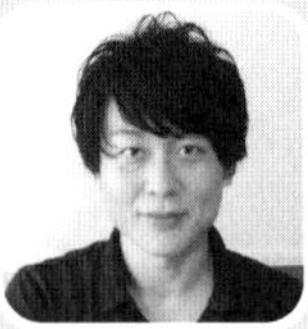

鈴《すず》木《き》 伸《しん》悟《ご》 ウインファーマ セルフメディケーション推進室室長、横浜市西区薬剤師会理事

- ２０１２年 昭和薬科大学薬学部卒業後、大手ドラッグストアに入社
- ２０１４年 保険薬局グループの有限会社ウインファーマ（横浜市港北区）に転職
- ２０１６年 セルフメディケーション推進室室長に就任し、処方箋調剤を主とした薬局でＯＴＣ薬販売に従事

Case 37

私は、幼少期に口内炎やかぜなどで体調を崩すと、近所の商店街の薬局にまず行き、市販薬を購入していました。薬剤師さんは地域住民に頼りにされるすごく身近な存在で、薬局は医療のファーストアクセスの場でした。

しかし、２００６年に薬学部に入学した私が就職活動する頃の薬局業界は、処方箋調剤をメインとした医療機関の目の前にある調剤薬局と、医薬品のみならず雑貨や食品などを幅広く取り扱う量販店化したドラッグストアに二極化しており、幼い頃に通っていた自分が理想とする昔の〝相談薬局〟は非常に少ないことに気付きました。

時代の変化を感じながらも、まずは健康相談に対応できるＯＴＣ医薬品（以下、ＯＴＣ薬）の販売に携わりたいと、ドラッグストアに就職することを決めました。ＭＲになることを勧めてくれる人もいましたが、薬剤師として憧れの白衣を着て現場を経験してみたいという気持ちが強く、また当時は薬剤師不足だったので、就職活動に苦労することはありませんでした。

ドラッグストアでは、希望通りＯＴＣ薬を販売する〝ＯＴＣ薬剤師〟として東京と神奈川の主要駅前の大型店舗に勤務し、医薬品に関わる臨床知識だけでなく、小売業のノウハウや売り上げ、利益の出し方などを学びました。入社当時から同期と切磋琢磨しながら店長を目指し、店舗の売り上げを伸ばすためにＯＴＣ薬の接客だけでなく、特売品のお菓子を片手に店頭で大声を張り上げながらお客様を呼び込むなど、がむしゃらに努力しました。

しかしあるときから、「店長を目指して売り上げを上げることよりも、薬剤師として地域住民の健康相談の受け皿となり、適切な受診勧奨やＯＴＣ薬を販売する方法が他にあるのでは？」と働き方に疑問を抱くように。とはいえ、「自分の考えを会社で提案して実現させるには、とにかく実績を出して昇格して認めてもらうしかない」とも考え、より一層ＯＴＣ薬と向き合い、緻密な販売戦略を立て、周りのスタッフも巻き込みながら売り上げを伸ばしていきました。そんな日々の販売実績等が評価され、トップクラスの販売実績を出した薬剤師として、ある

ＯＴＣ薬のＣＭキャラクターだった有名女優さんから直筆サインをプレゼントしてもらうという思わぬ〝ご褒美〟をいただいたこともありました。

しかし、「より適切な受診勧奨やＯＴＣ薬を販売するやり方に変えたい」という思いは、実績を出すだけでは会社に認めてもらえませんでした。自分の目標達成が困難であることも分かり、それが大きな壁となって転職を決意。「なんで辞めるの？」「もう少し頑張ってから判断すれば？」と、家族や多くの方から助言をもらいましたが、自分の中では既に「次のフィールドでこの悔しい気持ちをリベンジするのだ」と闘志が湧いていました。

●調剤薬局でのＯＴＣ薬販売ノウハウ確立に奔走

薬剤師向けの転職サイトや知人などを通じて自分に合った転職先を探す中で、社長面談で自分の実績を評価してもらい、目指す方向性に理解を示してくれたウインファーマへの入社を決めました。入社後の自分が働くイメージが湧いたことや、社長と直接話せる機会がある風通しの良い会社だったことも転職先を決めるポイントに。処方箋調剤の仕組みや医療用医薬品を学びながら、得意とするＯＴＣ薬の販売も並行してやりたいと思っていました。

入社して数カ月後には、新店舗の横浜駅西口にあるウイン調剤薬局横浜西口店の立ち上げを任せてもらえました。当社にとって初の面分業となる薬局です。ＯＴＣ薬の思いきった陳列の配置も社長に許可をもらい、早速大きなチャンスが訪れた私は、「昔ながらの相談薬局を、この進化する街・横浜でよみがえらせたい！」と、水を得た魚のように薬局の立ち上げに奔走しました。

例えば、ＯＴＣ薬の販売戦略を考えながら、調剤薬局の限られたスペースにはドラッグストアと価格競争の激しい商品はあえて配置せず、豊富なＯＴＣ薬やヘルスケア商品の中から商品を厳選するなど、ドラッグストアとの差別化を意識した陳列に工夫を施しました。店前には「市販薬、お選びします」といったＯＴＣ薬を取り扱っていることも大きくアピール。時間があれば、処方箋調剤を素早く行えるよう訓練したり、医療用医薬品およびＯＴＣ薬の勉強や情報収集に努めたりするなど準備を徹底しました。「調剤薬局でＯＴＣ薬を置いても、どうせ売れないよ」といった冷ややかな声が社内から聞こえてくる中で、処方箋なしで気軽に相談できるような徹底した薬局づくりを目指したのです。

次第に処方箋なしで医薬品を求める来局者が少しずつ増え、一人ひとりを大切にその人に一番合ったＯＴＣ薬を提案していきました。さらに薬局といえどもサービス業なので、常に来局者のニーズを意識しながら、迅速で親切丁寧な対応を意識しました。すると、当時社内でＯＴＣ薬を扱う店舗は多くなかったこともあり、すぐにＯＴＣ薬を含む物販品の売り上げが全店舗の中でダントツ1位に！　さらには面分業で苦戦していた処方箋枚数も、相乗効果もあって飛躍的に伸びていきました。

原点を貫きキャリアの幅を広げる

調剤薬局でＯＴＣ薬を販売する「薬局ＯＴＣ」のノウハウは、いつの間にか私の武器になっていきました。そして面白いことに世界が一気に広がっていきました。社内ではセルフメディケーション推進室室長に任命され、横浜西口店での成功事例を他店に水平展開するなど、社内のＯＴＣ医薬品やヘルスケア商品の全般を任されるようになりました。

「この経験や取り組みを薬局業界のために学会で発表しよう、共同研究しよう」とサポートしてくれる大学の先生方が現れ、大学時代にさぼり続けたことを悔やみながらも苦手だった研究や学会発表に取り組むことに。薬局業務をしながら研究や論文を書くことはとても大変ですが、「自身の経験の発表が薬局業界のためになるのだ」という思いをモチベーションに、前向きに取り組むことができ、２０１９年には学術論文「保険薬局における受診勧奨シートを用いた受診勧奨の取り組み」が学会誌「薬局薬学」に採択されました。

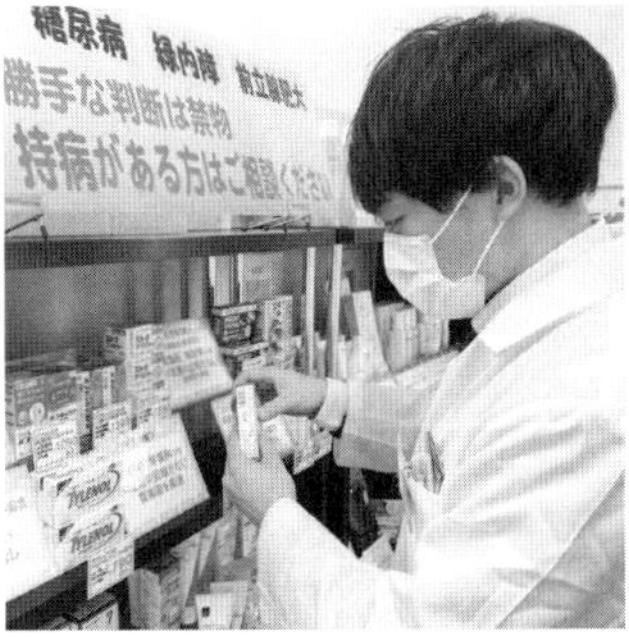

そんな大学との共同研究など学会発表を毎年継続したことが、私の人生をさらに大きく変えることになりました。２０１８年の学会発表後に、取材依頼や日経ドラッグインフォメーション（日経ＤＩ）のコラムの執筆オファーなどが届くのです。本当に私で良いのかと思いながらも、

積極的に依頼を引き受け、薬局業務と同じぐらい全力で前向きに取り組みました。

月刊誌「日経ＤＩ プレミアム版」の連載「ケースで学ぶＯＴＣ薬のすすめ方」は3年目となり、２０２１年には初の著書『薬局ＯＴＣ販売マニュアル～臨床知識から商品選びまで分かる～』（日経ＢＰ）を発刊し、同時に講演会の演者として全国各地から依頼を受けるようになります。また、２０１９年から始めた薬剤師・医薬品登録販売者向けに市販薬の情報を発信する個人のＳＮＳ（交流サイト）アカウントは、総フォロワー５０００人を超え、インフルエンサーとしての新たな仕事依頼をいただくようにもなりました。

もしあのとき、転職をせずに踏みとどまっていたら、今の自分はなかっただろうと思います。私の薬剤師としての土台を築いてくれた前の会社や、私にチャンスを与えて様々な挑戦をさせてくれる今の会社に深く感謝しています。

こうしたパラレルキャリアになるとは全く想像していませんでしたが、「薬局を医療のファーストアクセスの場にしたい」「一番合ったＯＴＣ薬を適切に選んであげたい」という薬剤師を目指した頃の私の原点をぶれずに貫いたことで、今の自分があると思っています。今後も、会社および薬局業界の発展に貢献していきたいです。

●最後は薬剤師という個の力が必要になる

本気で「患者さんのためになりたい」「自分の実績を上げて出世したい」と思うのであれば、

働く場所は関係ないと思います。どこに行っても学べることはたくさんありますし、強い気持ちがあれば、仮に失敗しても必ずリカバリーできます。

「この職場は学ぶことがない」という言葉をたまに耳にしますが、自分が本当に学ぼうとしているか振り返ってみるとよいかと思います。私自身も転職したての頃は様々な場面でものすごく苦労しましたが、結果を出すたびに信頼につながり、見える景色がだんだん変わってきました。もちろん、人間関係に悩みを抱えている、正当な評価を受けられないといった職場なら、無理せずに次のフィールドに転職すればよいとは思いますが、大事なことは、「自分はどんな薬剤師になりたいのか」というブレない目標や気持ちを持っているかです。

　変化する薬局業界で、変化に対応できる薬剤師ほど、今後は求められるでしょう。私自身、処方箋調剤、ＯＴＣ薬、在宅医療、薬局経営などで弱点がなくなるように経験を積み、知識をアップデートしているつもりです。テクノロジーが進化する中でも、最後は薬剤師の個の力が必要になると確信しており、当たり前のことですが日ごろから来局者に信頼される薬剤師になれるよう精進したいと思っています。そして今後、どのような状況や立場になったとしても、子どもの頃から身近な存在であった薬局の現場に立ち続けたいです。（※内容は２０２２年２月21日時点）

薬局 ⇩ 開局

学生時代から起業を念頭に活動、新卒2年目で開局

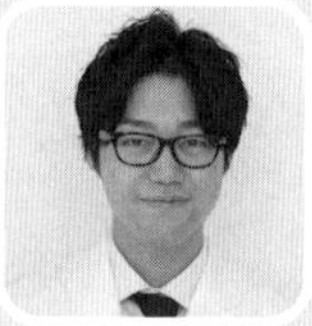

仲上《なかがみ》 大貴《だいき》 かえる薬局手賀の杜店 管理薬剤師

- ２０１９年 城西大学薬学部薬学科を卒業後、千葉県内の中小規模薬局に就職
- ２０２０年 かえる薬局手賀の杜店（千葉県柏市）を開局

Case 38

薬学部には、祖母の勧めで入学しました。大学で勉強する中で、科学を網羅的に学び、それを実社会で応用できる薬剤師の面白さに気付きました。加えて、目の前の患者さんの生活を治し支える以外にも、薬局という組織の運営を通じて、そこで働く薬剤師やスタッフに働きがいを提供できる、薬局経営に興味を持つようになりました。

学生時代に理想とする薬剤師像や薬局像を考えるきっかけになったエピソードがあります。

大学4年生のとき、埼玉県内の4大学から医学、看護学、リハビリテーション学、薬学、栄養学、社会福祉学、生活環境デザイン学を専攻する学生が集まり、5人1組で3日間にわたって患者のケアプランを作るという実習に参加したときのことです。

　患者さんにインタビューしてグループディスカッションを行った上でケアプランの改善を提案するという場面で、他学部の学生の「この患者さんの住環境はどうなっているのかな。睡眠薬でふらつくなら、転んでもいいような環境を作らないといけないですよね」との発言に私は衝撃を受けました。というのも、私自身はグループワークの事前資料を見て、患者が服用している薬の作用・副作用を下調べし、どのように減薬を行っていくかを力説しようと思っていたからです。

「患者さんに貢献するためには薬の知識だけでは到底足りない。問題解決には、多職種との連携が非常に役に立つ」。実習を通じて、私はこのことを腹の底から理解すると共に、自分が理想とする薬剤師・薬局像が見えた気がしました。

　また、薬学部での授業を通じて、母校の大先輩であり自身でも薬局経営をしていたというキャリアをお持ちの非常勤講師の先生に出会ったことも、薬剤師としてのキャリアを考える大きなきっかけとなり、学生のうちから、薬局経営者や薬剤師の地位向上を考える人々が集まる勉強会に積極的に参加するようになりました。

「卒後4年目で開局する」と目標を定める

こうして勉強会などを通じて知り合った薬局経営者など多くの人に相談し、自身のキャリアプランを考え、「卒後4年目で多職種連携を積極的に行い、患者や地域に貢献できる薬局を作りたい」と目標を定めました。その後も多くの勉強会に参加し、目標を達成するための具体的なアドバイスを薬局経営者に求めたり、時には経営する薬局を実際に見学させてもらったりしながら、学生時代に、自分自身が理想とする薬局のプランを具体的に固めていきました。

新卒で入社したのは、千葉県柏市で薬局の他、訪問看護や居宅介護支援事業なども行っている地域密着型の企業でした。前述の勉強会で社長と出会い、まさに私が考えていた理想の薬局であったことから入社を決意。この決断は、今振り返っても最高でした。小規模の会社であり、経営陣の意思決定が薬局運営にダイレクトに反映され、スピード感を持って仕事に臨めましたし、自分自身の仕事への評価についても、上司や経営陣の考えや、どのような成果を出せば評価してもらえるのかを直接聞けるほど、社内の風通しが良く、納得感を持って働けました。

また、在宅の現場では、医師の往診に同行し、対当の立場で議論し、処方を提案するような社内の〝スーパー薬剤師〟が活躍していました。その薬剤師を通じて在宅関連の勉強会に参加させてもらい、処方提案のスキルなども学びました。社内にケアマネジャーや訪問看護師など多職種がいる職場環境も貴重でした。現在、私が他職種の医療者に遠慮せずに提案や依頼ができるのは、このときの経験が大きいです。

このように素晴らしい職場ではありましたが、前述の大学の先生から「4年目で独立したいなら、早いうちから多くの案件を見て目を養ったほうがいい」というアドバイスもあったことから、入社1年目の終わりごろにM&Aの仲介を行う会社に登録し、売却を希望している薬局の案件を探し始めました。先生にはその後も、仲介会社から送られてくる売却案件の良しあしの分析なども手伝っていただきました。時には現地調査にも同行してもらい、この案件を買収して開業するか／しないかといった判断をうかがえたことは、ビジネス書を何冊読んでも得られない最高の学びでした。

●コロナ禍で好案件が見つかり、２０２０年に開局

そうこうする間に新型コロナウイルス感染症が流行し始めました。これが、平時では巡り合えない好条件の案件が見つかるきっかけとなり、２０２０年、千葉県柏市にかえる薬局手賀の杜店を開局しました。新卒2年目という早い時期に開局できた理由は「目標は期限を決めることが重要」「もっと早く独立すればよかった」などといった経営者のアドバイスを参考に学生時代から具体的な目標を定め、様々なスキルを幅広く習得したことが奏功したからだと思います。

開局当初は、コロナ禍で活動が制限されやきもきしましたが、その後、新型コロナ患者の在宅療養支援に関わる機会に恵まれました。柏市は、東京大学と自治体が中心となって地域連携を推進する「柏モデル」で知られた地域です。柏モデルの取り組みの1つに「顔の見える関係

者会議」と呼ばれる医師、薬剤師、保健師、ケアマネジャー、社会福祉士、理学療法士など多くの専門職が参加してグループワークを行う会があります。私もそれに参加して同じ地域で働いている方とつながることができました。

地域ではコロナ禍においても、入院できない感染者に対する在宅療養の仕組みをいち早く構築。リーダーである在宅クリニックの医師が素早く明確なの方針を打ち出したことで、薬剤師、看護師も安心して自分の業務を遂行でき、50人強の自宅療養患者さんに地域で対応できたようです。私自身は薬剤師会の在宅委員として担当地域におけるコロナ在宅療養と、柏市内の軽症者ホテル療養を担当。正直、割り振られた仕事を実直にこなしただけですが、それでも、学生時代から憧れていた柏モデルの中で、多職種と連携して地域医療に貢献できたことは、薬剤師冥利に尽きるエピソードの1つです。

●起業を急いだ理由は、将来の大きな夢の実現のため

現在は開局から1年が経過し、地域内の多職種の間での認知度も少しずつ高まってきています。訪問クリニックやケアマネジャーから声がかかり、生活者が抱える課題を一緒に解決する機会に恵まれています。今後は地域包括支援センターが開催する地元住民に向けたイベントの講師として登壇したり、有志が集まる多職種勉強会に参加したりする予定もあります。薬局経営をしながらこなすには、今より成長しなければならないというプレッシャーも感じますが、

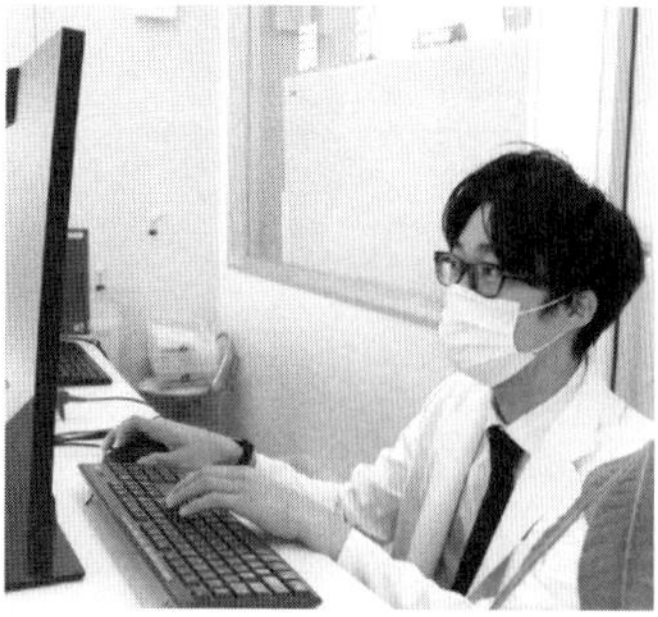

それ以上に楽しみや期待が上回っている状態です。

「新卒2年目で起業するなんてどうかしている。そんなに生き急いで何がしたい？」とたまに聞かれますが、それに対する私の返答は、「大きな夢の実現には起業は早い方がいいから」です。私にはまだまだ実現したい夢があります。まずは、地元である埼玉県で薬局を経営することです。今の店舗経営で身に付けた地域の困り事を解決する能力を地元で生かしたいです。さらに私と同じような志を持つ薬局や薬剤師のネットワークを日本中に広げていきたいです。もちろんそんな大きいことが1人でできるとは思っていません。たくさんの方と情報交換し合い協力しながら、ゆっくりでも着実にその輪が広がっていけたらいいなと思っています。いずれは国内だけでなく、高齢化問題を抱えた他国においても、自身の経験が生かせたらいいとぼんやり考えたりもしています。

私の会社のビジョンは、地域包括ケアや多職種連携をできる人材を日本各所に送り込み、その地域を活性化できる企業になることです。将来に向けて視座を高く持ちつつ、目の前では地に足をつけて事業運営をしたいと思います。

（※内容は2022年3月10日時点）

病院
⇩
薬局

循環器専門病院から薬局へ、患者の日常生活支える薬剤師に

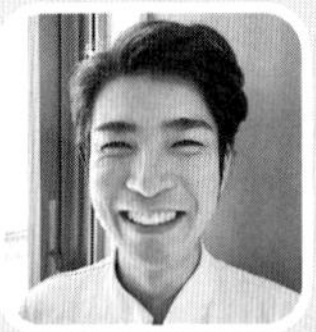

新《あら》井《い》 智春《ともはる》 榊原記念病院薬剤科 副主任

●２０１６年 北里大学薬学部卒業後、榊原記念病院（東京都府中市）に入職

●２０２２年 同院を退職し、４月にＢＦＣ株式会社ふれあい薬局飯能店（埼玉県飯能市）に転職予定

幼い頃から人の命を助ける仕事をしたいとの思いがずっとあり、高校時代は化学の勉強が好きだったので、その両方を生かせる職種として思い浮かんだのが薬剤師でした。大学時代、病院の実務実習で循環器病棟を経験し、対象疾患の幅が広く、治療薬の種類も多い循環器領域の大変さや面白さに触れ、卒後の進路として考えるように。最終的に、循環器の症例が多く集まる病院で勉強したいと思い、榊原記念病院（東京都府中市）への入職を決めました。

Case 39

榊原記念病院は、病床数３０７床の循環器専門病院です。薬剤師は17人（原稿執筆時点）在籍し、全員が全ての業務をこなせるようになることを目標に、調剤と配薬、注射と製剤、病棟の各業務をそれぞれ１カ月単位でローテーションして担当します。中でも、これまで私が注力してきたのは病棟業務です。

病棟での薬剤師の仕事は、入院時面談と持参薬の鑑別、服薬指導、退院時指導といった患者さんと直接関わる業務の他、注射薬も含めて薬剤が適正に使用されているかを電子カルテ上でチェックしたり、ＴＤＭ（治療薬物モニタリング）が必要な薬剤について医師に投与量を提案したり、他職種からの問い合わせに対応したり――と多岐にわたります。

●患者の「人となり」を知り服薬指導に生かす

これらの業務に日々追われながらも、私が大事にしてきたのが、患者さんとのコミュニケーションです。「自分なら、１回会っただけで自分のことを何も知らない薬剤師にあれこれ指導されても響かない」。そんな風に思っていたので、私は患者さんと積極的に関わり、その人がどのような人で、何を考え何を不安に思っているのかを知り、信頼関係を築いた上で服薬指導するよう心掛けてきました。

特に循環器領域は、抗血小板薬や抗凝固薬、抗不整脈薬などのハイリスク薬や、スタチンやアンジオテンシン変換酵素（ＡＣＥ）阻害薬・アンジオテンシンⅡ受容体拮抗薬（ＡＲＢ）、β遮断薬などの予後改善薬が多く処方されます。これらは疾患管理上、非常に重要な薬である半面、効果を実感しにくいため、服薬を自己中断してしまうリスクもあります。患者さんにどういう薬なのか、なぜ服用する必要があるのか、服用する際に注意すべき点などをしっかりと説明し、理解してもらうことでアドヒアランス向上に貢献できると考えています。そのためには前述の通り、患者さんの「人となり」を知ることが重要だと感じています。

手術目的で入院した、ある男性患者さんの話です。何かあるとスタッフをすぐ怒鳴る気難しい患者さんで、私は手術が終わってＩＣＵ（集中治療室）から一般病棟に帰室されたときに初めて会いました。入院時に担当した別の薬剤師から「入院中使わないなら自分で持っておくからいい」と持参薬を確認させてもらえなかったことや、気難しい性格と聞いていたので、不安を抱きつつ訪室すると「何だよ。こっちは痛ぇんだよ。どうにかなんないの」と患者さん。先制パンチをもらいながらも、私は痛みの評価や他に気になることがないかを確認し、その後はとにかく先入観を捨てて、その患者さんの話を聞くことに徹しました。そうして何度か訪室していると、ある日、患者さんの方から「あの薬のことが聞きたいんだけど」と話しかけてくれたのです。私自身、頼られるとより頑張る性格なので「もちろんいいですよ！」と質問に答える形で服薬指導を行いました。

また、別の日には「せっかく名前を覚えた薬がジェネリックに変わってさっぱり分からなくなった。きっちり飲みたいのに」と思いを吐露してくれ、その場で後発医薬品の資料を作成して説明しました。最終的には持参薬も見せてくれるように。その後退院し、定期外来に通う今でも薬のことで何かあると薬剤科に来て「新井はいるか」と頼ってくれます。

私がコミュニケーションについて考えるようになったきっかけは、大学時代の薬局実務実習での経験です。学生だった私は、患者さんに服薬指導する際、薬の効果や副作用をきちんと伝えることに必死で、患者さんのことを知ろうとはしていませんでした。

そんなときに、実習の指導薬剤師だった薬局長から、「例えば、ニフェジピンが処方されている患者さんはたくさんいるけど、年齢や性別、性格や生活環境などは一人ひとり異なる。だから同じ薬が出ている人でも、その人、その人に合った指導がある。薬を見るのはもちろん大事だけど、きちんと人を見なさい」と言われ、ハッとしました。この薬局長との出会いや、地元のお年寄りから熱を出した子どもを連れたお母さんまで幅広い世代の患者さんが来局し、薬剤師と色々な話をして笑顔で帰っていく姿を見た経験は、私に大きな影響を与えました。

●心不全増悪予防の重要性を痛感

病院での仕事に慣れてくると、自分がやりたいこととして、心不全指導に注力するようになりました。心不全増悪の原因は過負荷や塩分過多など患者さんごとに様々であり、増悪を繰り返さないようにするためには、心不全の病態や治療薬について知識を深めるだけでなく、個々の患者さんに合った指導を行う必要があります。そのために、心不全で入院加療中の患者さんの話は特にじっくり聞くよう心掛けてきました。時には一生懸命説明しても手応えを感じられなかったこともありましたが、見えてきた問題点を指導に生かすことで、患者さんから「説明が分かりやすかった。ありがとう」と言われたときには達成感がありました。

一方で、多くの心不全症例が増悪を繰り返して再入院する現実を目の当たりにし、日常生活の中で心不全の増悪を予防することの重要性を肌で感じ、患者の日々の生活にもっと寄り添った形で自分の職能を生かしたいと思うようになりました。また、呼吸苦が強くモルヒネを使用した末期心不全患者さんへの関わりを通じて、日常生活から最期を迎えるときまで、患者さんとその家族をトータルでサポートできる薬剤師の必要性を感じ、自分自身もそうなりたいと望むように。同時に、急性期病院でできることと、自分の目指す薬剤師像との間にギャップを感じ始め、次第に転職を考えるようになりました。

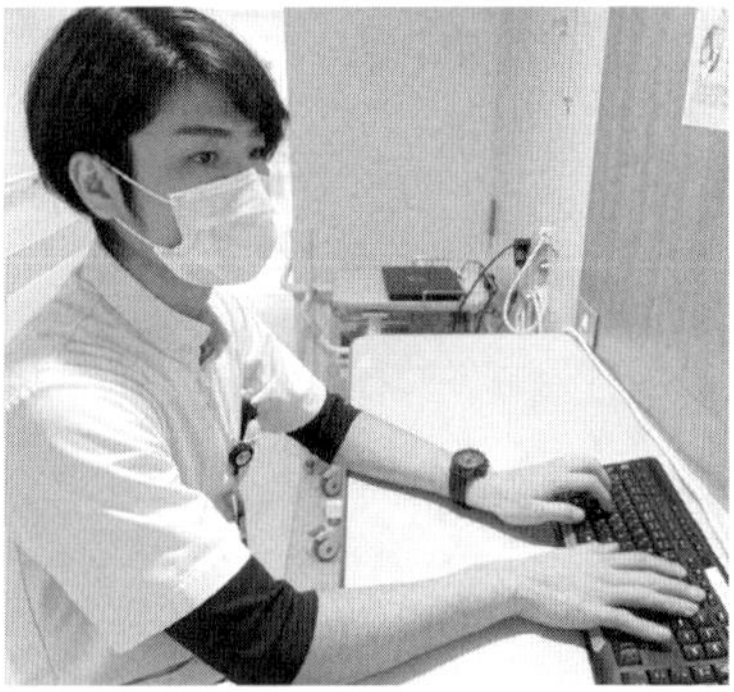

とはいえ、病院でキャリアを積み、中堅として様々な仕事を任せてもらえるようになってきたところで、しかも、病院薬学の認定薬剤師を取得し、次のステップに進めるという段階です。職場の人間関係も良好。このまま病院で働き続けて上を目指したいという願望と、本当にやりたいことは違う場所にあるかもしれないというジレンマ、転職してゼロから出発することへの不安など、様々な葛藤で気持ちが揺れ動きました。

●実務実習先だった薬局への転職を決意

そんな折、前述の大学時代の実務実習先の薬局だったふれあい薬局飯能店（埼玉県飯能市）の薬局長から、「そろそろウチで働かないか」との誘いをいただきました。

同薬局のモットーは、「最後まで面倒を見る」。実際、「健康サポート薬局」として日ごろの健康サポートを行う他、クリーンベンチも完備し、ＴＰＮ（中心静脈栄養）やＰＣＡ（自己調節鎮痛法）の調製など在宅医療にも力を入れています。また、昨今のコロナ禍では経口薬ラゲブリオ（一般名モルヌピラビル）の処方箋応需、ワクチン大規模接種でのワクチン調製や患者問診業務など事業を広げており、今後は小児在宅への介入も視野に入れています。

やりたいことの実現に加え、結婚して家庭を持ったことで将来のライフプランをより真剣に考えるようになった私は、同じ病院で看護師をしている妻の「あなたがやりたいと思うことをやったらいい。私はどっちを選んでも応援する」とのひと言にも背中を押され、最終的にふれあい薬局への転職を決意しました。

本稿の執筆時点ではまだ転職しておらず、この転職が自分にとって良かったのかどうかはまだ分かりません。正直、不安もあります。しかし、この決断をして良かったと思えるかどうかは、結局は全て自分次第。支えてくれる家族のためにも、自分の目指す薬剤師像に近付けるよう努力していきます。

（※内容は２０２２年3月10日時点）

大学院、企業

地域社会の健康の維持・増進を支える公衆衛生の面白さを知り研究者に

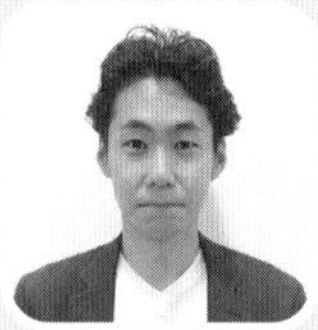

齋藤《さいとう》 良行《よしゆき》
東京大学大学院薬学系研究科医薬政策学講座特任研究員、京都大学大学院医学研究科健康情報学非常勤研究員

●2014年 武蔵野大学薬学部卒業後、京都大学大学院医学研究科社会健康医学（博士後期課程）に進学

●2018年 同大大学院満期退学後、東京大学大学院薬学研究科医薬政策学講座に特任研究員として在籍。研究の傍ら、2015年から株式会社キャンサースキャン（東京都品川区）に参画。

Case 40

「薬剤師はどのように社会に貢献できるのか」――。大学時代、そんなことを日々考えていた私が選んだ道は、公衆衛生（パブリックヘルス）の研究者。臨床でも企業でも行政でもないキャリアを歩んでいますが、薬剤師であるとの自覚は常に持ちながら、大学で研究活動を行っています。

私は、曽祖父が製薬業界人、祖父は戦前にプロパー（現在のMR）から転身して薬局を開設、父は病院薬剤師を定年後、祖父が開局した薬局を継承。さらに母や姉、いとこなども皆薬剤師という、まさに「薬剤師だらけ」の家庭で育ちました。そのため幼少の頃から「街の薬局」が身近にあり、家族の会話も薬の話が中心。私自身も、将来は薬を作って社会貢献したいと漠然と思うようになり、自然と薬学部に入学しました。

ちょうど6年制がスタートして3期目に当たり、先輩には4年制の薬学生がいました。「6年制薬学部卒の薬剤師は救世主か？黒船か？」と薬剤師業界で話題になっていた時期であり、また、日本全体としては医療費高騰が問題視され、持続的な社会保障の在り方が問われていました。私は興味・関心を持ったものに臆せず突っ込んでいく性格で、学生時代から様々な学会・勉強会に怖いもの知らずで乗り込み、そこで色々な話を聞く中で「薬剤師は本当に社会に役立つ存在なのか」ということに興味を持つようになりました。

●公衆衛生を学ぶため、京大大学院に進学

ちょうど当時、薬学系の学会では「薬剤師が介入するとこんなにすごい！」という研究報告が多く、「薬剤師のエビデンス創出に貢献したい」と思った私は、大学院への進学を検討しました。「医療経済」と「薬剤師のエビデンス創出」の2つのテーマに関心があり、どちらを専門にするか迷いました。医療経済を学ぶため海外の大学院への進学も考えましたが、懇意にしていた大学の教授から日本にも公衆衛生の専門職大学院があることを教わり、最終的に国内の大学院への進学を決めました。

社会科学分野の学問である公衆衛生を学ぶ大学院で過ごす日々は、ピペットを片手に動物実験に明け暮れるイメージのある薬学系大学院と大きく異なります。平日の日中は大学院で授業を受け、夜や土日は調剤薬局やドラッグストアでアルバイトをする日々を送っていました。収入もそれなりにあり、貯金こそあまりできませんでしたが、学費の支払いを含めて生活には困りませんでした。

授業内容はどれも刺激的で、履修が必須でない単位も含めて大学時代以上に授業を真面目に受けました。同期は臨床経験10年以上の医師がほとんどで、在籍する60~80人のうち、新卒の学生は私を含めて数人しかいませんでした。そのような環境で一緒にグループディスカッションをしたり、課題をこなしたりすることで視野が広がりました。

大学院に進学して考え方が変わった点は2つあります。それまでは薬剤師を主語に医療を考えていたのですが、様々なバックグラウンドを持つ大学院仲間とディスカッションする中では「誰が介入した」という議論は起きず、ただ純粋にその介入が患者や社会にとって有益かどうかという視点だけで考えていました。薬剤師を主語に考えてきた私にとって大きな気付きでした。

もう1つは、公衆衛生という学問のイメージが変わったことです。大学では衛生の科目と混同されたり、統計指標を覚えたりするだけの退屈なイメージを抱きがちですが、実際は違いました。授業内容は、臨床研究のデザイン（設計）の方法、医療経済やデータ分析、「病気の原因が何なのか」という因果推論、「エビデンスを伝え、どうやって行動変容を起こせるか」などの行動科学やヘルスコミュニケーションの科目もありました。これらを体系的に学ぶことで、ヒトを健康にするための方法論が幅広く身に付きました。また、それまでの薬中心の考え方から「ヒトや社会を健康にする」という自らが貢献したい大きな目標も得られました。

●大学院進学が薬剤師のキャリアを考える機会に

また、大学院に入学して、医師の世界では専門医を取得して次のキャリアを検討する際、仕事を中断して大学院に進学して指導者の立場やアカデミア（教授）を目指すなど、様々なキャリアステップがあることを知りました。

一方で薬剤師はどうでしょうか。収入を考えると、家族がいる中で仕事を中断して大学院に進学することは容易ではありません。大学院を卒業したからといって臨床現場で収入が上がるかといえば、現状はそう簡単ではないでしょう。

しかしながら、大学院で学ぶことで視野が広がり、全く異なる世界に飛び立てる可能性があるのは事実です。キャリアを変えて製薬企業の開発職に転職したり、一般企業でヘルスケアビジネスに携わったりするなど、今までの臨床薬剤師の経験をベースに、新たなキャリアを築くこともできるはずです。大学院生の中では薬剤師は多職種に比べて少ない印象でした。薬剤師は様々な可能性があると大学で教わりましたが、まさにそんな薬剤師こそ、パブリックヘルスに触れてみると良いのではないかと強く思いました。

私が通った大学院は1年間で大半の単位が取得できます。2年目は研究を続ける学生もいますが、多くの学生は臨床現場や企業に戻ります。当初私は、大学院生活2年目はのんびり過ごそうと考えていたのですが、ビジネススキルも身に付けたいと思い、パブリックヘルス理論を用いてソーシャルマーケティング事業を展開するヘルスケアベンチャー企業に就職しました。そこでは大学院で学んだ知識を生かし、医療保険者や従業員の健康問題に関心の高い企業と仕事しました。

●ベンチャー企業でポリファーマシーの課題に挑戦

例えば、ポリファーマシーを課題と捉えている医療保険者に対して、医療レセプトデータからある期間に患者が使用した全ての薬剤を特定し、ポリファーマシー対象者を抽出するなどのソリューションを開発しました。対象者には、添付文書上の併用禁忌や相互作用の情報も付与し、医師や薬剤師に相談してもらうよう行動を促す通知を送りました。もちろん、通知するだけで全て改善するとは思いませんが、通知した人の中から医療者に実際に相談があったり、薬剤師が通知を活用して医師に疑義照会をしたりするなど、一定の意義はあったと思います。こうした集団への介入が公衆衛生の醍醐味だと思います。

薬剤師の知識を生かしつつ、公衆衛生施策を立案・実行・評価する仕事に携われたことは良い経験でした。現在は東京大学大学院薬学系研究科医薬政策学講座の特任研究員として研究を継続しつつ、幾つかのヘルスケアベンチャーで事業のお手伝いもしています。

医師や薬剤師といった国家資格の枠を越えて公衆衛生に寄与するパブリックヘルスは、とてもやりがいのある分野です。臨床現場で個々の患者さんに向き合う仕事だけでなく、地域社会という大きな集団を相手に、疾病予防や心身の健康の維持・増進を支える仕事があるということが認知され、この分野に進みたいと思う薬剤師が増えるとうれしいです。

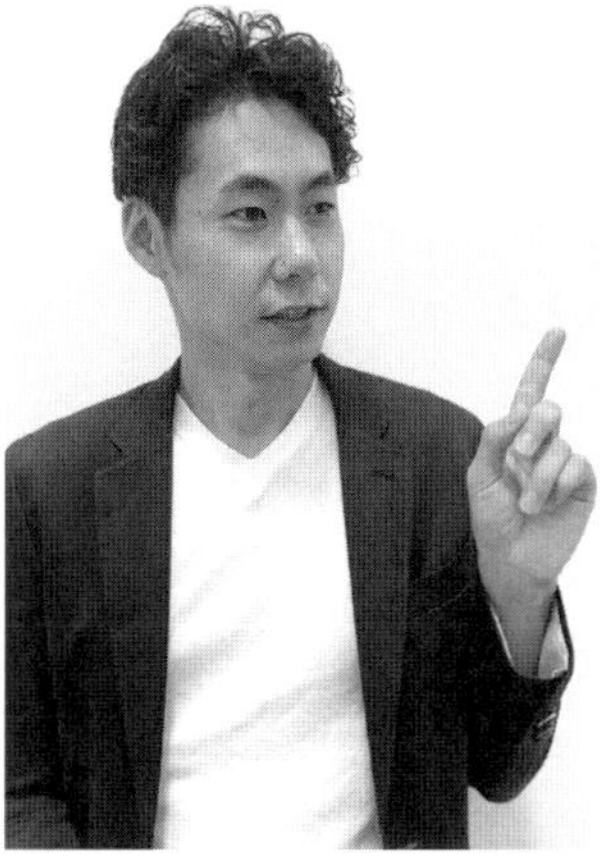

（※内容は２０２２年３月８日時点）

薬局

〝かかる前薬剤師〟として予防医療の最前線に

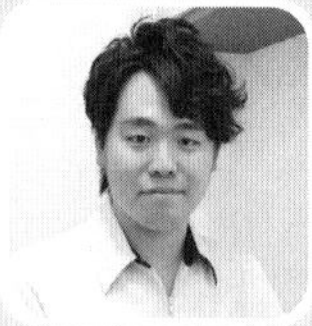

長塚《ながつか》 健太《けんた》　中央薬局 旭川中央薬局

●2014年　北海道医療大学薬学部卒業後、株式会社中央薬局（北海道旭川市）に入社。旭川中央薬局に配属

●2016年　旭川薬剤師会理事、広報部部長

●2021年　同会新型コロナウイルス感染症対策特別委員会委員長

Case 41

母校の北海道医療大学は、札幌市内から20～30㎞離れた石狩郡当別町にあります。札幌に出て遊ぶにも時間とお金がかかり、出歩く機会も少なかった薬学部4年生の実務実習直前、SNS（交流サイト）のTwitterで、とある薬学生から声を掛けられました。

「学校じゃ学べないことを一緒に学びませんか?」

新手の詐欺かと半信半疑ながらも、何も考えずになんとなく4年間過ごしてきた私は、「6

年間学んできたことを、全部生かせないのはもったいないのではないか」と漠然と思い、一念発起。この〝怪しい〟誘いに乗りました。

誘いの主は、北海道薬科大学（現、北海道科学大学）の学生でした。会場で様々な年代の学生と、現場で働く薬剤師がディスカッションやグループワークなどを行い、会が終われば、私の得意分野である「夜の部」が始まります。現場の薬剤師とお酒を酌み交わしながら様々な働き方を見聞きし、同じ薬局薬剤師であってもおのおのが千差万別の戦い方をしていることを知りました。

5年生になり、弟が札幌へ進学したこともあり、私も札幌に引っ越しました。行動範囲が広がり、北海道の薬学生団体として立ち上げた「Ｐｈａｒｍ＊Ｈ（ファームエイチ）」の活動で、様々な薬学生、他の医療系学部の学生、そして現場の薬剤師と出会いました。俗に言う〝意識高い系〟の学生活動ですが、私には活動内容自体より、人との出会いが重要でした。

●私の薬剤師ライフを決めた3つの出会い

活動を通じて、3つの大切な出会いがありました。1つは、旭川の薬剤師との出会いです。故郷である旭川市で実務実習を行うに当たり、当時の旭川薬剤師会に関わる薬剤師とのつながりは、学生時代はもちろん、現在も脈々と生き続けています。

2つ目は、札幌にいる〝師匠〟との出会いです。検体測定室をいち早く手掛けるなど薬局における糖尿病指標チェックのパイオニアである薬剤師で、旭川で働く今でも、年に数回は札幌に行って飲み明かしています。この師匠とは4年生の終わり頃に出会いました。医療の勉強を一生懸命していた学生の私は、「糖尿病は医療では治せない」「現代の医療では血糖値を下げることしかできない。だから糖尿病を撲滅するには予防するしかない」との師匠の言葉に衝撃を受けました。と同時に、薬局が予防医療の最前線を担う身近な医療提供施設となり、薬の処方だけでなく公衆衛生に果たす役割を強く考えさせられました。

当初、「薬学部で習ったことを全部生かすなら病院薬剤師の方がいいかな」と漠然と思っていた私ですが、師匠との出会いを通じて、予防にも治療にも関与できる薬局薬剤師の方が多くの知識を生かせるのではないかと思い始め、とりわけ予防分野で「かかりつけ薬剤師」ならぬ「かかる前薬剤師」になりたいと思うようになりました。師匠が開催した札幌薬剤師会の健康イベントで、住民の血糖測定（ＨｂＡ１ｃ）を手伝うことも経験し、薬剤師として住民にできることをしっかり行う地域薬剤師会の姿勢がとても格好よく映りました。

そして3つ目が、現在の勤務先である中央薬局との出会いです。就職先選びで重視したのは、自分がやりたいと思っている予防分野の活動ができる職場であること、予防は1人ではできないので薬剤師に限らず多職種の仲間がいて連携しやすい地域であること。この2つの条件に当てはまったのが、中央薬局でした。

社長の堀籠淳之とは、学生時代に行った在宅医療の見学で出会い、在宅分野の多職種連携について熱心に話してもらった記憶があります。堀籠の関心は在宅ですが、私の関心は予防です。関心領域が違っても「街の元気」という共通の目的のために必要だと思う取り組みは奨励し、それによって薬局や会社の価値を上げていくのだと教えてもらいました。このことは、現在関わっている会社の新卒採用においても当社の強みとして学生に伝えています。

●検体測定室を開設し予防医療に従事

中央薬局の薬剤師として働き出した私は、慣れない薬局業務をこなしつつ予防に関する取り組みも早速開始しました。折しも、臨床検査技師等に関する法律の一部が改正され、２０１４年４月からグレーゾーンだった薬局での自己採血による検体検査、検体測定が可能となりました。薬局で血糖値やＨｂＡ１ｃ、コレステロール、中性脂肪などを測定し、結果によらず生活習慣などの相談に対応する取り組みです。生活習慣病を数値によって見える化し、食習慣の改善や運動習慣の導入の動機付けとするものです。自店舗で測定機器を導入し、検体測定室の運用を開始しました。処方箋を持たずに来局する習慣が地域住民の間に醸成されているとは言いがたく、サービス利用者は多くはありませんが、自らの健康に関心を持って利用してくれる方もいます。

現在はコロナ禍で休止中ですが、旭川市は検体測定のイベントをこれまでに計10回開催し、約６００人の市民のＨｂＡ１ｃや血糖値を測定しました。

例えば、「病院で血糖値を指摘されたことは1回もない」と言っていた80代のご夫婦。測定すると、ご主人はＨｂＡ１ｃが10・2%、食後1時間血糖値が４４０㎎／dℓ、奥さまはＨｂＡ１ｃが6・5%でした。測定終了までの約6分間で、数値の見方や生活習慣の改善方法、病院での検査方法など説明した後、検査結果を見せるとご夫婦は驚き、「今日は測ってもらってよかった。ちゃんと病院で診てもらう」と言って帰りました。

地域住民の健康を支援する役割を担う「健康サポート薬局」の届出制度はありますが、同制度の要件に決定的に足りないと私が感じているのが、地域住民が自分自身の身体の今の状態を知ること（モニタリング）、正しい情報を上手に利用してより良い状態になること（ヘルスリテラシー向上）——の支援です。これこそが、地域住民の健康をサポートする薬局や薬剤師が果たすべき役割だと考えています。

検体測定室を運用する中で、地域の歯科医師から血糖自己測定についてレクチャーしてほしいと相談されました。歯周病などの口腔内炎症と糖尿病には負の相関があることが知られており、私は「口腔ケアは糖尿病の一次予防になる」と思い、２０１５年ごろから口腔ケアの勉強を始めました。

私が行った薬局での検体測定と口腔ケアの取り組みは、２０１８年に開催された「第2回みんなで選ぶ薬局アワード」で「薬局ファーストで健康サポート『かかる前薬局』のチカラで地域を健康に！」という内容を発表し、審査員特別賞を受賞しました。この頃からかかりつけ薬局・薬剤師に対抗して、病気にかかる前、病院にかかる前、医療費がかかる前の「かかる前薬局」という言葉を使うようになりました。

●「対策は、なまらシンプル」で感染対策呼び掛け

会社の仕事とは別に、2016年から旭川薬剤師会で広報を担当しています。所属する広報部は、薬剤師の職能を市民に広める活動として、子どもを対象とした調剤体験などのイベント事業に取り組んできました。コロナ禍でこうしたイベントを簡単に実施できなくなり、SNSを使った情報発信に取り組んでいた2020年11月、旭川市で感染が急速に拡大しました。

クラスターが発生した医療機関に直接の支援はできず、何か自分にできることはないかを考えました。そして生まれたのが「なまらシンプルポスター」です。「なまら」とは北海道の方言で「とても」という意味です。「対策は、なまらシンプル」というキャッチコピーで感染対策を呼び掛けるポスターは、SNSを通じて旭川市内だけでなく全国各地で、その土地の方言を用いてリメイクされて広がりました。

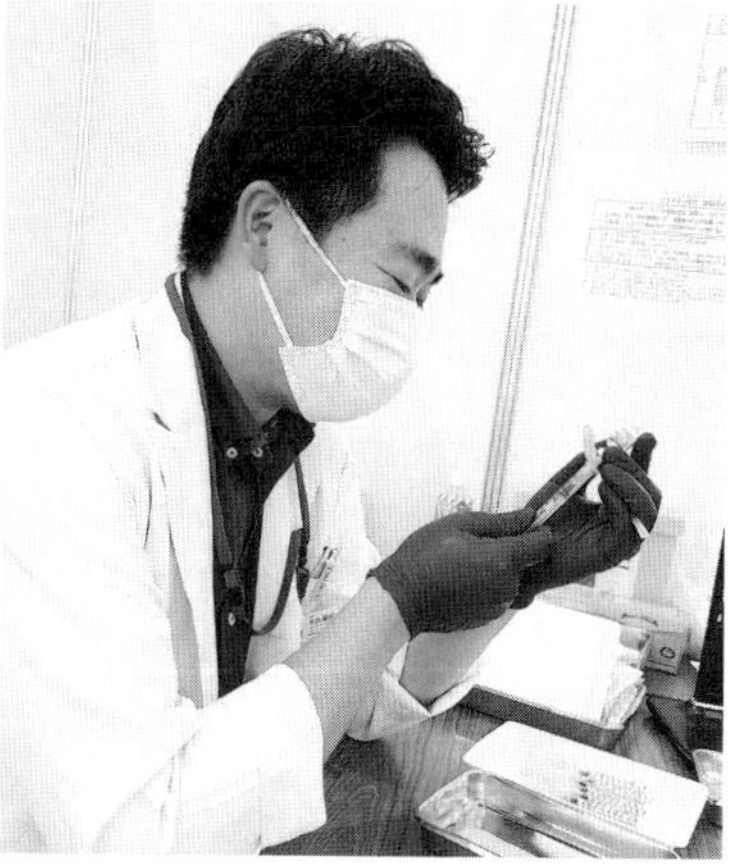

「正しい情報を正しく使う」という健康情報リテラシー向上の部分で薬剤師としてできることを見いだしました。

その後、旭川薬剤師会は広報部での活動を、新型コロナウイルス感染症特別委員会に移し、私は委員長として新型コロナウイルスワクチンの予防接種における薬事衛生事業や、度々発生するクラスターや地域の感染状況に合わせて市民にメッセージを送ったり、感染対策の啓発や自宅待機者の薬物治療支援をしたりしています。

薬剤師は医療従事者であり、コロナにかかった後の治療支援はもちろん、公衆衛生の観点から、コロナにかかる前の「予防の最前線」をサポートできます。薬局薬剤師の関わりは「短く浅いもの」とのイメージを持っている人も少なくないかもしれませんが、健康から看取りまで一人ひとりの人生に寄り添える「かかる前薬剤師」なら、地域住民と長く深い付き合いができると信じて、日々の仕事を行っています。

（※内容は２０２２年３月６日時点）

Case 42

薬局 ⇩ 薬局

薬剤師になって得た学びを薬学生に還元したい

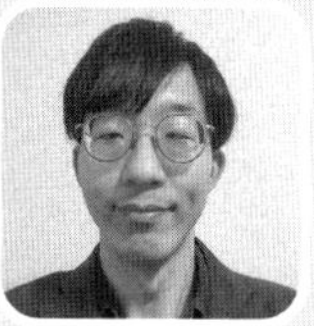

滝本《たきもと》 大輔《だいすけ》 アペックス 台場薬局

- 2016年 帝京大学薬学部卒業後、大手調剤薬局チェーンに入社し、長野県内の複数店舗で勤務
- 2019年 埼玉県、群馬県、静岡県の系列店舗へ応援出向
- 2019年 メンタル心理カウンセラー資格取得
- 2021年 株式会社アペックス（東京都品川区）に転職し、台場薬局（同）に勤務

私は薬学部卒業後、大手調剤薬局で5年間勤めました。そこでは系列店舗の応援業務を含めて計11店舗で働き、病院から診療所まで幅広い医療機関、診療科の処方箋を応需しました。3年目には在庫担当者として店舗運営にも関わり、人員配置など薬局全体がどのように動いているかを把握できるようになった経験は大きな財産となりました。

そもそも就職先として薬局を選んだ理由の1つは、仕事以外の対外活動を行う時間を確保したかったからです。当時、学生団体に所属して様々な課外活動をしていた私は、就職後も対外活動を継続したいと思い、夜勤や夜間シフトが少ないワークライフバランスを考慮した働き方を希望していました。また、薬局薬剤師は、診療を終えて日常生活に戻る患者さんと最後に関わる医療従事者です。そうした、薬物治療における「最後のとりで」として、患者さんの生活を考慮した服薬指導を行いたいとの思いも根底にありましたし、処方箋と薬歴という限られた情報を基に業務を行う薬局での仕事に純粋に興味もありました。

●ＯＪＴトレーナーとして新入社員教育を担当

新卒で配属された店舗では、ＯＪＴトレーナーが確認テストや服薬指導のロールプレイングなど様々な工夫を凝らして指導してくれました。自分の仕事をこなしながら、後輩の育成にも力を注ぐ先輩薬剤師の姿は非常に勉強になりました。

そして入社４年目には、勤務する店舗に新入社員が配属され、私はＯＪＴトレーナーを務めたいと薬局長に自ら志願。１年間、新入社員の育成に携わりました。コロナ禍だったこともあり、休憩を一緒に取ったり職場以外で交流する時間を確保したりすることが難しく、新入社員の性格や特性を把握するのに時間を要し、苦労しましたが、ＳＮＳ（交流サイト）のＬＩＮＥを活用したり、仕事中に積極的にコミュニケーションをとるように工夫しました。業務を教える際には、新入社員が自ら考えて問題解決できるように誘導するよう心掛けた他、本人が抱える悩みや思いに早く気付いて対応できるよう気を配ったりもしました。

実は私自身、小学校〜高校時代にいじめにあった経験があり、もともとコミュニケーションには苦手意識がありました。人に教えることが好きだったので、薬学部入学後は、同級生が授業内容で分からない部分があると自然と教えるようになったのですが、相手に理解してもらうためには、単に授業の内容を繰り返すだけでなく、相手の分からない部分を確認するなどの対話が欠かせません。私は、過去問を回してくれた同級生に、代わりに解答・解説を作成したり、時に勉強を教えるなど、勉強さらには遊びを通じて意識的に周囲とコミュニケーションを図るよう努め、苦手意識を克服していきました。やがて、後輩にも勉強を教えるようになり、社会人になって以降も、ＳＮＳなどを通じて学生と交流して勉強のフォローやメンタルケアを行う教育支援活動を継続して行っています。

学生時代から続けている対外活動としては他にも、民間団体「患医ねっと」の活動があります。患者と医療をつなぐことを理念としており、前述のように、薬局薬剤師が「最後のとりで」であるとの視点を強く意識したのも、この団体での活動がきっかけです。「患医ねっと」が主催するイベント「ペイシェントボイスカフェ」への参加を続ける中で、薬局薬剤師にとって大切なのは、患者さんの生活への視点を常に持って介入することであると感じ、ここでもコミュニケーションの重要性を痛感させられました。

●教育支援活動を続けるため転職を決意

大手調剤薬局に就職し、大病院の門前薬局で5年間働き、薬剤師としてのキャリアを積むことにやりがいを感じていましたが、一方で、社会人となって得た学びを薬学生にどう還元すればよいかを、常に考えていました。

私は昔から心理学に興味があり、社会人3年目ぐらいから心理学を学んで薬剤師業務や学生支援に生かしたいと考えていました。大学に入り直す余裕はなかったため通信講座で勉強し、２０２０年6月にメンタル心理カウンセラーの資格を取得しました。傾聴する姿勢や、会話のストローク、精神状態が落ち込んでいる人へのアプローチ法などを学び、それを服薬指導や学生支援時のコミュニケーションに生かしています。21年には、薬学生ではない他学部の学生とＳＮＳのFacebookを通してつながり、自己分析や面接練習など就職支援の一端を担った結果、その学生は無事、第一志望の会社の内定をもらいました。

２０２１年6月にアペックスに転職し、現在は台場薬局の薬剤師として働いています。前職では教育や対外活動を兼業することに対して制約があったこと、これまでの人との縁や、勤めていた地域から一度出て挑戦したいとの思いが強かったことが、転職のきっかけになりました。

転職活動では、友人に紹介してもらった転職エージェントが、自分の思いや求めていることなどを丁寧にヒアリングしてくれた上で、候補となる企業を絞ってくれました。最終的に数社まで絞った後、面接を受け、現在の会社に転職しました。

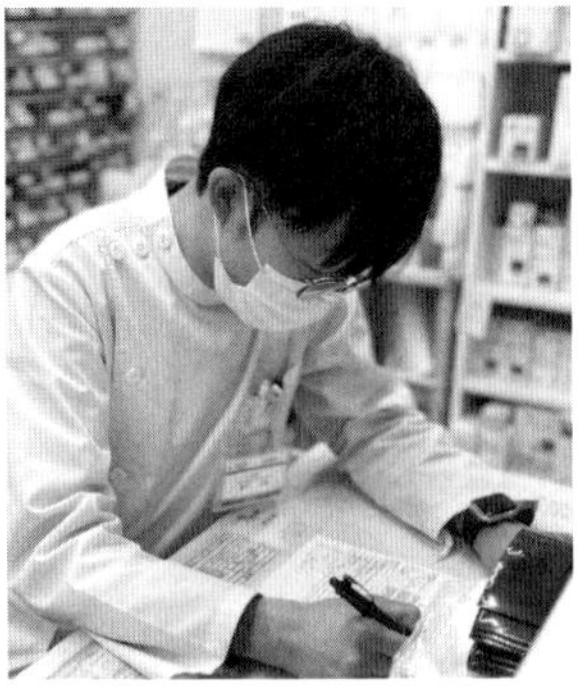

学生の教育支援活動を通じて感じるのは、熱い思いを持っているにもかかわらず、大学で勉強する過程で潰れてしまう学生や、自己肯定感の低い学生が多い現実です。自分がかつて経験した孤独、そして大学時代からこれまで多くの人に様々な場面で支えられたことへの感謝を踏まえて、これからの未来を担っていく学生の力を引き出し、伸ばすための手伝いがしたい、自らの経験を還元したいと切に感じています。

その活動の1つが、「啓育士」です。「啓育」という言葉はあまり知られていませんが、相手を啓《ひら》き育てることです。長所や考える力を伸ばすことを主眼に置いており、従来の暗記教育とは一線を画す概念です。考え方の詳細は、下村博文元文部科学大臣が著した書籍「日本の未来を創る『啓育立国』」（アチーブメント出版、2019）に記されています。現在、薬学生など100人と対談する啓育活動を行う中で、カウンセリングやコーチングとも少し違う、学生の志の部分を引き出したり、一緒に発見したりして、お互いが成長していく喜びを感じています。

●患者と学生に寄り添える教育者として成長したい

私が目指すキャリアは、患者さんの日常生活を考えた介入ができる薬剤師になることと、勉強だけでなくメンタルケアも併せて学生をトータルサポートすることを通じて、医療の教育（啓育）者として成長することです。そのため日々薬剤師として働きながら、学生との対話を続けています。

キャリアを考える上では、自分自身が何をしたいのかという具体的な構想と強い思いが大切です。社会人になると日々の業務に忙殺され、本来抱いていた思いや目標が見えにくくなり、気付けば時間だけが過ぎていた――ということが往々にしてあります。日々の生活の中で、時折でも、自分の思いや方向性を振り返る機会を私は大事にするようにしています。

（※内容は2022年3月6日時点）

Case 43

薬局 ⇩ 薬局

働く環境を見直して本当にやりたかった「在宅医療」の世界へ

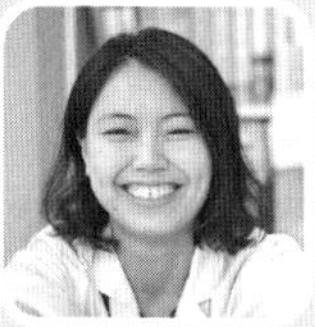

長川《ながかわ》 薫《かおる》　きらり薬局箕輪町店

●２０１７年　星薬科大学薬剤部卒業後、中規模調剤薬局N社へ入社。神奈川県内のC店へ配属
●２０１８年　埼玉県内のK店へ異動
●２０１９年　N社を退職し、HYUGA PRIMARY CARE株式会社（福岡県春日市）に転職。同社が運営するきらり薬局箕輪町店（横浜市港北区）へ配属

中学の職業体験で、父親が経営する個人薬局を見学し、患者さんとやり取りしている父の姿を見て薬学部への進学を目指しました。大学入学後も夏休みに父の薬局でアルバイトをする中で、患者さんに貢献するため、卒業後は臨床現場に就きたいと思っていました。

しかし、学年が上がるにつれ、専門的な知識は学ぶものの臨床現場で働く薬剤師と関わる機会が少なく、「薬剤師は何のためにいるのだろう」「お薬を早く正しく正確に渡すことが仕事なのだろうか」と、実臨床の薬剤師の存在価値を見いだせなくなり、どのような臨床現場で働きたいのかがイメージできませんでした。

一筋の光が見えたのが、大学5年のときに受けた、在宅医療に携わる先生の講義です。「薬学とは、患者さんが薬を飲んだ後どうなっているのか、どうやって効いていくのか、どのくらいで効いていくのかを学び、薬剤師は患者さんが薬を飲んだ後をフォローすることが専門である」という話も聞いたとき、分からなかった薬剤師の存在意義を在宅医療の現場に見いだせたような気がしました。そして就職活動では、施設在宅や個人在宅に力を入れていて、約半年間の手厚い新人研修が受けられるN社に魅力を感じ、最終的に入社を決めました。

●「患者さんにできることを増やしたい」と異動願

最初に配属された神奈川県内にあるC店は、１日の外来処方箋応需枚数が２５０～３００枚と忙しく、処方箋に記載されている薬が患者さんに適正か、併用薬や生活の状況と問題ないものかなどを短時間で判断する力が養えたと思います。

ただ、業務のほとんどが外来対応であり、在宅医療には関われませんでした。ご家族に付き添われて来局し一包化調剤を希望されるような高齢の患者さんが多かったため、自宅で内服薬の管理方法を提案したり、服薬後のフォローをするような在宅医療サービスの利用を勧めたいと思いましたが、外来業務の合間を縫って訪問することは新人の私には現実的ではありませんでした。

そもそも、在宅医療を始める際には、患者さんと契約を結ぶ必要がありますが、当時の私は、実際にかかる費用などサービスそのものの内容やそれらの説明方法、薬局でのレセプト請求の方法などの知識が全くありませんでした。「患者さんのためにできることを増やしたい!」。そう思った私は、在宅医療の経験が積める店舗への異動願を出し、埼玉県内のK店へ異動がかなったのです。

K店では、在宅医療の現場やサービスの流れを見ることができました。患者宅に配薬するまでに数多くの工程と時間を要することに驚くと同時に、課題も見えてきました。

例えば、外来なら処方箋を応需して薬を準備・確認し、患者さんに説明して手渡すまでに要する時間は10~15分程度ですが、在宅では、処方内容に変更があれば、施設や患者宅にある薬を抜き取り、新規の薬を用意して届ける必要があります。

施設スタッフが服薬介助をする際にミスが発生しにくいように工夫する必要もあります。定期薬を一包化し、用法ごとに色のラインを引いて、患者さんが別の病院で薬を処方されていれば、それも併せてホチキス止めしないといけません。薬の中身をチェックして患者宅や施設のお薬ボックスへセットするとなると、最低でも3~4日はかかります。工程が増えると人手も多く必要になりミスが発生しやすくなります。こうした一連の在宅業務を通じて、薬剤師の間での情報共有や情報の〝見える化〟が必要であると感じました。

施設在宅では医師の診療同行も経験し、患者さんの治療方針・治療内容について医師とディスカッションしたり、薬剤について質問されることもありました。経験の浅い私は、医師に提案することが難しく、聞かれたことに答えるのが精いっぱい。患者さんにとってより良い薬剤の提案ができず、知識不足を痛感しました。

●さらに深く在宅医療に関われる会社に転職

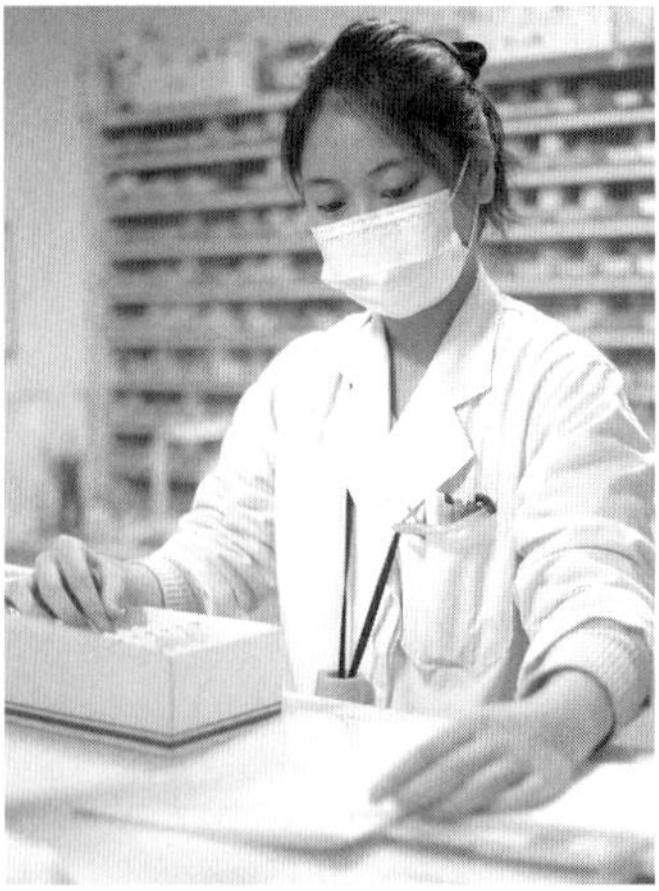

K店で充実しつつも慌ただしい日々を送る中、あるときふと、自分が在宅医療に関わりたいと思った原点を思い起こしました。地域の患者さんに寄り添った仕事がしたかったこと、必要に応じて外来患者さんに在宅医療サービスを提案し、看取りまで携われるようになりたいと考えていたことです。

K店では施設在宅の流れを知ることはできましたが、新規利用者獲得や初回利用契約などの経験は積めません。また、私が異動してきたタイミングで、個人宅の患者さんが亡くなり、個人在宅を経験できませんでした。経験値が上がるにつれ、もっと深く在宅医療に関わりたいと思うようになっていた私は、個人宅にも施設にも積極的に訪問しているHYUGA PRIMARY CAREへの転職を決めました。

　転職当初は、新しい職場のやり方を習得することに忙殺されましたが、念願だった個人宅の患者さんにも数多く関わることができ、薬学的フォローや、服薬の負担を軽減するための提案などを行うことができています。何より患者さんに喜んでもらえることにやりがいを感じ、充実しています。新規利用案件も多く、新規契約の取り方も習得でき、自分が本当にやりたいと思っていた在宅医療に、深く携わることができていると感じています。

●今後は薬剤師教育にも関わっていきたい

　私は「薬剤師として患者さんの人生のどの部分に関わっていきたいのか」ということを考えて、大学卒業後のキャリアを築いてきました。急性期病院で治療チームの一員となる、産院で妊娠から出産までの尊い時間のサポートを担うなど、思いは薬剤師によってそれぞれだと思いますが、私自身は患者さんが退院後、自宅に帰ってから最期の看取りの場面にまで寄り添える、地域の薬剤師としての道を選び、在宅医療の現場に身を置いています。

　転職して2022年2月で3年になりますが、最近では、会社、在宅患者さん、双方にとってより良い在宅業務の運用のあり方についても考えるようになりました。

　例えば、中途採用のスタッフが多い店舗では、おのおのが今まで習ってきたやり方で仕事を進めてしまいがちです。効率化を図るためには業務を標準化し、代替のスタッフが急きょ訪問することになった際や人事異動があったときにも、すぐに現場で対応できるような仕組みを作っていく必要性を感じています。また、施設ごと、患者宅ごとに訪問時の注意点などが異なるため、そうした情報をスタッフ間で確実に共有できる、情報の〝見える化〟も在宅の現場では求められています。働きやすい職場づくりに私自身も貢献していきたいと考えています。

さらに薬剤師としては、加齢により変化する患者さんの病態に応じて、処方薬を適切に評価する薬学的専門性や疾患に関する知識を深めていくことが欠かせません。私自身は、今後もプレーヤーとして、患者さんの生活に寄り添った服薬指導や処方提案を行い、より良いフォローのできる薬剤師を目指すと共に、これまでの現場経験と知識を生かして薬剤師教育にも携わっていければと思っています。

（※内容は2022年2月24日時点）

医学部学士編入 ⇩ 医師

2人の医師との出会いで一大決心、キャリアチェンジし医学部へ

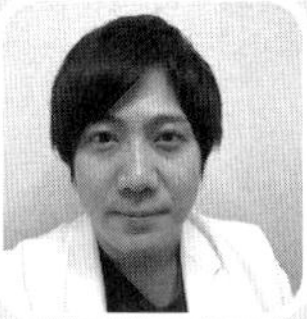

杉本《すぎもと》 裕史《ひろし》 甲南医療センター呼吸器内科 医師

- 2012年 星薬科大学薬学部卒業後、滋賀医科大学医学部に入学（学士編入）
- 2017年 滋賀医科大学医学部卒業後、聖路加国際病院（東京都中央区）にて研修医
- 2019年 神戸赤十字病院（神戸市中央区）にて内科専攻医（呼吸器内科）
- 2021年 甲南医療センター（神戸市東灘区）にて内科専攻医（呼吸器内科）

私は現在、医師として働いていますが、6年制薬剤師の1期生でもあります。実家が薬局で、幼い頃から身近に薬がありました。兄が医学部に進学したいと言うので、兄の代わりに私が薬局を継ぐと家族に約束し、薬学部を目指すことにしました。しかし高校生の頃の私は、授業中はいつも寝ているか、隠れてゲームをしているかの不真面目な学生だったので、薬学部に合格できるか両親はとても心配していました。

そんな私も大学受験シーズンになると、親友が頑張って勉強している姿に刺激され、ようやく勉強モードになり、何とか現役で星薬科大学に入学できました。その後、まさか自分が医師になろうとは……。人生というのは、本当に分からないものです。

●病院実習で若い女性患者のひと言に涙

大学ではソフトテニス部に所属し、講義をサボってまでテニスや遊びに没頭していました。何度も留年しかけましたが、20歳になったときに、突然「このままで良いのだろうか」と考え始めました。理由は明確には説明できないのですが、雷に打たれたような感覚になり、「このままじゃいけない！」と思うように。講義が基礎教養から薬学の専門的な内容に変わり、興味を持ちやすくなったことも手伝って、人が変わったように勉強するようになりました。人は自分次第で生まれ変われるのだと思います。

最終的には、実家の薬局を継ぐことを考えていましたが、卒業後すぐに実家に戻るのではなく、どこか別の場所で薬剤師や経営者になるための修行を積みたいと思っていました。製薬会社のＭＲ（医薬情報担当者）として働きながら経営を学んだり、病院薬剤師として薬局との連携を経験したり、在宅専門薬局など専門性の高い薬局で働いてから経験を持ち帰ったり――といった色々な道を模索していました。しかし、どの道を選ぶべきか決めきれず、気付けば5年生になっていました。

5年生の病院実習で、私の人生を大きく変えた患者さんとの出会いがありました。

その方は、自己免疫性肝炎のためステロイドにより治療中の若い女性患者さんで、同薬の副作用症状の1つであるムーンフェイス（満月様顔貌）が見られました。それ自体は命に関わるものではありませんが、脂肪沈着により顔が太ったように丸くなるため、美容上、問題となる副作用です。

その患者さんも症状をとても気にしており、服薬指導をしていた私に、「ムーンフェイスを何とかしてほしいです……。でも、薬剤師さんにこんなこと言ってもしょうがないですよね」と涙ながらに訴えました。

私はこの言葉にひどく心を揺さぶられました。薬剤師は薬の専門家であり、その副作用を未然に防いだり早期に発見して対応したりというのが大きな役目だと考えていたのに、実際に副作用で苦しんでいる人からは薬剤師が頼りにされていない。そんな現実を突きつけられ、未熟だった私は返す言葉が見つからず、ただ悔しくて涙するだけでした。患者さんの気持ちに寄り添えず、思い返すだけで恥ずかしくなります。でも、この経験によって、入院を要するほどの病気で苦しんでいる人のために働きたいと感じ、卒業後はまず病院薬剤師になろうと思いました。

〝悪者〟だった医師のイメージが一変

病院薬剤師を目指して就職活動中、ある病院で医師の外来を見学する機会がありました。薬学生時代に他職種の仕事を見学する機会は乏しく、実際に医師の診察を見たのはそのときが初めてでした。

それまでの薬学教育で、医師というと、処方をよく間違え、横柄な態度で、電話1本するのにも気を遣うような、まさに〝悪者〟といったイメージを抱いていたのですが、その医師は患者さんや医療スタッフだけでなく見学している私にも驚くほど優しく丁寧に接してくださり、患者さんの病気や治療について私にも分かるように時間を取って説明してくれました。医師になってから分かりましたが、忙しい外来でこのような対応は容易ではありません。これまでのイメージと正反対の医師との出会いにより、医師に対する憧れが芽生えました。振り返ってみると、学年が進むにつれて講義が「モノ」を中心とした基礎薬学から「人」を中心とした臨床薬学に変わっていくのと同時に、私は次第に薬学よりも医学に強く興味を持つようになっていったように思います。

とは言え、やはり実家の薬局を継がなくては約束した家族に顔向けできません。そんなとき、医師でありながら実家の薬局を継いで経営している方の存在を知りました。「医師になっても薬局は継ぐことができる」。この事実が後押しとなり、自分の医学に対する知的好奇心と医療に対するやりがいを信じて医師になろうと決意しました。既に6年生になる寸前で、就職や国家試験対策も考えなければならない時期でした。

医師になるためには医学部に入り直す必要があります。医学部受験には、一般入試とは別に学士編入制度が存在します。調べてみると、この制度は6年生でも卒業見込みとして受験可能であり、受験科目も大学によっては英語と生命科学のみで良く、合格すれば医学部の2年後期や3年前期から入学できるという好条件。両親にも相談し、薬剤師国家試験に合格することを条件に、医学部受験を応援してもらえることになりました。

国家試験の勉強と並行して一般入試と学士編入試験の対策を進めましたが、6年生の夏に受験した群馬大学医学部の学士編入試験は、残念ながら2次試験で不合格に。年が明け、1月には6年ぶりにセンター試験を受験し、それなりに良い成績でしたが、三重大学医学部の一般入試も不合格となり、医学部受験は甘くないと痛感しました。落ち込む暇もなく受験した薬剤師国家試験には合格し、何とか薬剤師になれました。

ここで薬剤師として生きていく選択もあったのですが、そう簡単には諦めきれません。就職するかどうかについて悩み、その結果、実家の薬局で薬剤師として働きながら経営も学びつつ、受験勉強を続けることに。最終的に、薬学部を卒業してすぐ受験した学士編入試験で合格を勝ち取り、その年の秋に滋賀医科大学に入学できました。

入学後の生活については割愛しますが、大学近くの薬局でパートタイムの薬剤師として働きながら勉強に励みました。学士編入試験の倍率が約40倍であったため、自分以外の医師になりたかった40人の分まで一生懸命に学びたいとの思いがありました。また、学ぶことがいつか人を助けることにつながるという実感があり、苦労はありましたが、苦痛なく学びを継続できました。

卒業後は初期研修のため聖路加国際病院へ。薬剤部に薬学部時代の同級生がおり、薬について困ったときにはアドバイスをもらっていました。特に血中薬物濃度測定（ＴＤＭ）の必要な薬剤の投与設計や配合変化の有無などについては薬剤師の専門性の光るところであり、やはり薬剤師こそ薬の専門家であると改めて実感しました。

医学部では、薬理学の講義については薬学部よりむしろ詳しい印象でしたが、薬物動態学や製剤学についての講義はほぼ皆無でした。初期研修を終え、現在は医師と薬剤師の視点をうまく使える呼吸器内科医を目指して修行しています。まだまだ半人前ですが、診断から治療まで患者さんやそのご家族と相談しながら方針を決めてマネジメントすることに、大変やりがいを感じています。

キャリアチェンジは新たな視点を得ること

あるモノを見るとき、１つの視点では立体視できず、また、本質が見えないことがあります。例えば、横から見ると長方形という情報だけでは何か分かりませんが、下から見たとき丸の中に左右反転した名字が書いてあれば、それが判子だと分かるでしょう。

私の場合、医師と薬剤師という２つの視点を得たことで、

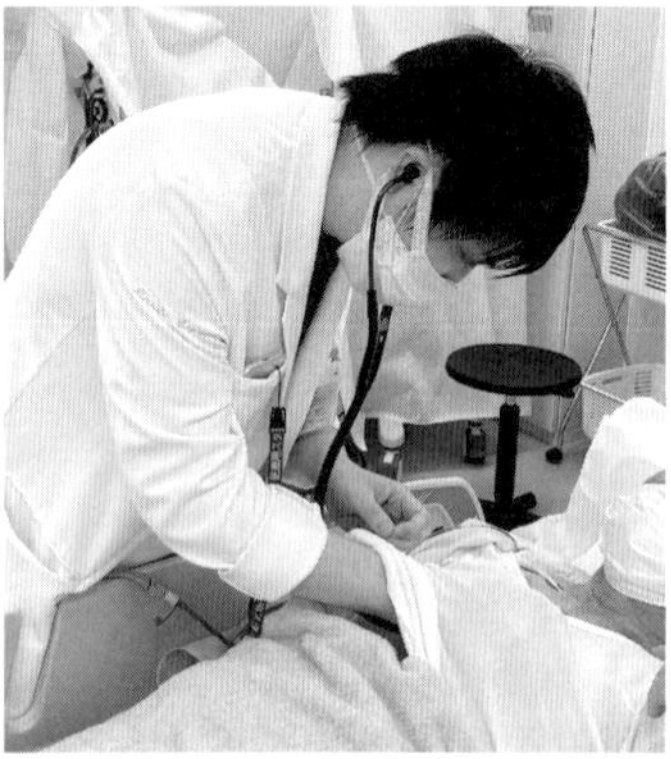

以前よりも医療というものについて理解が深まったように感じます。キャリアチェンジは、新たな視点を得て景色を変えるきっかけになると思います。
「残された人生で今が一番若い」。この気持ちをいつも持ちながら、これからも様々なことにチャレンジし続けたいと考えています。

（※内容は2022年3月17日時点）

病院
⇩
薬局

病院から薬局へ転職し、在宅緩和ケアに夢中で取り組んだ7年間

Case 45

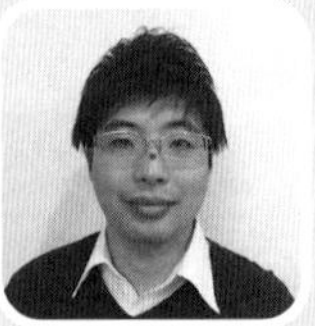

高橋《たかはし》 伸夫《のぶお》 フロンティアファーマシー

- 2012年 千葉科学大学薬学部薬学科卒業後、国際医療福祉大学三田病院に入職
- 2015年 株式会社フロンティアファーマシー（東京都台東区）に転職

私は薬学部卒業後、病院勤務を経て、現在、終末期在宅医療に特化したフロンティアファーマシーで薬剤師として働いています。

在宅医療に興味を持ったのは学生時代。実務実習に向けて読んだ書籍がきっかけでした。その書籍には、在宅医療の現場で患者・家族の生活に寄り添い支える薬剤師の姿が描かれており、そうした働き方に憧れました。祖父が「自宅に帰りたい」と言いながらかなわず病院で亡くなった経験もあり、在宅医療の中でも終末期を支える薬剤師になりたいと思うようになりました。

●夢の実現に向け病院でキャリアをスタート

しかし、その夢を実現するために卒業後、どのようなキャリアを選択すればいいのか分かりませんでした。そこで薬学系の学会に参加し、在宅緩和医療をテーマに発表していた薬剤師に相談してみることに。すると、多職種連携や緩和医療、注射薬などの勉強ができる病院に就職して経験を積むと、将来、在宅医療の現場で役立つとのアドバイスをもらいました。就職活動は、日本緩和医療薬学会認定薬剤師が在籍しており緩和医療に強い病院を複数受け、国際医療福祉大学三田病院に入職しました。

病院では外来・入院患者さんの調剤業務の他、褥瘡対策チーム、栄養サポートチームの一員として働きました。三田病院に就職して良かったことは3つあります。

1つは、多くの同期がいたこと。薬剤部だけで7人おり、学んだことや悩みを共有でき、それが新人時代の支えとなりました。研修医や看護師、理学療法士などの同期も多く、彼らの仕事内容や悩みを聞くことで他職種の役割や他職種との関係性について学びました。2つ目は、外来も院内調剤だったため、全診療科の調剤に関われた点です。かぜ薬から抗がん薬の注射製剤まで幅広い処方に触れて自信につながりました。

そして3つ目は、学びの環境が身近にあったことです。院内では、前述の褥瘡や栄養のチームに参加しチーム医療を実践したり、医師向けの緩和ケア関連の教育プログラムに参加させてもらい、医師とグループディスカッションしたりと貴重な経験を積めました。また、東京都病院薬剤師会が主催する糖尿病領域薬剤師養成研究会やがん薬物療法専門薬剤師養成研究会などにも参加しました。

●転職し、末期がん患者の看取りに奮闘

三田病院に3年間勤務した後、次のステップに進むために転職活動をしました。転職サイトに登録したところ在宅医療に注力する薬局を10社程度紹介され、そのうち2社と面接し、最終的に、末期がんの患者さんを年間２００件近く看取っているフロンティアファーマシーへの転職を決めました。転職して痛感したのは、病院は治療が主体であり患者さんが病院のルールに合わせるのに対し、在宅医療は患者さんが主体で、患者さんの生活リズムに医療を溶け込ませることが大切だという点です。

例えば、遺伝性の消化器疾患で毎日点滴が必要な小学生のお子さん。その子のお母さんは、朝夕の送迎に加えて休み時間に浣腸や点滴交換の処置のため学校を1日5往復しながら、家事をこなしていました。そこで、忙しいお母さんの予定に合わせて訪問時間を調整した他、混注した輸液を1週間分まとめて届けると冷蔵庫がいっぱいになって食材が入らなくなるため週2回に分けて届けるなど工夫しました。薬局から遠いお宅だったため、経営面を考えると訪問回数は週1回にしたいところでしたが、患者さん・家族の生活を念頭に置く必要性を思い知らされました。

末期がん患者さんの痛みが、持参した痛み止めでは取りきれず、薬剤師として薬という武器が使えない心細さとふがいなさを感じたことも。自分に何ができるのか悩んだ結果、病が進行する中でも日々の生活でささいなことでも「良かった」と思ってもらえることを1つでも届けたいと思うようになりました。庭先の花がきれいに咲いていたらほめ、飾ってある家族や旅行の写真を見ればその話を聞き、ベッドから動けない患者さんには簡単な介助もしました。患者さんから「あなたが来てくれたから痛みが和らいだ気がする。ありがとう」と言われたとき、努力が報われた気持ちになりました。

もっとも、患者中心のサービスを追求しようとすると、当然、時間や手間がかかります。事業の収益性を担保するため、訪問効率を高める必要性が生じました。私は患者数を増やすため、新規の在宅クリニックやケアマネジャーに営業したり、訪問看護ステーションやクリニック主催の勉強会に参加したりしました。その結果、患者数は増えて訪問効率は改善したものの、今度はサービス品質の低下や業務逼迫を招き、薬剤師の離職が増える結果となりました。

自分が望むようなサービスが提供できず、さらには離職者が増えてしまったことに責任を感じ、一時は薬剤師を辞めようかとも悩みました。そんなとき、キャリアコンサルタントのカウンセリング受ける機会があり、それが、働き方に対する不安や不満、自分の強みや仕事を通して成し遂げたいこと、今後の目標について冷静に考えるきっかけとなり、最終的に今の職場で仕事を続けようと決めました。

その後は上司の協力を得て訪問エリアを限定し、慢性疾患の患者さんは近隣薬局を紹介するなどして医療依存度の高いケースに集中できる環境を整えました。それにより、遠距離ではあるものの特殊な無菌調製が必要で、主治医から「フロンティアファーマシーの協力なくして自宅に帰すことができない」といった難しいケースの依頼にも対応できるようになりました。

今でも印象に残っているのが、硬膜外麻酔に加えて複数の医療用麻薬を投与しても痛みが取りきれないという若い女性のがん患者さんです。入院中から「自宅に帰って夫の家事をしてあげたい」との希望があり、私は入院先の病院が開催する退院時カンファレンスに参加し、在宅で可能な治療方法を提案し、退院調整看護師と密に連絡して退院準備を進めました。自宅に戻った後は、夫婦だけの時間を多く作ってほしいと考え、訪問回数を極力減らすよう工夫。当初は入院したら自宅に戻れないと思っていたそうですが、退院後17日間、自宅で大切な時間を過ごし、亡くなる2日前には車椅子でご主人とスーパーに行き、「これは買ってはダメよ。これは大丈夫」などと話しながら買い物ができたそうです。

こんな風に、患者さんの病気が進行していく中でも、「今日が良い1日だった」と思える日常を、これからも支えたいと思いながら日々働いています。

●薬剤師のキャリア支援にも挑戦

私には、今後挑戦したいことが3つあります。まず、在宅緩和ケアの専門性をより高めるこ

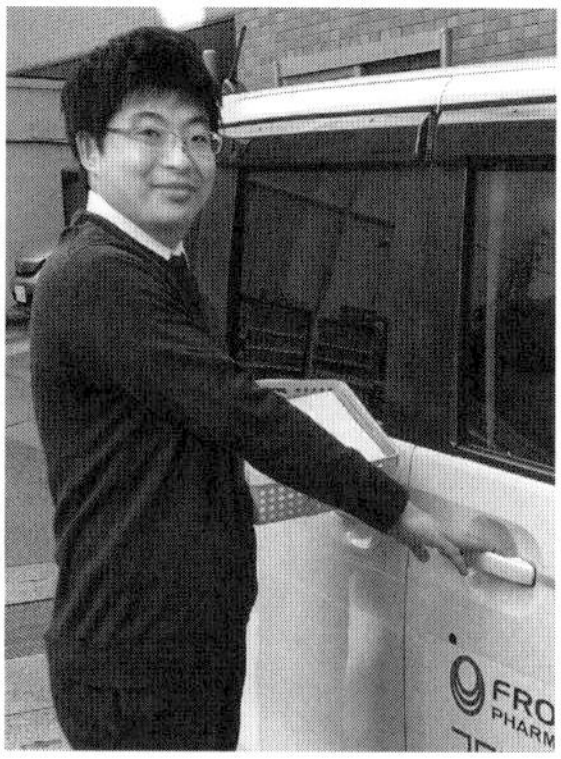

とです。在宅緩和ケアには7年間夢中で取り組み、年間２００件近い看取りを経験しました。今後はこうした症例や取り組みを学会などで発表したり、日本緩和医療薬学会の認定取得に励んだりして、在宅終末期医療の普及に貢献したいと思っています。

また近年、高齢者施設における末期がんの看取りが増えていますが、施設内で医療用麻薬の管理ルールが整備されていなかったり、職員に誤解や偏見があったりといった課題があります。入居者が住み慣れた施設で安心して最期を過ごすためには、緩和医療に精通した薬剤師と施設職員との連携が重要であり、施設と協力しながら終末期に積極的に関わっていきたいです。

そして、実は薬剤師のキャリア支援にも興味があります。定年延長や働き方が多様化する中、これからのキャリアに悩む薬剤師は少なくないと思います。しかし、キャリアに関する知識を持ち、かつ薬剤師業界に詳しい人は少なく、相談相手を探すのが大変です。キャリアコンサルタントの資格を取得し、私自身がかつて助けてもらったように、薬剤師のキャリア支援に携わっていければと思っています。

（※内容は２０２２年3月17日時点）

薬局 ⇩ 開局

「患者さんとつながる薬剤師」を目指し、調剤薬局を経て開局

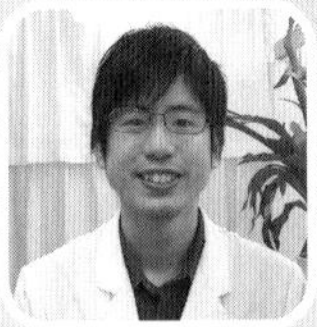

石黒《いしぐろ》 宰司《さいじ》 健やか薬局 開局者兼管理薬剤師

- 2016年 慶応義塾大学薬学部卒業後、日本調剤株式会社（東京都千代田区）に入社し、鹿角薬局（秋田県鹿角市）に配属
- 2018年 鹿角薬局の店舗責任者を務める
- 2020年 日本調剤を退職し、健やか薬局（愛知県小牧市）を開局

Case 46

もともと独立志向が強く、薬学部に入学した時点で、将来は開局しようと考えていました。開局準備として薬局薬剤師の経験を積むため、卒業後は調剤薬局への就職を志望。数ある会社の中から、調剤に特化しており、管理薬剤師や店舗責任者などを早い時期から任せてもらえるとの理由から、日本調剤への入社を決めました。

●店舗責任者となり、マネジメント業務に奮闘

就職後は、秋田県内の総合病院の門前薬局に配属されました。様々な診療科の処方箋を応需し、飲み合わせの確認などもしっかり行える環境下で経験を積み、勉強できたことはとてもラッキーでした。

トレーシングレポートの活用や在宅医療も積極的に行っていたため、これからの薬局が取り組まなければならない業務も先取りして経験できました。とはいえ、トレーシングレポートに関しては、レポート提出先の医師に叱られるという苦い経験も。会社の方針もあって、気付いたことや処方提案をトレーシングレポートにより積極的に発信していたのですが、医師の意向や考えを十分配慮せずに対応したため怒らせてしまったのです。薬剤師の一方的な主観だけでなく、医師の意向を踏まえながら情報提供する必要性を痛感しました。

一般薬剤師として2年半勤務した後、２０１８年から店舗責任者に。薬局全体を把握するスキルの習得や経営、コンプライアンスなどマネジメント業務全般を経験しました。店舗責任者になって特に悩んだのは、職場の人間関係です。スタッフが快適に働けるよう責任者として努めてはいたものの、私自身が感情的になってしまうこともあり、なかなかうまく対応できませんでした。

一方で、店舗責任者時代の活動として思い出に残っているのが、私が主導して実施・分析を行った「ショートカットフロー」と呼ばれる調剤の業務フロー見直しの取り組みです。自店舗

がトライアル店舗として選ばれたことがきっかけでした。

従来の調剤フローが「処方箋応需→入力→調剤→鑑査→投薬→会計」であるのに対し、ショートカットフローでは「処方箋応需→処方箋監査→入力→調剤→鑑査→投薬→会計」という流れで調剤業務を行います。「処方箋監査」の段階では、調剤された薬が合っているかではなく、処方された薬がその患者さんにとって本当に適切な薬なのかを判断します。もちろん従来フローでも確認しますが、「入力」の前に実施することで監査の精度をより高めて、調剤フローをスムーズに回すのが狙いです。

実際、処方箋を応需した段階でお薬手帳だけではなく採血結果や情報の聞き取りなどを行い、腎機能・肝機能・併用薬・既往歴などを総合的に判断しながら処方箋と向き合うことで、従来は素通りしていた処方薬に対する疑義照会や情報提供が増えました。

また、従来の調剤フローだと、疑義照会の流れは「処方箋応需→入力→調剤→鑑査→投薬・情報収集→疑義照会→入力変更→会計」となっていましたが、これが「処方箋応需→情報収集・処方監査→疑義照会→入力→調剤→鑑査→投薬→会計」といった流れになり、よりスムーズかつスマートに疑義照会・投薬を行うことが可能になりました。

一連の取り組みを経て、私は検査結果の確認や処方内容に対する監査の意識が強くなりました。今でも、薬剤師として仕事をしていく上で大変役立っています。

地域に根付いた薬局経営を目指す

2020年に地元である愛知県小牧市で、健やか薬局を開局しました。開局後は、患者さんとの関係構築に尽力してきたこともあり、勤務薬剤師時代よりも踏み込んだ業務ができていると感じています。経営者として、薬局の全体像もより鮮明に把握できるようになりました。

開局後の一番の悩みは、どうすれば多くの患者さんに当薬局を利用してもらえるか。地元とはいえ、10年ほど離れていた土地で、特定の医療機関の門前薬局ではなく幅広い医療機関から面で処方箋を応需する、いわゆる〝面薬局〟を開設したため、認知度を高めることに現在も苦戦しています。

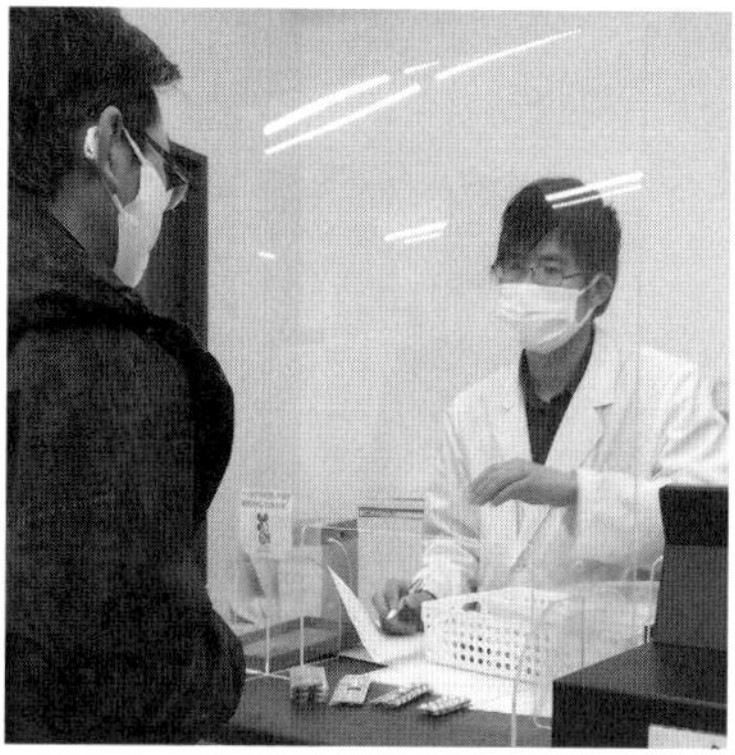

開局当初は1カ月の処方箋応需枚数が50枚程度と少なく、本当に悩みました。定期的にチラシを配布したり、健康イベントを開催したり、新聞に掲載してもらったり、看板を設置したり——と、様々な広報活動を行いました。その甲斐あって、現在は、1カ月の処方箋応需枚数が外来150枚程度、高齢者施設120枚程度まで増えましたが、経営的にはまだまだ厳しいというのが本音です。

地域に根ざした薬局を経営していくために、地元の商工会などとも深く連携するようにしています。情報の収集や分析を依頼したり、広報内容を相談して客観的な意見をいただいたりもしています。商工会を通じて〝ご近所さん〟として地元の中小企業経営者や個人事業主の方々との輪も広げるようにしています。

医薬連携の取り組みも模索中。疑義照会やトレーシングレポートを提出する機会もありますが、医師から叱られたり拒否されたりすることもあり、どう対処すべきか悩む場面も多くあります。必要性を感じて行っていることとはいえ、どのタイミングで処方元に情報提供や疑義照会をすればいいのか、悩みながら実施しています。今後はかかりつけ薬剤師として、患者だけでなく医療機関、医療者の信頼を得て連携し、患者のために適切な薬物治療を提供していきたいです。

●LINE活用し処方箋の事前予約と相談に対応

さらに最近ではＳＮＳ（交流サイト）であるＬＩＮＥを活用した集客策を講じています。公式ＬＩＮＥアカウントを活用して、処方箋の事前予約を受け付けるようにしたところ、患者さんの投薬に多くの時間を費やせるようになりました。

それまでは来局後の「調剤待ち時間10分、投薬2分」くらいでしたが、ＬＩＮＥのシステム導入後は「調剤待ち時間1分程度、投薬・世間話10分程度」になり、いわゆる対人業務により多くの時間を割けるようになったのです。一包化など時間のかかる調剤も、事前予約により業務に余裕が生まれ、処方監査に充てられる時間が増えました。その他、LINEには相談を随時受け付ける機能もあるため、患者さんからの相談が増えることで信頼関係の構築や服用中のフォローアップがしやすくなり、かかりつけ薬剤師としての職能を発揮できていると感じます。

私は「患者さんとつながる薬剤師」を目指して奮闘しています。面薬局の薬剤師として、どの医療機関を受診しても当薬局に処方箋を持参しようと思ってもらえるような薬剤師を目指しています。もちろん、処方薬を一元管理して多くの処方箋を応需したいという経営上の理由もなくはないですが、一元管理による適切な薬物治療の推進は重要です。かかりつけ薬剤師や一元管理の重要性はまだまだ認知されていないため、広報活動や普段投薬する中でかかりつけ薬剤師の重要性を理解してもらえるように意識しています。

薬剤師のキャリアは働く環境や勤務地によって大きく変わります。現在の職場や環境に違和感があれば、より良い環境を選択してキャリアアップを目指していくべきです。私自身、独立して良かったと思っています。自分が正しいと思う薬剤師像を追求できていますし、やりがいや収入も増えました。独立してから苦労や悩みごとは以前の2倍に増えましたが、やりがいはそれ以上に増えています。今後も自分が正しいと思う薬剤師像を追求していきたいと思っています。

（※内容は2022年3月17日時点）

病院

兼務で幅広い経験とやりがいが得られる病院薬剤師という仕事

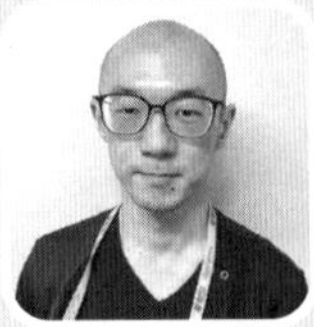

橋本《はしもと》 貴広《たかひろ》 湘南鎌倉総合病院薬剤部 副主任

- 2012年 慶應義塾大学薬学部卒業後、湘南鎌倉総合病院（神奈川県鎌倉市）に入職
- 2017年 NST（栄養サポートチーム）専門療法士資格を取得
- 2019年 薬剤部副主任に昇任
  日病薬病院薬学認定薬剤師を取得

Case 47

大学時代の就職活動では、「患者さんに一番近い現場で薬物治療に関わりたい」「多職種がいる環境で幅広く知識を吸収したい」との思いで病院薬剤師を志望しました。数ある病院の中から湘南鎌倉総合病院を選んだのは、「やる気があれば、やりたいことができる環境」で、薬に関わる様々な部署に薬剤師が加わり幅広い業務を行っている点に魅力を感じたからです。

実際に入職してみると、最初はやりたいことどころか、通常業務をこなすだけで精一杯でしたが、現在は、病棟業務の他にも栄養サポートチーム（ＮＳＴ）、外来透析室、外来化学療法室を兼任し、患者さんの生活を支える視点を大切にしながら、薬物治療に携わっています。

●NSTを通じて患者の「食」を支援

　学生の頃、実務実習において印象的だったのが、薬剤師が栄養指導で患者さんを笑顔にさせていた光景です。また、原疾患の治療が終わっても低栄養が原因で退院できない患者さんがいることも知り、生きる上で不可欠な「食」に、薬剤師として何らかの形で関わりたいと思っていました。当院には、低栄養の患者さんに、医師、看護師、栄養士、薬剤師などの多職種が関わり栄養状態の改善に取り組むＮＳＴの活動があり、入職3年目に同チームに参加させてもらう機会に恵まれました。

　しかし、意気込んで参加したものの、最初は質問されても「後で調べておきます」としか答えられません。「チームメイトに認めてもらうためには、勉強以外に何か工夫をしなければ」――。そう考えた私は、それまで電子カルテ上での情報収集に費やしていたＮＳＴ回診の前の時間を、病室に出向いて患者さんにヒアリングする時間に充て、患者さんの状態把握に努めることにしました。すると、患者さんの顔つきや味の好み、入院前の食事状況など、カルテでは分からない情報が事前に把握でき、スムーズに回診に臨めるようになりました。ＮＳＴの活動を通じて、食事に関する内容を服薬指導に取り入れることの重要性や、他職種と円滑にコミュニケーションを図るためのコツがつかめたと感じています。

　その後、ＮＳＴ専門療法士の資格を取得しました。資格取得後、介入したいと思ったのが、脂肪乳剤の適正使用に関すること。脂肪乳剤は投与速度が速すぎると代謝が間に合わなくなり、エネルギー源ではなくトリグセリドとして血中に停滞してしまいます。そのため体重に応じて投与速度を調節する必要がありますが、スタッフが投与速度について把握しておらず、適正に投与されていないケースを多く目にしました。そこで院内勉強会を開催し、投与速度の早見表を作成して全病棟に配りました。また、医師が処方する際に投与速度の目安がポップアップ表示されるようにオーダリングシステムを改良したことで、投与速度の遵守率が上がり、適正使用へとつながりました。

　こうした取り組みを積み重ねていったことで、次第に他職種から質問や相談を受けるようにもなりました。

　例えば、在宅高カロリー輸液を行っている患者さんが高カリウム血症となり、輸液内容について医師から相談受けたときのこと。合併症が多く外科や糖尿病科を併診している患者さんだったため、各診療科の医師と相談しながら最適な処方設計を行いました。また、輸液変更に伴い、保険薬局での無菌調製が必要となったため、薬局で調製しやすい組成を考慮する必要もありました。通常業務の合間を縫って患者さんの外来受診日に医師とディスカッションし、保険薬局と連携するという過程は時間と労力がかかりましたが、輸液変更後は食事のカリウム制限が不要となり、「好きなものを食べられるようになった、ありがとう」「点滴のことは全てあなたに任せるよ」と患者さんから感謝の言葉をいただき、うれしさと同時にやりがいを感じました。栄養の知識を持ったからこそ介入できた事例は、薬剤師としての存在意義を実感したと同時に、薬剤師が活躍すべき場はたくさんあることにも気付きました。

●透析患者の困り事の解決が信頼に

当院では、外来維持血液透析患者への服薬指導を月1回行っています。透析患者さんは合併症や副作用により多剤併用（ポリファーマシー）になることが多く、残薬の多さが問題になるケースがあります。兼務する外来透析室の薬剤師業務では、最初は私が薬を飲めない理由を患者さんに聴取しようとしても、「薬のことは自分でやるから余計なことをしなくていい」「効いている気がしないから飲まない」などの理由で、受け入れてもらえないことも多々ありました。そこで、週3回の通院、水分制限、便秘、痒みなど、透析による様々なストレスを理解するように心掛け、患者さんの困り事を1つずつ解決していくことで、徐々に信頼してもらえるようになりました。

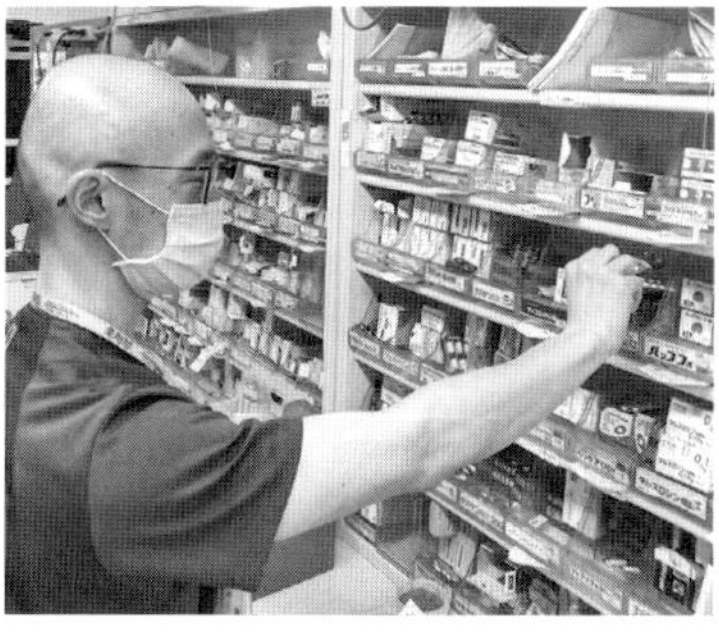

「痒みがひどく、ネットで高価な漢方薬を購入したけど改善がない」。ある日、患者さんから

こんな訴えがありました。漢方に詳しい薬剤師に相談し、体質にあった漢方薬を処方提案したところ痒みが改善。「橋本に相談したら何とかしてくれる」と隣の患者さんにも伝わり、次々と相談されるようになったことがあります。外来透析室の薬剤師業務に対する診療報酬上の評価はなく、人員の問題から薬剤師を配置している病院は少ないのが現状ですが、私はその必要性を感じています。透析室での薬剤師業務を学会発表した際に評価を頂いたことも自信になりました。

●抗がん薬投与中も「いつも通りの日常」を

一方、外来化学療法室では、抗がん薬の混注・服薬指導業務を行っています。抗がん薬の副作用で日常生活に支障が出ないようにサポートするのが薬剤師の大事な役割の１つです。患者さんの生活環境や仕事、趣味などを確認し、抗がん薬開始後も「いつも通りの日常」を過ごせるようアドバイスし、不安解消につながるように心掛けています。副作用対策としての生活上の工夫など患者さんから教えてもらうこともたくさんありますが、食事についてはＮＳＴ専門療法士としての知識も活用しながら提案しています。

もっとも、外来がん化学療法においては、医療機関と保険薬局が連携を強化して質の高い医療を提供する観点から、２０２０年度診療報酬改定において連携充実加算が新設されました。抗がん薬の副作用は病院薬剤師が全て対応しようとすると確認が遅くなる可能性があり、かかりつけの薬局と連携し、地域で副作用をフォローアップする体制を整えることが重要です。当院でも薬局への情報提供に力を入れており、薬局から届いたトレーシングレポートを通じて、副作用状況などを把握できた事例も増えています。より良い地域連携が図れるように、今年は薬局との定期的な情報交換の機会や、勉強会の開催も考えています。副作用症状を早期発見できるようなフローを確立し、患者さんのＱＯＬ向上に少しでも貢献していければと思います。

私の仕事のやりがいは、「関わった患者さんが笑顔になった」「人の役に立つ仕事ができた」と実感できたときです。そうした実感が得られる経験が、今のキャリア形成につながっています。自身のキャリアについて悩んだときには、どんなときに仕事のやりがいを感じるのか、自分と向き合いながら考える時間を持つのもいいと思います。薬剤師の職能が拡大する中、自分のやりたいことを見付け、それを発揮できるチャンスがたくさんある病院という環境は、薬剤師として働く上でメリットの多いフィールドだと感じています。（※内容は２０２２年3月23日時点）

企業 ⇩ 企業

ＭＲや薬局運営に従事し、医療ＤＸ推進のためＩＴ業界へ

Case 48

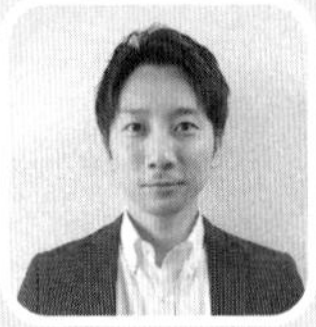

小島《こじま》 佑太《ゆうた》 エビリー

- ２０１２年　東邦大学薬学部卒業後、大手外資系製薬会社に入社し、営業本部に配属
- ２０１８年　退職後、フィリピン・セブ島、カナダ・バンクーバーに語学留学
- ２０１９年　ＭＡＣホールディングス株式会社（東京都中央区）に転職し、人材マネジメント室室長代理
- ２１２１年　ＩＴ企業である株式会社エビリー（東京都渋谷区）に転職

大学入学当初は、将来は薬剤師になるものと漠然と思っていました。しかし、学年を重ねるごとにＭＲ（医薬情報担当者）に向いていると大学の先生や先輩からと勧められるようになりました。コミュニケーション能力には自信があったので「営業向き」と思われたのでしょうが、今振り返ると、当時から私には「人間が好きで、その人の背景にある〝物語〟に興味がある」「物事を幅広く知りたい・経験したい」「空気が読める・適応力がある」という特性があり、確

かにＭＲに向いていたように思います。

そして大学５年の実務実習で、臨床現場で働く薬剤師について「物事や学問を追究するスペシャリスト」であるとの印象を受けた私は、自分自身はジェネラリストとしてキャリアを形成したい、そのためにＭＲになろうと決意しました。実習中に、実習先の理解を得て、訪問してきたＭＲと話す機会を作ってもらったり、大学のＯＢ訪問を積極的に行うなどして、仕事内容を具体的にイメージできるよう努めました。面接では、自身の特性や強み、実習時に抱いた素直な感想や医療への思いなどを伝え、その結果、数社から内定をもらい、大手外資系製薬会社に入社しました。

●上位1%の営業成績を収め、賞を獲得

入社後は、ＭＲとして担当エリアの病院、クリニック、薬局、医薬品卸など職種や立場が異なる様々な人々と接することができ、刺激的な毎日を過ごしました。同期のＭＲには他学部出身者や海外採用の日本人もおり、出会いが新鮮でした。

一方で、難しい課題にも直面しました。例えば、医薬品の情報提供のプランニングについて。ＭＲは幅広い顧客に新薬の情報などを迅速かつ正確、平等に届ける必要があります。しかし自分の体は１つしかないため、担当エリアにおいて誰にどのような順番で伝えるべきか、顧客である医師の関係性も考慮した上で入念に計画しなければなりません。説明会や講演会、ウェブ

セミナーなどを開催し、全てのステークホルダーに効果的・効率的に情報提供できるように努めました。

失敗談もあります。入社して1年たち、仕事もひと通り覚えて担当顧客との人間関係も良好に築けるようになってきたときのこと。ある日、担当していた新薬について、顧客の1人である医師から臨床には直接影響のないようなニッチな質問を受けた私は、とっさに曖昧な回答をし、後日それが誤りであることが発覚、医師を怒らせてしまいました。

新薬を扱う担当ＭＲは、その薬剤の研究開発や臨床試験などに携わった医療者を除けば、現場の医師や薬剤師の誰よりも深い知識を持っていなければなりません。実はその医師は、私のことを医薬品情報のパートナーとして認め、あえて掘り下げた質問をしてくれたのです。にもかかわらず、私はその場がスムーズに進めばと安易に返答してしまいました。その後、上司と共に謝罪し、最後は円満に収まりましたが、顧客の期待を裏切る結果となり深く反省しました。

ＭＲは顧客から対応の難しい要望を受けたり、時には無理な依頼をされる場合もあります。その際、「目先の関係構築のために」と根拠のない返答をしたり安請け合いしたりせず、分からないものは分からない、できないものはできないと言う必要があります。常に誠実であることの重要性を改めて認識しました。

他にも様々な経験をしながら、私はＭＲとして、顧客が何を求めているか、表面的ではなく潜在的ニーズを考察することを心掛けて活動しました。質問に真摯に回答することはもちろん、プラスαの医薬品情報や治療提案などを行うことで、顧客に寄り添った営業を続けた結果、全国で１３００人いるＭＲのうち営業成績上位者１％に与えられる賞「CHAMPIONS For Customers」を獲得。世界各国のセールスチャンピオンと共にグローバル本社のある欧州で行われたセレモニーに参加したことは何物にも代え難い経験でした。

その後、都内の大学病院の担当ＭＲとして働いた後、２０１８年に退職した私は、昔からの夢だった海外生活をかなえるため、フィリピンのセブ島、カナダのバンクーバーに語学留学しました。バンクーバーでは、現地で就労する外国人と同居し、多国籍の人々や文化に触れました。現地法人の日本人社長とも知り合い、新規事業立ち上げに関わる活動も行いました。残念ながらそのビジネスは事業化のめどがつかず、私自身もビザの期限切れとなり帰国することになりました。

帰国する機内で、①日本で薬局を経営する、②海外生活を継続する、③ＩＴ業界へ転職する――という3つのライフプランを考えた私は、最終的には、①と②、両方につながる「薬剤師として働いてみる」という道を選択しました。将来、薬局を経営する際、薬剤師としての勤務経験は必須だと考えたからです。そして２０１９年、調剤薬局やドラッグストア専門のＭ＆Ａ仲介事業で発展し、現在は薬局運営も手掛けるＭＡＣホールディングスに転職しました。Ｍ＆Ａアドバイザーをルーツに持つ会社は業界内では珍しく、キャリアプラン実現のために理想的だと考えました。

●調剤薬局の店舗立ち上げを担当

入社して、数店舗の薬局で約3カ月間研修を行った後、私には、2施設の透析医療機関の処方箋を中心に応需する新店舗の立ち上げというミッションが与えられました。病院勤務経験がある管理薬剤師や経験豊富な事務社員と共に抜てき。医療機関対応や、スタッフの人間関係を含めた職場環境の整備、本社との連携などが求められる業務であり、私の人間力を買われてのミッションでした。

透析患者さんは医薬品を多剤服用しており、用量調節も特殊です。1週間処方ですが、体調変化によって処方変更となるケースも多く、中には、先週まで体調が良かったのに別疾患で入院したり、急変して亡くなられる患者さんもいました。こうした患者さんへの対応を通じて、患者本位の医療や薬物治療を学べたことは大きな財産となりました。

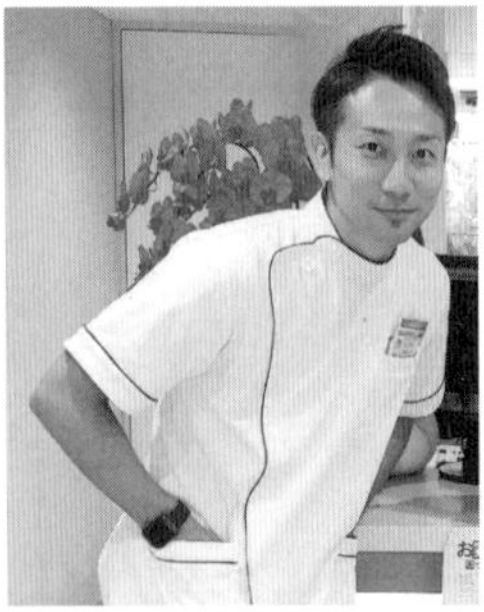

転職して1年が経過した頃、その店舗の運営は軌道に乗り、私は本社で勤務することに。採用活動と研修の取りまとめ、全国ラウンダー薬剤師業務、新規事業の有料職業紹介事業・労働者派遣事業の責任者をしました。新規事業の準備や立ち上げは順調に進みましたが、事業や収益を拡大することは難しく、会社経営や事業運営の大変さを実感しました。

○医療ＤＸを推進するためＩＴ業界に転職

ところで、薬局業界に身を置いて思ったのは、多くの業務がアナログである点です。現在、医療業界にもＤＸ（Digital Transformation）の波が押し寄せていること、カナダ留学中に出会ったサウジアラビア出身の友人から、同国やドバイでのＩＴ業界で働く人々の所得の高さを耳にしていた私は、医療向けのＩＴビジネスに強い関心を抱きました。

ある日、多くのクライアントが利用するプロダクトを手掛けるＩＴ企業からスカウトを受けました。その会社には医療業界に精通した社員がいないため、医療と営業の双方に知見がある私に白羽の矢が立ったのです。素晴らしいチャンスだと思いましたが、ＩＴ業界への転身は全く新たな挑戦で不安もありました。前職の職責やタスクもあったので悩みましたが、最終的には自分の強みやスキルを生かせると思い転職を決断しました。

私のキャリアは薬剤師資格を使わなかった期間の方が長いですが、全く後悔はありません。形はどうであれ、医療に貢献することが大事だと思うからです。短い間ではありますが薬剤師業務を経験したことで患者中心の考え方や医療の本質に触れ、医療現場での課題も様々抽出できました。これまでの経験を、今後の思考や活動に生かしていきたいと思っています。

（※内容は２０２２年3月21日時点）

薬局、病院 ⇩ 独立

薬局・病院での経験と葛藤から、予防医療カウンセラーに転身

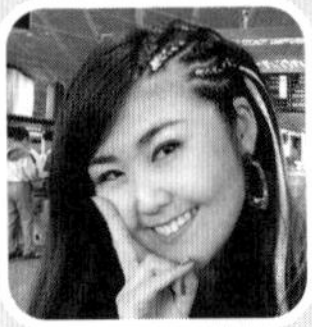

奥村《おくむら》 早生《さき》 予防医療カウンセラー

- ２０１２年　城西大学薬学部卒業後、神奈川県の個人薬局（K薬局）に就職
- ２０１５年　神奈川県内の急性期病院へ転職
- ２０１８年　予防医療のためのカウンセラーとして独立。美容技術専門学校の講師助手なども経験し、現在は医療美容にも携わる

Case 49

　6年制薬学部の1期生として卒業後、調剤薬局、急性期病院での勤務を経て独立し、現在は予防医学のカウンセラーをしています。そもそも薬学部に入学したのは、子どもの頃から指定難病を患っていたため、自身の治療について理解していた方が生きやすいと思ったから。そして、医療者の視点と患者の視点を持ち合わせていた私は医療体制に疑問を抱き、健康維持のための選択肢を増やして、自分が納得できる仕事がしたいと思い、予防医学のカウンセラーの道

へ。そんな一般的な薬剤師とは少し異なるキャリアチェンジを遂げた経緯についてお話ししたいと思います。

訪問先での患者の服薬状況にショックを受ける

大学卒業後、埼玉出身の私には縁もゆかりもない神奈川県横須賀市にある個人薬局（K薬局）に就職しました。

実は学生時代は、ある薬剤師の個人事業主の方に憧れ、まずはMRとして就職し、資金を貯めた後に独立するキャリア計画を描いていたのですが、就職活動に失敗。既に6年生の冬だったのでとにかく就職先を決めなくてはと、何となく海のそばで働きたいという理由だけで就職先を決めてしまいました。しかし、実際に働いてみると、医療の末端の現実を知る大変貴重な体験になり、今となっては採用してくれたK薬局には本当に感謝しています。

K薬局は地域の終末期在宅医療を担っていました。当時の横須賀市は、全国的に見ても在宅医療が進んでおり、生活保護受給者の多い地域でもありました。地域の在宅医療の中心的役割を担っていたのが、K薬局のすぐ前にあるクリニック。幅広い診療科があり、新人の私にはとても勉強になると同時に、在宅医療では個人宅に伺ってあらゆる患者さんと出会ったことで、色々な意味でショックを受けました。不衛生な環境で暮らしている方、自立できていない独居の方、何十年も病床に伏せっている方、終末期の方——など、本当に様々。

大量の残薬があることも珍しくなく、「要らないのに薬をくれるから、トイレに流している」という患者さんもいました。処方薬の中から自分で勝手に薬を選んで飲んでいた患者さんもいて、良かれと思って一包化しましたが、服薬状況が改善した途端、薬が効き過ぎて体調を崩してしまったことも……。生活も考え方も患者さんによって様々で、一人ひとりの環境に合わせたケアが必要であり、何よりこちらがどんなにケアしたくても、ご本人やご家族の納得と協力があってこその治療だと思い知らされました。

●病院のＮＳＴ業務を担当し、生まれた葛藤

Ｋ薬局で3年働いた頃、ステップアップしたいと思い、２０１５年に約３００床の規模の急性期病院（Ｈ病院）へ転職しました。最近は、病院と地域の薬局の薬薬連携が行われているようですが、当時は入院中の治療と退院後の生活が切り離されているように感じました。また、薬局では、患者さんを「お客さま」として対応していましたが、病院では病院の都合に合わせてもらうことが多く、患者さんを混乱させてしまうこともあり、心苦しく思うこともしばしば。薬局薬剤師として服薬アドヒアランス不良の在宅患者さんの生活を目にする経験を経て病院に勤務したことで、継続可能な治療を提供できないもどかしさを感じました。

Ｈ病院では、脳神経外科、整形外科、消化器内科などの病棟業務の他に栄養サポートチーム（ＮＳＴ）の業務も兼任し、ＮＳＴ専門療法士を取得しました。Ｈ病院の薬剤部は、がんや糖尿病、

呼吸器疾患、腎臓疾患など専門性を高める勉強ができるサポート体制が整っており、私は栄養の分野を選択しました。どの診療科でも必要な知識であり、今思えば、私自身、患者の立場として薬があまり好きではなかったので、薬物治療以外の可能性を知りたかったのだと思います。もちろん、薬剤師としては、薬物治療の知識を高めようと毎日一生懸命に勉強しましたし、病気や治療の知識を得ることは楽しかったですが。

ここ数年でサプリメントや栄養への世間の関心は高まっていますが、当時はNSTに関心を持つスタッフは少数派でした。急性期病院なので栄養より薬物治療が優先されるのは仕方がありません。でも、人間の体は栄養素でできていて栄養素で動いているのに、無視し過ぎなのではないかと思うこともありました。脳神経外科の病棟担当だった私は、基礎疾患の薬物治療を行っていても脳血管障害になってしまうことや、疾患が再発して再入院する患者さんを見ていたので、薬物治療だけでなく、栄養も含めた生活習慣の改善にもっとアプローチしたいと思っていました。でも、保険診療の範囲ではできない。そこには様々な思いや葛藤がありました。

●ダイエットカウンセラーの仕事ぶりに感動し、退職を決意

そんなときに、あるダイエットカウンセラーの方との出会いがありました。当時、太っていた私はやせたいと思い、その方のカウンセリングを受けることに。そのカウンセラーの仕事ぶりがあまりにも衝撃的で、その場ですぐ「私もこの仕事がやりたい！」と思ってしまったので

す。私の生活を細かくヒアリングした後、体組成も緻密に分析し、体の状態と私にとって何が必要なのかを丁寧に分かりやすく説明してくれました。生活や性格に合った現実的に継続できる方法を提案してくれたおかげで、私も楽しく継続でき、10カ月後には、目標の数値と体形を手に入れることができました。

このカウンセラーのサービスと自身の薬剤師としての知識、栄養の知識、このときに出合った高品質なサプリメントを組み合わせれば、予防医療のためのカウンセリングができると確信した私は、その数カ月後に病院を退職し、調剤薬局でパートをしながら、個人を対象とした予防医学のカウンセリングの仕事を少しずつスタートしました。

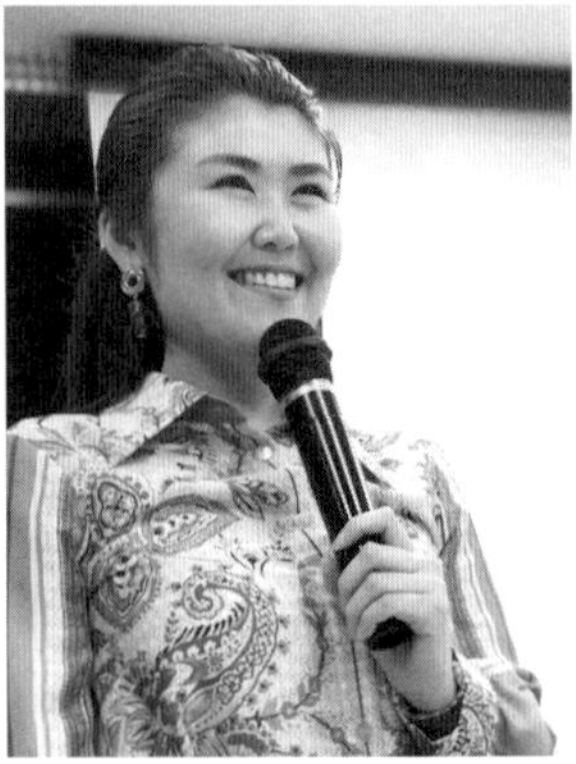

この仕事を始めて最初に手応えを感じたのは、健康診断で糖尿病を指摘された30代男性のお客さまを担当したときでした。継続的にサポートし、血液検査で8％以上だったＨｂＡ１ｃが数カ月で正常値になり、主治医の先生や、栄養指導の管理栄養士の先生にも太鼓判をもらい、薬物治療を開始せずに今も健康を維持されています。

今は個人的なカウンセリングの他に、小さな勉強会の講師をしたり、私と同じように予防医療の仕事をしている医療従事者の方々と予防医療専門のクリニックを作る計画に携わっています。栄養面だけでなく、薬剤師として病態と栄養の関係や薬物治療を理解し、薬とサプリメントの相互作用をチェックできるので、幸いにも重宝されていると思います。

この仕事は、決して病院や薬物治療を否定するものではありません。健康を維持する方法の1つであり、私自身が「何をしたいか」という考えに従って選んだキャリアだと思っています。今後は、もっとたくさんの方の健康をサポートし、健康や栄養に関する正しい知識を広めていきたいです。そして、生きているうちにかなうかどうか分かりませんが、医療機関へは特殊な疾患の治療のときにだけかかり、生活習慣病や老化など比較的コントロールできる病気は予防できるように、知識や経験を発揮していきたいと思っています。（※内容は2022年3月20日時点）

病院 ↓ 企業

病院レジデントから製薬会社MAへ、エビデンス創出を通じて医療に貢献したい

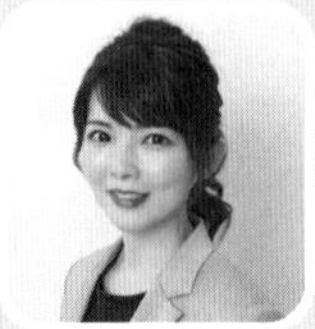

村《むら》田《た》 愛《あい》 ファイザー オンコロジー部門メディカルアフェアーズ部 Associate Medical Manager

- 2012年 明治薬科大学薬学部薬学科卒業後、国立がん研究センター東病院に薬剤師レジデントとして入職
- 2017年 アストラゼネカ株式会社（大阪市北区）に転職し、メディカル本部に勤務
- 2020年 ファイザー株式会社（東京都渋谷区）に転職し、メディカルアフェアーズ部に勤務

私は、高校在学中に抗がん薬に興味を持ったことがきっかけで、薬学部を志望しました。そのため薬学部入学後も、卒業後はがんに関わる仕事に就きたいと漠然と考えていました。当時、選択肢として考えたのは、臨床薬剤師としてがん治療に携わること、大学院に進学してがんに関する研究を継続すること——の2つでした。

転機となったのは大学5年の実務実習です。私は10カ月間、大学病院の呼吸器内科病棟と緩

Case 50

和ケアチームで実習を受けました。指導薬剤師ががん専門薬剤師であったため、がん診療に関わる薬剤師が働く姿を間近に見ながら勉強することができました。実臨床においてチーム医療が実践され、患者さんや医師、看護師に頼りにされている薬剤師の姿を見て、憧れを抱くように。大学院への進学については、社会人になるタイミングが遅くなることへの不安もあったため、最終的に臨床薬剤師を目指すことにしました。

●がん専門病院に薬剤師レジデントとして入職

就職活動は、レジデントとしてがん診療を徹底的に学べるがん専門病院一択で行いました。大学の先生方からは、新卒で最初からがんに特化した医療機関に就職せず、まずはジェネラリストを目指すべきではないか、といったアドバイスもいただいたのですが、私は「今、自分がやりたいと思うことを最優先する」という考えを貫きました。特に女性の場合は、ライフイベントによってキャリアに制限が生じたりキャリアが中断されたりすることがあるため、体力や気力が最もある若いうちに一番やりたい仕事に従事したいと考えたからです。

第1志望の病院を決めた後、病院が開催する就職説明会や見学会に複数回参加し、現役レジデントの先輩から業務面から生活面に関することまで、事前に全て教えていただきました。厳しく大変な環境であることを理解した上でも、「やはりここで働きたい」との思いが上回り、入職を決めました。

入職後は、診療科と薬剤部のセントラル業務を2カ月ごとに2年間かけてローテーションし、基礎知識を徹底的にたたき込まれました。3年目からは希望する診療科で専属薬剤師として日常臨床（外来同席、入院患者管理、各種カンファ、回診など）および臨床研究や基礎研究に取り組みました。その頃には、患者の治療について医師と対等にディスカッションできるようになり、医師から「薬物治療に関することは任せるよ」と言われるなど、理想的な信頼関係を構築することができました。失敗も多く経験しましたが、同期や先輩、医師などの支えによって乗り越えることができ、心からやりがいを感じて仕事に取り組めました。

○友人の薦めがきっかけで製薬会社ＭＡ職を志望

一方で、薬剤師レジデントの研修期間は期限付きであったため、次のキャリアを考える必要がありました。何をしたいか考えたとき、基礎研究と臨床を橋渡しするような仕事や、医薬品のライフサイクル全体に関われる仕事に携わってみたいと思うようになりました。がん治療の現場での臨床経験や、臨床研究・基礎研究に携わった経験を生かしたいと考えたためです。

こうした仕事は、臨床現場で働いたとしても実現不可能ではないかもしれません。しかし患者さんを相手にしている以上、やはり臨床業務が第一優先となるのは当然です。より自分のやりたいことに的を絞った働き方ができる職種を探すため、転職エージェントや先輩薬剤師、友人への相談を繰り返しました。するとある日、大手ビール会社で働く友人からメディカルアフェアーズ（Medical Affairs：MA）という職種が合っているのではないか、と薦められたのです。
ＭＡは、自社製品のプロモーション活動とは切り離された部門において、アンメットメディカルニーズ（医療関係者や患者にとって十分に満たされていない医療ニーズ）の把握、メディカルプランの策定、エビデンス創出、医学・科学的情報を適切に発信することにより、最適な医療を届けることに貢献しています。

当時、臨床現場ではＭＡについてはあまり知られておらず、私自身も最初は「何それ？」と思いましたが、調べるうちに「これだ！」と確信しました。転職先の検討に当たっては、「企業での勤務経験がないと採用のハードルは高い」と複数のエージェントから言われたのですが、あるエージェントの方が、ＭＡの業務内容の説明だけでなく、英語履歴書の作成や面接対策、待遇交渉まで幅広くサポートしてくれたおかげもあって、無事内定をいただくことができました。

●ＭＡの仕事の魅力とは？

前述の通りＭＡの仕事内容は多岐にわたり、企業によって異なる部分もありますが、前職および現職であるMedical Managerの主たる業務は、エビデンスの創出です。新薬は治験の結果をもって薬事承認されますが、実臨床においては治験データだけでは不十分な場合があり、アンメットメディカルニーズが多々存在します。ＭＡはそういったニーズに応えるためのエビデンス創出、いわゆる「育薬」のフェーズを担っています。そのステップは、①実臨床での実態把握、②データギャップの特定、③エビデンス創出プランの作成、④予算確保、⑤実行――という流れが主です。

エビデンス創出のタイミングが非常に重要となるため、必要なときにデータをタイムリーに提供できるよう逆算してプランニングします。場合によっては承認申請前、第3相試験の結果が公表される前から、①〜④のステップを開始し、承認後すぐに⑤を始められるようにすることが求められます。①〜③の各ステップでは、アドバイザリーボードにて社外の医療従事者から適宜意見をいただく必要がありますが、その前後で社内でもチームメンバー全員で知恵を振り絞ってプランニングを進めます。

社内メンバーには様々なバックグラウンドを持つ人が集まっていることが多く、それぞれが得意分野を生かして働いていました。印象的だったのは、最初に所属したチームの上司である医師から、「臨床経験のある薬剤師はうちのメンバーにはいないので、その経験をチームで生かしてほしい」と言われたことです。企業での勤務経験がない、英語が苦手、ＭＲ（医薬情報担当者）やＭＳＬ（メディカルサイエンスリエゾン）としての現場経験がないなど、自分の弱みばかりを気にしていた私は、その上司の言葉に勇気づけられました。

チーム一丸となってプランニングをして予算が確保できたとき、学会発表や論文公表ができたとき、取りまとめたデータの重要性を現場の医師に認めてもらったときはチーム全体が達成感で満たされ、次のプロジェクトへのモチベーションになります。病院薬剤師の頃と比べると患者さんとの距離はだいぶ離れてしまいましたが、一連の仕事を通じて、間接的にであっても患者さんに貢献できていると感じることが、やりがいにつながっています。

キャリアパスを考えるに当たっては、実現可能性をまず考える前に、自分がやりたいことを明確化することが大切であると考えます。そして前述の通り、私はなるべく幅広く周囲の人に相談することで情報収集し、自分の考えを整理するよう心掛けました。希望の職種が絞れた後にも、その職種についてできるだけ多くの情報を集め、入職後のギャップを減らすよう努めました。希望する職場で実際に働いている人と直接話す機会がなくても、大学や実習先、エージェント等、相談できる先は意外と多くあります。

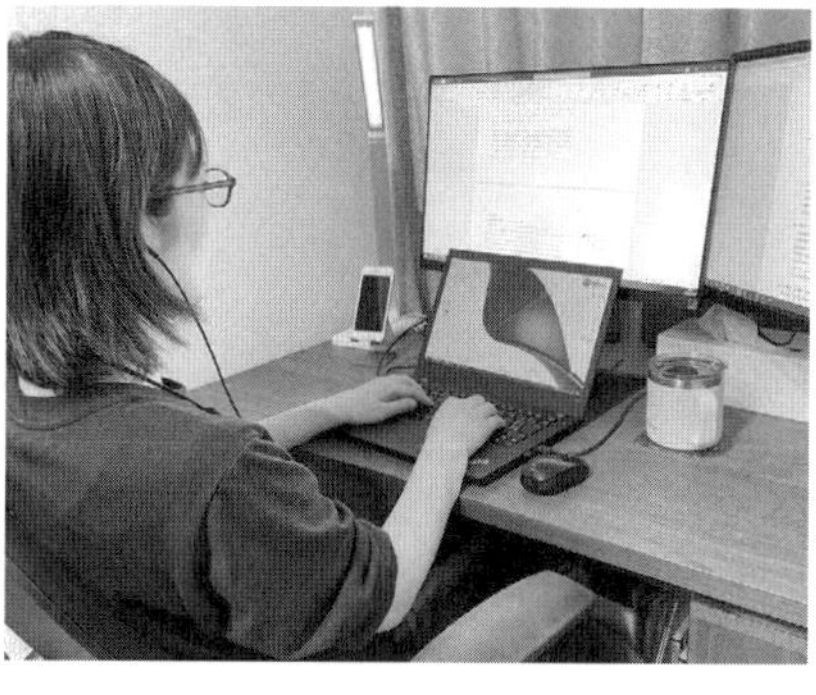

私自身がこの先どうしていくかは未定ですが、岐路に立ったときにはこれまでと同じように、「次に自分は何がしたいか」という原点に立ち返って考えていこうと思います。

（※内容は２０２２年3月23日時点）

おわりに

２０１２年に６年制薬科大学・薬学部の１期生が卒業して、今年でちょうど10年。６年制薬学教育を受けた薬剤師が、組織の中堅として重要な役割を担うようになる中、どのような思いで日々働いているのか、自身のキャリアについてどう考えているのかということは、薬剤師向けメディアを運営する私たちにとっても関心事の１つでした。医薬分業への批判の高まりを受け、国が「患者のための薬局ビジョン」を策定したのは２０１５年のこと。以降、対物業務から対人業務へのシフトなど薬局・薬剤師業界全体が大きな転換を迫られる中で、社会に出てきたのが、６年制卒業生だったからです。

この業界の未来を背負っていく中堅・若手薬剤師の思いを知りたいと考えていた折、本誌の元編集長からの紹介で、本書の企画者のお１人である杉本裕史さんと出会い、２０２１年春、薬剤師のキャリアに関する書籍プロジェクトが始動しました。６年制卒業生の進路は多岐にわたりますが、臨床に係る実践的能力を培うことが６年制薬学教育の大きな目的であったことから、本書の執筆者は、「臨床現場で働いている方」、非臨床系の職業の場合は「薬剤師資格を生かしてキャリアを重ねている方」との条件で人選をさせていただきました。

それぞれの記事には、臨床現場で目の前の患者に寄り添いたいと奮闘する姿、医療の発展に貢献したいと奔走する姿などが描かれています。一つひとつに目を通しながら、私は、ある薬科大学の学長が以前、取材のときに言われた「薬学は人を助けるためにある」という言葉を思い出しました。「対物か」「対人か」といった議論をするまでもなく、病を抱えた人を支え、人々の健康を守るために働く姿は、まさにそのことを体現しているように感じました。50人の「薬剤師ライフ」が、多くの方々の参考になれば幸いです。

本書の企画にご尽力いただいた杉本さん、伊藤雅隆さん、橋本貴広さん、ならびに執筆にご協力いただいた50人の皆様に改めて感謝申し上げると共に、皆様の今後のご活躍をお祈りしたいと思います。

2022年4月

日経ドラッグインフォメーション編集長
井田 恭子

これが私の薬剤師ライフ

6年制卒50人がキャリアを語る

2022年 5月2日　初版第1刷発行
2024年 5月30日　初版第2刷発行

編　集　日経ドラッグインフォメーション
発行者　田島 健
発　行　株式会社日経BP
発　売　株式会社日経BPマーケティング
〒105-8308 港区虎ノ門4-3-12
装　丁　松田 剛（東京100ミリバールスタジオ）
デザイン・制作　浮岳 喜（東京100ミリバールスタジオ）
イラスト　大胐 菜穂（東京100ミリバールスタジオ）
編集協力　高島 三幸
印刷・製本　図書印刷株式会社

ISBN 978-4-296-11201-2

●本書に関するお問い合わせ、ご連絡は下記にて承ります。
https://nkbp.jp/booksQA